JN194833

Irresistible

The Rise of Addictive Technology and the Business of Keeping Us Hooked

「依存症ビジネス」のつくられかた

僕らはそれに抵抗できない

アダム・オルター Adam Alter

上原裕美子［訳］

ダイヤモンド社

IRRESISTIBLE by Adam Alter
Copyright ©2017 by Adam Alter

Japanese translation rights arranged
with Adam Alter c/o InkWell Management, LLC, New York
through Tuttle-Mori Agency, Inc., Tokyo.

プロローグ
自分の商品でハイになるな
――ジョブズと〝売人〟に共通する教え

２０１０年１月。アップルのイベントステージでｉＰａｄなる端末を発表したスティーブ・ジョブズは、こう語っている。[*1]

このデバイスにできることは、まさに驚異的です。（……）ラップトップよりも、スマートフォンよりも、はるかに優れた最高のウェブ・ブラウジングが叶います。（……）感動の体験です。メールをするにも最適（……）使い心地は夢のようです。

ジョブズは90分にわたり、ｉＰａｄは写真を見るにも音楽を聴くにも優れていると力説した。ｉＴｕｎｅｓ Ｕで勉強し、フェイスブックを閲覧し、ゲームで遊び、数千種類のアプリを活用するにあたっても、ｉＰａｄこそが最高の選択肢である、と。誰もが１台ずつｉＰａｄを所有するべきだ、と彼は固く信じていた。

だが一方で、こんな事実がある。ジョブズは自分の子どもらにｉＰａｄを使わせていなかったのだ。

ジョブズは2010年末に『ニューヨーク・タイムズ』紙の取材を受けた際、記者のニック・ビルトンに対し、自分の子どもたちはまったくiPadを使っていないと語っている。「子どもが家で触れるデジタルデバイスは制限しているからね」

ジョブズだけではない。ビルトンの記事によれば、IT業界の大物たちの多くが似たようなルールを取り入れている。[*2]『WIRED』誌の元編集長クリス・アンダーソンは、家庭内のデバイスそれぞれに厳しい時間制限を決めているという。「テクノロジーの危険性をこの目で見て来た」からだ。彼の子ども5人は寝室にデジタルスクリーンを持ち込んではいけないことになっている。

ブログプラットフォームの「ブロガー」や「メディアム」、そしてツイッターを生み出したエヴァン・ウィリアムスも、幼い息子2人のために数百冊の書籍を買いそろえる一方で、iPadは与えていない。

テクノロジー分析会社サザーランド・ゴールドの創業者レズリー・ゴールドの家庭では、平日のスクリーン使用時間はゼロ。宿題をするのにコンピューターを使わねばならないときだけ、そのルールをゆるめる。

ジョブズの伝記を執筆したウォルター・アイザックソンは、ジョブズから自宅での夕食に招かれたときの様子を明かしている。

「誰もiPadやコンピューターを取り出したりしなかった。子どもたちがデジタルデバイスにハマっている様子はまったく見られなかった」

自分がさばく商品でハイになるな――。彼らはまるで、薬物売人の鉄則を守っているかのようだ。

腑に落ちない話である。絶大な影響力で世界にテクノロジーを広める立場にある者が、なぜ、プライベートでは極端なほどテクノロジーとの距離を置きたがるのか。仮にそれが宗教だったとして、指導者がわが子に宗教儀式を実践させなかったら、どれほど非難を浴びることだろう。

それなのに話がテクノロジーとなると、業界内外の専門家の多くが慎重な態度を見せる。*3 過度なのめりこみを生みやすいことで有名なビデオゲーム「ワールド・オブ・ウォークラフト」はやらないようにしている、と語るゲーム・デザイナーに出会ったのも一度や二度ではない。運動依存症を研究する心理学者は、いわゆる活動量計のたぐいを危険視し――「世界一愚かしい製品です」――自分は絶対に買うつもりはないと語る。

ネット依存症患者専門の療養施設を開業した女性も、発売3年以内の新しいデジタルデバイスには手を出さないと話していた。携帯電話はつねにマナーモードで、しかもわざと不便な位置に「置き忘れる」ことによって、メールチェックをしたくならないようにしている（実際、私が問い合わせのメールを送りつづけても、一向に彼女と連絡がとれなかった。ようやくつながったのは、2か月経った頃にたまたま本人が固定電話に出たからだ）。コンピューターゲームで遊ぶこともあるというが、彼女のお気に入りのゲームは「ミスト」。コンピューターの性能が低くてグラフィックを処理しきれなかった1993年にリリースされたゲームである。そもそも彼女が使っているパソコン自体が、30分ごとにフリーズして、再起動に永遠と思えるほど時間がかかるシロモノだ。

インスタグラムの立ち上げに携わったエンジニア、グレッグ・ホッホムートは、自分の仕事は実質的に依存症製造機の開発だったと考えている。*4「どれだけハッシュタグをクリックしても、つねにその先がある」とホッホムートは言う。「まるで有機体みたいに独り歩きを始めて、やがて人間はハッシュタグに執着し出す」

インスタグラムには終着点がない。他のさまざまなソーシャルメディア・プラットフォームも同様だ。フェイスブックのフィードはエンドレスにつながっていく。ネットフリックスでドラマを観ていれば、自動的に次のエピソードに案内される。出会い系アプリのティンダーでは、もっといい相手を求めて延々とスワイプしつづけずにいられない。

こうしたアプリやウェブサイトは確かに便利でメリットもあるが、それを「節度ある」範囲で使用するのは本当に難しいのだ。過去にグーグルでデザイン・エシリスト〔プロダクトの倫理性を追求する役割〕という肩書きを得ていたトリスタン・ハリスに言わせると、問題はユーザーが意志薄弱かどうかという点ではない。「スクリーンの向こう側に、あなたの自制心をくじくことを生業とする人間が大勢いること」が問題なのだ。

「いいね！」はユーザーを抵抗不能な「依存症患者」にする

彼らの懸念には根拠がある。最先端と言われる世界に携わる彼らは、2つの真実に気づいているのだ。

1つは、人が依存症（addiction）というものを非常に狭い意味で理解していること。特殊な人間だけが抱える症状だと考え、該当者を「依存症患者」と呼ぼうとする。空き家にたむろするヘロイン中毒者。ニコチン漬けになったヘビースモーカー。処方医薬品を乱用する偽患者……。こんなふうにレッテルを貼って一般人と区別している。いつか依存症から脱することもあるのかもしれないが、少なくとも今のところ、彼らはそういうカテゴリーに属している人間なのだ、と。

だが真実は違う。依存症は主に環境と状況によって引き起こされるものだ。スティーブ・ジョブズはそれをよく心得ていた。自分の子どもにｉＰａｄを触らせなかったのは、薬物とは似ても似つかぬ利点が数多くあるとはいっても、ｉＰａｄの魅力に幼い子どもは流されやすいと知っていたからだ。

ジョブズをはじめとするテクノロジー企業家たちは、自分が売っているツール——ユーザーが夢中になる、すなわち抵抗できずに流されていくことを意図的に狙ってデザインされたプロダクト——が人を見境なく誘惑することを認識している。依存症患者と一般人を分ける明確な境界線は存在しない。たった1個の製品、たった1回の経験をきっかけに、誰もが依存症に転落する。

さらに2つ目の真実として、『ニューヨーク・タイムズ』の記者ビルトンが取材した専門家たちは、デジタル時代の環境と状況が、過去に人類が体験してきたどんな環境よりも依存症に結びつきやすいことを悟っている。1960年代の人間にとって、目の前にちらつく危険な釣り針はほんの数本だった。タバコか、アルコールか、ドラッグか。それらは高価で、簡単に手に入るものでもなかった。

だが2010年代になった今は、そこらじゅうが釣り針だらけだ。フェイスブック。インスタグラム。ポルノ。メール。ネットショッピング……。これほど誘惑の種類が多い時代は歴史上類を見ないというのに、私たちはこうした釣り針の威力をわずかに学びはじめたばかりだ。

専門家が用心深くなる理由は、彼ら自身が、抵抗させずに人の心をつかむテクノロジーをデザインしてきたからに他ならない。

1990年代から2000年代初期の鈍重なITと違って、現代のテクノロジーははるかに効率的で魅力的だ。インスタグラムの投稿を通じて、何億人という人々がリアルタイムで生活の1コマをシェアしあっている。その投稿はコメントや「いいね!」ですぐさま評価がつけられる。かつてダウンロードに1時間かかっていた楽曲も、今なら数秒で手元に届くし、通信速度が遅くてダウンロードをあきらめる必要もなくなった。テクノロジーは便利で、速くて、あらゆることを自動で叶える。[*5]

だが同時に大きな代償も運んでくる。人間は、ある行動が1回限りなのか、それとも2回、もしくは100回繰り返すべきことなのか、そもそも一度も手を出さないほうがいいのか、反射的な費用便益計算を積み重ねて決めている。メリットがコストを上回るなら、同じ行為を繰り返さずにいるのは難しい。特にそれが神経学的にジャストなツボを押さえているとなれば、せずにいることのほうが不可能だ。

フェイスブックやインスタグラムにつく「いいね!」は、そうしたツボの1つになる。ワールド・オブ・ウォークラフトでミッションを遂行するのも、自分のツイートが数百というツイッターユーザーにシェアされていくのを見るのも、同様のこと。SNS、ゲーム、その他のインタラクティブな体験の創出・改良を仕掛ける側は、実に巧みにユーザーのツボをくすぐる。何百万ものユーザーで何千回とテストを重ね、どんな趣向を凝らせば効果的に響くか見極めている。画面の背景色、フォント、サウンドなどの工夫で、ユーザーができるだけストレスなく巻き込まれていくように取り計らっている。技術進歩によって、そうした体験が人を誘惑する力は強くなる一方だ。
2004年のフェイスブックは、楽しかった。
2016年のフェイスブックは、ユーザーを依存させて離さない。

筋トレオタクからドラマの一気見まで ——新時代の依存症「行動嗜癖」

何らかの悪癖を常習的に行う行為——これを「行動嗜癖《しへき》(behavioral addiction)」という——は昔から存在していたが、ここ数十年で昔よりずっと広く、抵抗しづらくなり、しかもマイナーではなく極めてメジャーな現象になった。

昨今のこうした依存症は物質の摂取を伴わない[*6]。体内に直接的に化学物質を取り込むわけではないのに、魅力的で、しかも巧妙に処方されているという点では、薬物と変わらない効果をもたらす。ギャンブルにのめりこんだり、何らかのスポーツを過剰にやりすぎたりするのは、そうした〝新しい依存症〟の中では古いほうだ。ドラマを一気に何話分も視聴せずにいられないビンジ・ウォッチングや、頻繁にスマートフォンを覗かずにいられないのは、より新しいほうの依存症と言える。いずれの場合も、人をのめりこませる力は昔よりもかなり強い。

それと同時進行で、現代人は目標を設定することの利点にばかり焦点を合わせ、その欠点を考えようとせず、問題を悪化させてきた。確かに目標を決めればモチベーションもわくのだから、それが有効な方策だったことは否定しない。人間は勤勉で高潔で健全に生まれついてはいないので、隙あれば時間とエネルギーを出し惜しみしたがる。だが、その性癖を抑えて勤勉でいるための方策は、いつのまにか行きすぎてしまった。今の私たちは目標をいかに効率よく時短で達成するか、そのことばかりにこだわって、危機感を覚えて一時停止する能力を失っている。

私が話を聞いただけでも、決して少なくない数の臨床心理士が、この問題の根深さを口にしている。[*7]ある臨床心理士は、「私の患者の全員に、何か1つは行動嗜癖があります」と言った。「1つどころか、依存症の種類をすべて網羅している患者もいます。ギャンブル、買い物、ソーシャルメディア、メールなどなど」。高度な能力を要する職業につき、6桁の年収を稼ぎながらも、行動嗜癖でがんじがらめになっている患者も多いという。

「たとえばある女性は、外見にも知性にも恵まれていて、人生も順調です。博士号を2つ取得し、今は教師となっています。けれど実はネットショッピングの依存症。合計8万ドルも借金を抱えながら、自分が依存症であることを周囲に知られないようにしています」

周囲に見せる自分と、依存行動におぼれる自分とをはっきり切り分けているのも、こうした患者の特徴だ。

「行動嗜癖を隠すのは簡単です——物質依存症に比べれば、とても容易に隠しおおせてしまう。だから危険なんです。気づかれずに何年もそのままになってしまいます」

同じく仕事で高い成果を出していながら、フェイスブック依存症となり、それを友人にひた隠しにしている患者もいたという。

「彼女はひどい振られ方をして、それ以降オンラインで何年も元彼のストーキングをしています。フェイスブックが登場してからというもの、人間関係が終わりを迎えたときに、過去ときっぱり決別するのはとても困難になりました」

また別の男性患者は、メールを1日数百回もチェックする癖があった。

「休暇中でもリラックスして楽しむことができないのです。意外に思われるでしょうが、そんなふうに休まらない心で生活しているというのに、表面的には何もおかしなところがありません。医療業界で素晴らしいキャリアを手にしている彼が、そんなに苦しんでいるなんて、誰も思いもしないことでしょう」

同様の見解は他でも耳にした。「ソーシャルメディアの影響は甚大だ。私のところに来る若い患者は、みな脳がソーシャルメディア仕様になっている」と、別の臨床心理士は表現している。

「若い患者とのセッションでは、つねに、ある点を念頭に置いている。友達や恋人と口論したんだけど、という話が始まったら、できるだけ早めに、その口論がどこで起きたか確認すること。テキストメッセージなのか、電話なのか、ソーシャルメディアなのか、それとも顔を合わせてのことなのか。ほとんどの場合、答えはテキストメッセージかソーシャルメディアだ。これが話を聞いている限りではなかなか見えてこない。私が『リアル』とみなすもの、すなわち対面での会話であるかのように、彼らは話すからだ。だから私のほうがいつでも『待てよ』と考える。この患者はコミュニケーションのさまざまなモードを、私と同じ形では区別していないのだ、と。彼らの世界では、誰もが断絶しながら依存している」

本書は、こうした行動の依存症、すなわち「行動嗜癖」の発生と広がりを考察していく。どこで始まり、誰がデザインしているのか。どんな心理学的トリックのせいで、そんなにも魅力的に感じるのか。そして、危険な行動嗜癖を最小限におしとどめつつも、その理屈を有効活用するにはどうしたらいいのか。ゲームアプリのデザインを通じて、できるだけ時間とお金を注ぐよう誘導することが可能なのだとすれば、政治のデザインを通じて、国民に老後のための貯金を促したり、慈善団体への寄付を促したりすることもできるのではないだろうか。

すべては依存症になるようデザインされている？

テクノロジーが本質的に悪というわけではない。

たとえば私の家族はかつて南アフリカに住んでいたのだが、1998年にオーストラリアへ引っ越して、祖父母と離れて暮らすようになった。私たち兄弟が祖父母と話をするのは、通話料金の高い固定電話で1週間に1度。手紙を書けば到着するのは1週間後。けれど、2004年に私1人がアメリカに渡ったときは、毎日のように家族とメールを送りあった。電話も頻繁にしたし、ウェブカメラで手を振って会話したりもした。テクノロジーのおかげで家族の距離は開かなかった。

『タイム』誌編集者のジョン・パトリック・プーレンも、2016年の記事で、仮想現実での出来事に心を揺さぶられて涙した体験を語っている。[*8]

（……）対戦相手のエリンが、身体を小さくするレーザーガンで僕を撃った。そのとたん、VRの中に見えているすべてのものが、ぐわっと大きく迫って来た。エリンのアバターは僕の前に立ちはだかる巨人だ。ヘッドホンから流れ込む彼女の声も違って聞こえる。深く、スローに、頭の中に入ってくる。その瞬間の僕は子どもに戻っていた。巨人と遊んでもらっている幼子だ。息子にとって世界はこう見えているのか、という思いがこみあげてきて、僕はヘッドセットをつけたままむせび泣いた。純粋で無垢な体験だった。息子との関係はこれを境に変わっていくに違いない。巨人と一緒に遊ぶ僕は、まったく無力で、それでいて確かに守られている実感があった。

テクノロジー自体は道徳的に善でも悪でもない。問題は、そのテクノロジーを生み出す企業が、大衆に積極的に消費させることを意図的に狙って開発し、運営していることだ。

アプリや各種プラットフォームは、充実したソーシャル体験を追い求めたくなるようにデザインされる。いや、タバコと同じく、依存症になるようにデザインされると言ってもいい。すべてがそうだというわけではないが、残念なことに現在では多くのテクノロジー系プロダクトができるだけ常習させるように作られている。

ゲームで胸に迫る体験を味わった『タイム』誌のプーレンでさえ、「まんまと釣られた」という表現を使っていた。仮想現実のような没入型テクノロジーは、本当にリアルに感情を揺さぶる力があるので、悪用するのも充分に可能だ。もちろん、VRが今後は節度ある利用をされていくのか、悪用されていくのか、誕生まもない現段階で判断することはできないが。

薬物やアルコールなど、何らかのモノを体内に取り込む物質依存症と、有害な行動を繰り返さずにいられない行動嗜癖は、多くの面でよく似ている。脳の同じ領域を活性化させるし、人間としての同じ基本的ニーズによって深みにハマっていく。人とかかわっていたい、仲間に支持されたい、精神的な刺激を受けたい、手ごたえを味わいたい……。こうしたニーズが満たされないと、人はますます薬物や行動にのめりこんでいくのだ。

「依存症ビジネス」が人を操る6つのテクニック

行動嗜癖には6つの要素がある。

第1に、ちょっと手を伸ばせば届きそうな魅力的な目標があること（第4章「目標」）。

第2に、抵抗しづらく、また予測できないランダムな頻度で、報われる感覚（正のフィードバック）があること（第5章「フィードバック」）。

第3に、段階的に進歩・向上していく感覚があること（第6章「進歩の実感」）。

第4に、徐々に難易度を増していくタスクがあること（第7章「難易度のエスカレート」）。

第5に、解消したいが解消されていない緊張感があること（第8章「クリフハンガー」）。

そして第6に、強い社会的な結びつきがあること（第9章「社会的相互作用」）。

現代の行動嗜癖は実に多種多様だが、こうした要素を必ず1つは備えている。

たとえばインスタグラムに依存性がある理由は、「いいね！」で支持される写真とそうでない写真がランダムに発生するからだ。大量の「いいね！」を浴びる体験をしたら、その報われる感覚をもう一度味わおうと、次々に写真を投稿せずにいられない。そしてつながっている友達に対しても「いいね！」しなければいけないと感じて、何度も何度もアクセスする。ゲームも同様。一部のゲームで何日もぶっ続けでプレイするユーザーが出て来るのは、ミッションをコンプリートせずにいられないから。そして、他のゲーマーたちとのあいだで強い社会的つながりが形成されるからだ。

こうした問題はどう解決すればいいのだろう。依存性の高い行動が生活の一部となっている点を鑑みて、現代人はどうやってそれらとうまく共存していけばいいのだろう。

アルコール依存をやめようとする場合は、酒の出る場所に足を踏み入れないよう注意するものだが、ネット依存をやめようと思っても、日常生活ではどうしてもメールを使わざるを得ない。パスポートを申請するにも、就職活動をするにも、働きはじめてからも、メールアドレスは不可欠だ。コンピューターとスマートフォンを使わないでできる仕事は減る一方。依存症状をもたらすテクノロジーは、むしろ薬物だったら実現しないような形で、一般社会の一部になっているのだ。

これらすべてをシャットアウトするわけにはいかないが、だからといって対策がないわけではない。依存性のある体験を限られた範囲で許容しながら、健全な行動を促すよい習慣を根づかせていけばいい。

行動嗜癖の仕組みを理解すれば、脅威をできる限り抑えることもできるし、むしろよい方向に活用していくことも可能だ。子どもがゲームをせずにいられなくなる法則を活用して、学校での勉強をしたくなるよう促せるかもしれないし、大人が運動にのめりこむ理由を逆手にとって、老後資金を貯める動機をもたせることができるかもしれない。

果たしてこの新しい依存症から逃れる術はあるのか

行動嗜癖の歴史はまだ浅い。だが、すでに危機的な兆候は見えはじめている。依存症の恐ろしい点は、仕事、遊び、基本的な衛生観念、人との交流など、生活するうえで欠かせない要素を後回しにさせることだ。

幸い、人間と行動嗜癖との関係は1つの形で決まってしまったわけではない。スマートフォン、メール、ウェアラブル端末、ソーシャルネットワーク、オンデマンド視聴などが全盛となる前のバランスを取り戻すために、私たちにはまだできることがある。

重要なのは、行動嗜癖がこれほど蔓延している理由、それが人間の心理を巧みに操る様子、そして有害な嗜癖を退けて役に立つものを取り入れていく方法を、私たち自身が理解していくことなのだ。

僕らはそれに抵抗できない

目次

第1部 新しい依存症「行動嗜癖」とは何か

第1章 物質依存から行動依存へ——新しい依存症の誕生

第2章 僕らはみんな依存症――何が人を依存させるのか

第3章 愛と依存症の共通点 ——「やめたいのにやめられない」の生理学

第2部

新しい依存症が人を操る6つのテクニック

第4章 〈1〉目標 ――ウェアラブル端末が新しいコカインに

第5章 〈2〉フィードバック

——「いいね!」というスロットマシンを回しつづけてしまう理由

第6章 〈3〉進歩の実感

——スマホゲームが心をわしづかみにするのは〝デザイン〟のせい

第7章 〈4〉難易度のエスカレート

——テトリスが病的なまでに魅力的なのはなぜか

第9章 〈6〉社会的相互作用《ソーシャル・インタラクション》

——インスタグラムが使う「比較」という魔法

第3部

新しい依存症に立ち向かうための3つの解決策

第10章 〈1〉予防はできるだけ早期に
――1歳から操作できるデバイスから子どもを守る

第11章　〈2〉行動アーキテクチャで立ち直る
――「依存症を克服できないのは意志が弱いから」は間違い

第12章 〈3〉ゲーミフィケーション
――依存症ビジネスの仕掛けを逆手にとって悪い習慣を捨てる

＊1、＊2……は原著者による注を表す／〔　〕は訳者による注を表す

第1部

新しい依存症
「行動嗜癖」とは何か

第1章

物質依存から行動依存へ

――新しい依存症の誕生

「スクリーン漬け」の現代人

僕は家族との時間がちゃんととれていない——ケヴィン・ホーレシュは数年前にそう痛感したという。時間を盗んでいる犯人はテクノロジーだ。そして一番の元凶はスマートフォンである。アプリ開発の仕事をしている彼は、自分が毎日どれだけの時間をスマートフォンに費やしているか知りたいと考えて、「モーメント」というアプリを作った。モーメントは1日のスクリーン使用時間を追跡し、スマートフォンの使い方を集計する。

現在、モーメントを紹介する彼のウェブサイトには、メールの返信は遅れるかもしれない、と書かれている。[*1] オンラインで過ごす時間をなるべく短くするよう努めているから、と。どうやら有言実行の男らしく、私も彼に連絡をとるのに数か月を要した。3度目のメールにようやく返信してきたホーレシュは、丁寧に謝罪の言葉を述べ、私の取材申し込みを了承して、アプリについて説明してくれた。

「音楽再生と通話は除外して、スクリーンを眺めている時間をトラッキングします。メールを送るとか、ウェブを見るとか、そういう時間を記録するんです」

モーメントを作った当時の彼がスクリーンに釘付けになっていた時間は、1日に1時間15分。少々長すぎるのでは、とホーレシュは考えた。同じ懸念を抱く仲間もいたのだが、実際にどれだけの時間をスマートフォンで無駄にしているのか、具体的な数字が把握できない。そこでホーレシュは自作アプリを公開することにした。

スマートフォンの1日のスクリーン平均使用時間

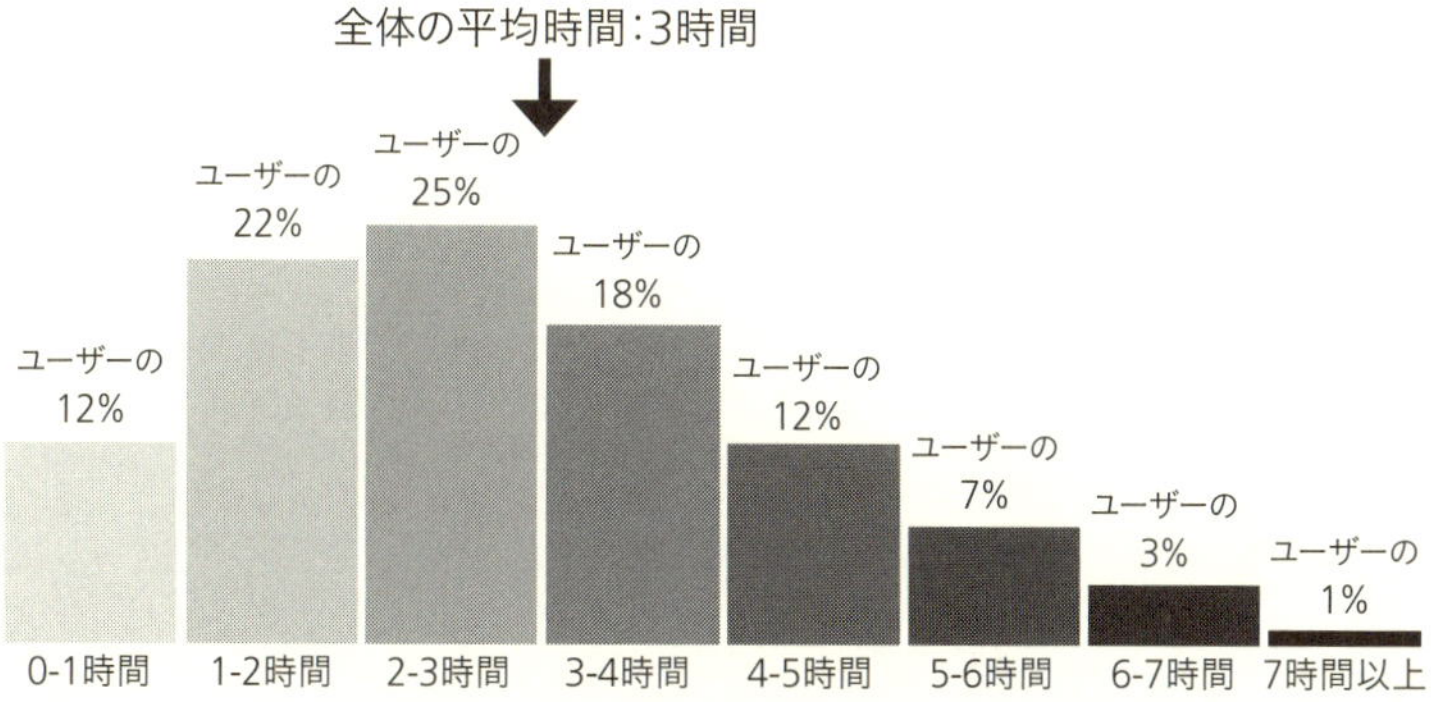

「毎日の使用時間はどれくらいだと思うか、予想を立ててもらったら、ほぼ例外なく、実際より50%も少なく見積もっていました」

私も、この取材の数か月前に、モーメントをダウンロードした。始める前の予想では、私のスクリーン使用時間はせいぜい1日1時間程度。スマートフォンを手に取る回数は1日10回くらいだろうか。褒められた数字ではないが、まぁそんなものだろうと考えた。ところが1か月後の集計レポートによると、平均使用時間は1日3時間で、手に取る回数は平均40回。衝撃的だった。ゲームをしていたわけではないし、何時間もウェブサーフィンにふけっていたわけでもない。それなのにどうしたことか、私は週に20時間もスマートフォンの画面を凝視して過ごしていたのだ。

この数字は一般的なのだろうか、とホーレシュに尋ねると、彼は「間違いなくそうです」と答えた。「数千人のユーザーがモーメントを使っていますが、1日の平均時間は3時間をちょっと切るくらいです。スマホを手に取る回数は、平均して1日39回ですね」

そもそもモーメントをダウンロードするのはスマートフォンの使いすぎを懸念している人たちだ、とホーレシュは強調した。その他の大勢のスマートフォンユーザーは、使用時間を追跡する必要など考えもしない、もしくは、それほど重要だと思っていない。彼らの使用時間は、おそらく1日3時間ではとてもきかないはずだ。

一握りのヘビーユーザーが1日中スマートフォンを使いつづけ、平均時間を引き上げた可能性も考えられなくはない。だが、ホーレシュが示したモーメントユーザー8000人の使用データを見る限り、そうではなかったことがわかる。大多数が1日1時間から4時間の範囲に集中しているからだ。もっと長いユーザーも少なくない。この傾向は現代人にとって決して特殊ではないというわけだ。

スマートフォンは私たちから何を奪っているのか?

スマートフォンは1日1時間以内にしましょう、と一般的に推奨されているが、それに準拠するとしたら、モーメントのユーザーの88%が使いすぎだ。目覚めている時間のうち、平均4分の1をスマートフォン画面を眺めて過ごしている。睡眠を除けば1日の活動の中で一番長い。メールのチェック、テキストメッセージの送信、ゲーム、ウェブサーフィン、記事などの閲覧、銀行残高の確認などで、毎月ほぼ100時間が消えている。平均寿命で計算すれば、なんと11年間だ。そして平均して1時間に3回はスマートフォンを手に取る。イギリスでスマートフォン利用状況の調査を行った団体は、使いすぎ現象の尋常でない広がりを受けて、「ノモフォビア（nomophobia）」という造語を生み出した[*2]（ノー・モバイル恐怖症、すなわち携帯電話が手元にないと不安でたまらなくなるという意味）。

スマートフォンは時間を奪う。それどころか、2013年に心理学者2人が行った研究では、スマートフォンがあるだけで悪影響が生じることが明らかになっている[*3]。実験では、他人同士の被験者をペアにして、小部屋でしばしお喋りをさせた。円滑に会話できるよう、研究者から「過去1か月に起きた興味深い出来事」という話題を提示した。ただし、ある被験者グループはスマートフォンを横に置いたまま会話するのに対し、別の被験者グループはスマートフォンのかわりに紙のノートを横に置いて会話する。

すると、いずれのペアもある程度は会話を通じて心を通わせていたのだが、スマートフォンが手元にあった被験者はあまり打ち解けられなかったことがわかった。実験後に感想を聞いても、相手との関係の質を低く評価しており、相手に対して感じた共感や信頼の度合いも低かった。スマートフォンは、たとえ使っていなくても、そこにあるだけで人間関係を損なうのだ。スマートフォンの向こうに世界が広がっていることをつねに思い出しているので、目の前の会話に集中できない。解決策は手元から完全に遠ざけるしかない、と実験を行った心理学者らは書いている。

1億人がのめりこんでいる、世界一依存性の高いゲーム

スマートフォンだけが悪者ではない。ゲーム開発者のベネット・フォディは、これまで何千本というビデオゲームを体験してきたが、ワールド・オブ・ウォークラフトにだけは手を出そうとしない。彼は多彩な才能に恵まれた人物で、今はニューヨーク大学ゲーム研究所の教授でもある。オーストラリアで生まれ、「カットコピー」というバンドのベーシストとしてシングルアルバム数枚をヒットさせ、オーストラリアの音楽関連の賞を軒並みさらった。その後に渡米して、まずはプリンストン大学、次にオックスフォード大学に入学し、哲学を学んでいる。ゲーム作品としてのワールド・オブ・ウォークラフトは高く評価しているが、自分でプレイする気はないという。

「仕事の一環として、文化的に意味のあるゲームはすべて体験してみる。でも、あれだけはやらない。あのゲームにハマれるほどの時間の余裕はないからね。自分のことは自分でよくわかっている。始めたらきっとやめられなくなるだろう」

ワールド・オブ・ウォークラフトは、世界でもっとも行動嗜癖を引き起こしやすい体験と言ってもいいかもしれない。[*4] いわゆるMMORPG（大規模多人数同時参加型オンライン・ロールプレイングゲーム）で、世界中から何百万人もが参加し、アバターを作ってゲーム内の世界を歩き回り、モンスターと戦い、クエスト（冒険）をこなし、他のプレイヤーと交流している。

全プレイヤーの半分は、「過度にのめりこんでいる」という自覚があるという。『ポピュラー・サイ

エンス』誌に掲載された論文は、世界一依存性の高いゲームを探すなら「筆頭に挙がる」と指摘していた。依存症状を緩和したい人のためのサポートグループも複数できていて、数千人が参加している。オンラインで無料公開されている「ワールド・オブ・ウォークラフト依存症チェックテスト」を受けた人数は、現在までに25万人以上。２００４年のゲーム公開から10年間で、課金などによる売り上げは１００億ドルを上回り、ユーザー数も１億人を超えた。[*5] 彼らが１つの国家を形成するとしたら、地球上で12番目に大きい国になる計算だ。

プレイヤーはアバターを選び、それを自分ということにして、アゼロスという仮想世界で探検に出る。複数のプレイヤーが集まって、ギルドと呼ばれるアバターチームを作るのだが、これがこのゲームの依存性を高めている一因だ。コペンハーゲンで、東京で、もしくはムンバイで、ギルド仲間が自分ぬきで大冒険に繰り出していくのかと思うと、夜もおちおち寝ていられない。

フォディに取材した私は、ゲーム全般に対する彼の並々ならぬ情熱に感銘を受けた。ゲームは世界の役に立つと固く信じている。にもかかわらずフォディは、始めてしまえば人生の数か月もしくは数年を失うと考えて、アゼロスで秘宝を集める旅に出るのは拒んでいるのだ。

ワールド・オブ・ウォークラフトのようなゲームは、実に多数の10代または20代の若者を惹きつける。プレイヤーのうち、決して少数派とは言えない割合が――最大で40％にのぼる――病的にのめりこんでしまう。[*6]

こうした問題を受けて数年前、コンピューター・プログラマーと臨床心理士がタッグを組み、シアトル近郊の森林地帯にゲームおよびネット依存症の療養施設を立ち上げた。施設の名前は「リスタート（reSTART）」[*7]。ワールド・オブ・ウォークラフトをはじめとして、さまざまなネットゲームの依存症となった青年たちが十数名ほど入所している（施設側は女性も受け入れようとしたが、ネット依存症患者の多くはセックス依存症も併発しているため、男女共同生活は回復の妨げになることがわかった）。

今のコンピューターは過去とは比べものにならないほどのメモリを積んでいるので、20世紀のゲームよりもずっと速く、ずっと没入度が高いワールド・オブ・ウォークラフトのようなゲームを、遅くてイライラしたりせずに遊ぶことができる。リアルタイムに他のプレイヤーと交信できるのも、のめりこむ大きな理由だ。

ウェアラブル端末の進化が、運動依存を加速させた

昔と変わったのはゲームの遊び方だけではない。テクノロジーは運動との付き合い方も変えた。私は15年前に、活動量計「ガーミン」の初期モデルを購入したのだが、この頃のガーミンは巨大な正方形で、時計なのか、手首に巻くウェイトなのか、どちらとも言えない装置だった。とても重いので、バランスをとるために、反対の手で水の入ったボトルをもっていなければならなかったほど。2、3分ごとにGPS信号を見失うし、充電持続時間も非常に短いので、長距離ランには意味をなさなかった。

それに比べて現在のモデルは、値段もずっと安い小型のウェアラブル端末で、歩数の1歩1歩まで

把握する。素晴らしく使いやすいが、同時に、運動に対する執着を引き起こしやすくなった。

「運動依存症」という症状は、すでに精神病理学の一分野として確立しているのだが、この状態になると運動のことを考えずにいられなくなり、それ以上に、自分が運動していないことを気に病まずにいられなくなるのだ。活動量計を装着すると、それがエスカレートする。先週は1万歩走れたら万々歳だったとしても、今週は1万1000歩走らなければいけなくなる。来週は1万2000歩、その次はもしかしたら1万4000歩。永遠に距離を増やしつづけられるわけでもないのに、根を詰めすぎて、疲労骨折など深刻なケガをする。ほんの数か月前までは軽度な運動で満足が得られていたとしても、それと同じ興奮を維持するために必要な距離がどんどん長くなっていくのだ。

テクノロジーが世話を焼くせいで、買い物も、仕事も、それからポルノを見るのも、適度なところで手を引くことが非常に困難になった。昔なら、深夜から早朝までの時間に買い物や仕事をするのはほぼ不可能だったが、今ではオンラインでいつでも買い物ができるし、職場の環境とは24時間つながっている。ポルノ雑誌を買う勇気がなくても、売店で『プレイボーイ』を万引きしてくる必要はない。Wi-Fiとウェブブラウザがあれば事足りる。

生活はかつてないほどに便利だ。だが、その便利さは、誘惑の威力も恐ろしいほどに強めている。いったいどうしてこうなってしまったのだろう?

行動への依存「行動嗜癖」とは何か

初めて行動嗜癖患者と認定されたのは、生後2か月の赤ん坊だった。[*8]

1968年12月のはじめ頃、ニューヨークで開催された神経精神疾患学会の年次総会で、視覚について研究する神経心理学者41人が、人間がときどきものを見落とす理由について議論したことがあった。学会を代表する大物が一堂に会していて、たとえば13年後にノーベル生理学・医学賞を受賞するロジャー・スペリーや、存命中には「生存するカナダ人で最大の偉人」と呼ばれた脳神経科医のワイルダー・ペンフィールド、そして「睡眠医学の父」と呼ばれたスタンフォード大学教授のウィリアム・デメントなどが加わっていた。

この錚々たる顔ぶれの中にいたのが、心理学者のジェローム・ケーガンだ。さかのぼること10年前、彼はハーバード大学に招聘されて、発達心理学を学ぶ初めてのコースを立ち上げた。半世紀後に引退するまでのあいだに、「歴史上もっとも著名な心理学者」のランキングで、カール・ユングやイワン・パブロフ、そしてノーム・チョムスキーをおさえて22位に選ばれている。

前述の会議で、ケーガンは乳児の視覚的注意について論じた。何を見て、何は無視するのか、生後2か月の乳児はどう判断しているのか。急成長しているこの時期の脳は、万華鏡のように多種多様な視覚情報を浴びながらも、特定の光景に視線を集中し、そうでないものに目をとめない力を、いつのまにか身につける。ケーガンは、生後まもない乳児が輪郭がはっきりした動く物体に注意を引かれることに気づいた。木製の積み木をゆらゆらさせると、それから目を離せなくなる。ケーガンによると、乳児は「輪郭と動きに対する行動的な依存症状」を示していたという。

現代の基準から言うと、これを行動嗜癖と呼ぶのは少々無理がある。赤ん坊が動く物体を見る行為をやめることができない、というのはそのとおりだが、「行動嗜癖」に対する現在の考え方は、それとは大きく異なっている。行動嗜癖は、せずにいられない本能というだけではない。そうだとしたら、まばたきも呼吸も依存行動ということになってしまう（失神寸前まで呼吸を止めていると、脳が強制的に呼吸を始めさせる。吸って吐いての行動をやめられないのは、呼吸することを忘れて死ぬ可能性を排除するためだ）。

現代の定義では、「依存症・中毒・嗜癖（addiction）」のことを、本質的に悪いものと考える。行動に依存していると言えるのは、それをすることで目先の利点がありつつも、最終的には害のほうが大きい結果になる場合だ。呼吸せずにいられなくても、あるいは積み木に注目せずにいられなくても、それによって有害な結果にはならないので、行動嗜癖とは言えない。嗜癖とは、害があり、それなしでいることが難しくなった体験に、みずから強く執着することだ。物質の摂取を伴わずとも、強い心理的欲求を短期的に満たし、その一方で長期的には深刻なダメージを引き起こす行動に抵抗できないとき、それを行動嗜癖と呼ぶのである。

この行動嗜癖にかなり近い親戚として、「強迫観念（obsession）」と「強迫行為（compulsion）」というものがある。強迫観念とは、頭の中で止めることができない思考のことを言う。強迫行為は、止めることのできない動作のことだ。

依存症や嗜癖と、強迫観念、強迫行為には、1つ大きな違いがある。依存症は、それを行えば即座によい思いをする（報酬がある）という期待、つまり「正の強化」（何かをすることで好ましい結果が起きる）を伴う。それとは対照的に、強迫観念と強迫行為は、それをしないでいることに対して強い不快感が生じている。不快感を取り除くことで安心する——これを「負の強化」と言う——だけであって、行動そのものでプラスの利点が得られるわけではない（依存症や嗜癖、そして強迫観念、強迫行為、この3つは非常に関連性が強いので、本書でもすべての言葉が登場する）。

同じく行動嗜癖から少しだけ離れた親戚に、「強迫性の情熱（obsessive passion）」というものもある。[*9] 2003年に、カナダのケベック大学モントリオール校のロバート・バレランド教授が率いる心理学者7人のチームが、情熱という概念を二元化する論文を発表した。調和性の情熱と、強迫性の情熱だ。「情熱とは、自分が好む活動や、重要だと思う活動、自分が時間とエネルギーを注いでいる活動に対する強い思いのこと」と、論文は定義している。その中でも、健全な活動を自主的に行うことを調和性の情熱とみなす。子どもの頃から続けている模型作りに老人になってもハマっていたり、中年女性が余暇に抽象画を描きつづけたり……。論文は、「彼らはその活動を『せねばならぬ』と思っているわけではない」と述べる。

「彼らは自由に選んでその活動をする。こうした情熱の場合、その活動は本人のアイデンティティに大きな位置を占めるが、かといってその活動に人生を圧迫されることはない。生活の他の側面と調和している」

ところが強迫性の情熱は、不健全で、ときには危険でもある。単なる楽しみでは済まされない強い切迫感に駆られ、過度にのめりこむ。論文では、こう解説している。

「情熱を注ぐ活動をせずにいることができない。情熱のほうが主導権をもって人間を振り回す。その活動に従事することを本人の意志で制御できないため、いずれアイデンティティが呑み込まれ、生活の他の活動とのあいだで齟齬《そご》をきたす」

10代がゲームにハマり、睡眠も宿題もほったらかして一晩中プレイするのは、強迫性の情熱だ。最初は楽しみのためにジョギングをしていたのに、毎日一定の速度で最低6マイル走らなければという衝動に駆られ、疲労による負荷をためていくのも、こちらの情熱に含まれる。「へこたれない自分」がアイデンティティとなってしまい、それが幸せだということになっているので、倒れて歩けなくなるまで走るのをやめられないのだ。調和性の情熱は「人生を生きる価値のあるものにする」が、強迫性の情熱は、精神を疲弊させる。

なぜ今「物質」以外の依存症を問題とすべきなのか？

当然ながら、行動という、ただそれだけのものに対して依存症になるという考えに異を唱える声もある。「薬物が身体に入るわけではないのに？」というのが彼らの指摘だ。「ゲームをしたり、スマートフォンを使ったりすることが依存症になるというなら、花の香りを嗅ぐことに依存したり、後ろ向きに歩くことに中毒になったりすることもあるはずじゃないか」

確かに理論上は、そうした行動に依存することもありうる。そうすることで深い欲求が満たされて、せずにいられれず、生活を犠牲にしながらその行動を追い求めはじめるのであれば、花の香りを嗅ぐ行動、後ろ向きに歩く行動が嗜癖になったと言うことができる。ただ、ありえなくはないとはいえ、本当にそんな行動で依存症になる人は多くないだろう。

その点、スマートフォンや面白いゲームやメールという視点から検証すると、実に多くの人に似たような症状が広がっていることがわかる。

人口の大多数に当てはまるのであれば、それは「依存症、嗜癖」とは呼ばないのでないか——という意見もある。「依存症という用語を安易に使って、意味を形骸化させているのではないか」と。

だが1918年にスペイン風邪と呼ばれるインフルエンザが世界中で大流行し、7500万人を死に至らしめたとき、インフルエンザと診断することに意味がないと主張する意見などなかったはずだ。大勢に影響がおよぶのだから、問題にしっかり注目させる必要があった。

行動嗜癖も同じだ。スマートフォンとメールは、どちらも現代社会に深く織り込まれていて、しかも心理的に魅力ある体験を生み出すのだから、その誘惑から完全に逃げ切るのは不可能だ。そして似たような依存性をもつ体験は今後ますます増えていくだろう。そんな問題をオブラートに包んだ言葉でぼかしてはいけない。どれほど深刻か、人類全体の幸福をどれほど脅かすものであるか、どれほど注目を要する問題なのか、しっかり認識する必要がある。これまでにわかっている証拠だけでも憂慮すべきものだが、その傾向を見る限り、今後さらに深刻化していくと考えるのが妥当だ。

とはいえ、「行動嗜癖」という用語は、確かに慎重に扱わねばならない。レッテルがあると、人はそのレッテルをそこらじゅうに貼りたくなるものだからだ。アスペルガー症候群という名称が有名になってから、自分の気持ちをうまく表現できない子どもは急に「アスペの子」になった。双極性障害という言葉が広がってから、気分の浮き沈みがある人がそう呼ばれるようになった。実際、精神科医で依存症専門家でもあるアレン・フランセスは、「行動嗜癖」という名称に懸念を示している。[*10]
「人間の35％がわずらう疾患なのであれば、それは人間の本質の一部だ。治療対象とするのは間違っている。我々は台湾や韓国が採用している対応を見習うべきだ。こうした国々では行動依存を医学的問題ではなく社会的問題ととらえている」

フランセスの見解には私も賛成だ。スマートフォンを1日90分以上使う人の全員に治療が必要だとは思わない。

だが、そもそもスマートフォンをこれほど魅力的にしている要因は何なのか。スマートフォンが現代人の生活全般におよぼす役割は大きくなる一方なのだから、そこに構造的な抑制と均衡を導入するべきではないのか。大勢にかかわりのある症状が、もはや昨今の常態になりつつあるからといって、深刻でないとか、許容してもいいということにはならない。その症状とどう付き合うのか判断するためにも、まずは理解しなければならないのだ。

行動嗜癖はどの程度まで一般化しているのだろう。[*11] 入院したり、日常生活を送ることが難しくなったりするような、極端に害の大きい依存症は極めてまれで、発症するのは人口の数％程度だ。

だが、それほどではない軽度の行動嗜癖であれば、かなり一般的に広がっている。こうした依存症を抱えていると、生活の質が低下し、仕事や遊びで力を発揮できず、他人との交流も希薄になる。重度の依存症と比べれば心に与える傷は軽度だが、軽度な傷でも積み重なれば、しだいに人生の価値を著しく損なっていく。

40％の人が「依存症」!?――あなたも無縁でいられない

行動嗜癖を抱える人の数を把握するのは難しい。ほとんどの患者はどこにも報告されないからだ。それでも多くの研究が把握を試みていて、特にイギリスの心理学教授マーク・グリフィスがもっとも包括的な調査を行った。グリフィスは20年以上も行動嗜癖の研究を続けている。論文を500本以上も発表してきた人物と聞いて、きっと誰もが思い浮かべるとおり、ひどく早口で熱のこもった喋り方をする。飛び級で進学し、23歳で博士号を取得。まだインターネットバブルが始まっていない1994年にイギリス心理学会の年次総会で登壇したときのことを、本人はこう語っている。

「テクノロジーと依存症に関する論文の発表をした。スピーチ後に記者会見があり、スロットマシン、ビデオゲーム、それからテレビに対する依存症の話をしていたところ、誰かが質問を投げ込んだ。インターネットという新しいものの話を聞いたことがあるか、それも新しいタイプの依存症につながるだろうか、という質問だ」

そのときのグリフィスはインターネットのことをあまり理解していなかったが、依存症につながる可能性には興味をもった。そこで政府に助成金を申請し、このテーマで研究を開始した。

行動嗜癖の専門家となったグリフィスは、その蔓延についてたびたび質問されるようになったが、はっきりした答えを提示することができずにいた。データがそろっていないのだ。そこで南カリフォルニア大学の研究者2人と合同で全体像の把握に乗り出すことにした。2011年に発表した長く詳細なレビュー論文では、まず先行研究を念入りに検査したうえで、数十本を選び、横断的に調査をしている。16歳から65歳まで、男女合わせて少なくとも500人以上の被験者を対象とし、慎重な調査を伴う信頼性の高い測定手法を使った先行研究だけを選んだ。

最終的にグリフィスらの研究は、先行研究83本、扱われている被験者は4大陸で合計150万人という、膨大な範囲を網羅するものとなった。アルコール、ニコチン、睡眠薬、その他の薬物といった物質への依存に加えて、ギャンブル、恋愛、セックス、買い物、インターネット、運動、仕事に対する依存症にも注目した。

グリフィスらの研究で導き出されたのは、全体のなんと41%が、過去1年間に少なくとも1つの行動に依存的に従事しているという事実だった。もはやマイナーな疾患とは言えない。論文では、人口の半分が次に述べる症状を経験していると説明している。

ある行動を止めるか続けるか、自由に選ぶ力を失い（コントロールの喪失）、その行動に関連した悪影響をこうむっている。別の言い方で言うと、その行動がいつ起きるのか、どれくらい続くのか、いつ止むのか、他にどんな行動が併発しているのか、自分で把握できなくなる。その結果として、他の活動を投げ出したり、続けていても以前のように楽しめなくなったりする。さらに好ましくない影響として、生活を支える役割（仕事、社会的活動、趣味など）がとどこおり、人間関係が阻害され、犯罪行為や法的問題を起こしたり、危険な状況に踏み込み、身体的なケガや障害、金銭的損失、心理的トラウマを生じさせる場合もある。

こうした依存症の一部はテクノロジーの発展と社会の変化によって広がった。最近の研究によると、最大40％の人が、メール、ゲーム、ポルノなど、ネットに関連した依存症のいずれかを抱えている。*12 別の研究では、被験者となったアメリカの大学生のうち48％が「ネット中毒」で、残りの40％は境界線または危険性がある状態だった。被験者の大半は、ネットとのかかわりを尋ねる質問に対し、どちらかと言うと負の影響があると答えた。オンラインで過ごす時間が長すぎるせいで、仕事、人間関係、家族との生活に支障をきたしている、と。

「ネット依存症」かどうかをチェックするテスト

自分や自分の大事な人も、もしかしたら「ネット中毒」に当てはまるのではないか……と読者も心

インターネット依存症テスト

次に挙げる行動の頻度をもっともよく表すものを、0から5の数字で選択してください。

0 = 当てはまらない
1 = 滅多にない
2 = ときどきある
3 = よくある
4 = しょっちゅうある
5 = つねにある

- **ふと気づいたら、思った以上に長くネットをしていたことがある____**
- **生活の中で、ネットをしている時間について、人から注意を受ける____**
- **他にすることがあってもメールチェックを優先する____**
- **遅くまでネットをしていて睡眠時間が短くなる____**
- **ネットをしながら「あと数分だけ」と思っている____**

配になってきたかもしれない。そこで、ネット依存度を調べる手段として活用されている「インターネット依存症テスト(IAT)」の質問20項目の中から、ここで5つを紹介しよう。[*13] しばし時間をとって、各質問に0から5で答えてみてほしい。

合計スコアが7以下なら、ネット依存症の気配はない。8から12なら、軽度のネット依存症だ。ウェブで過ごす時間が長すぎるときもあるが、全般的には、使用時間を自分でコントロールしている。13から20なら、中等度のネット依存症。ネットとの付き合い方のせいで「ときおり、もしくは、頻繁に問題が生じている」状態である。そして21から25の場合は、重度のネット依存症と判断される。ネットが「生活に深刻な悪影響をもたらしている」と言える(本書の第3部で、スコアが高い場合の対処法について考察する)。

ネット依存症以前に、46%の人が、スマートフォンなしでの生活は耐えられないと答えた[*14](携帯が壊れるくらいなら、身体にケガをするほうがマシだ、と主張する人もいる)。そして10代の若者のうち80％は、最低でも1時間に1回は携帯電話をチェックしている。[*15] 2008年の集計では、成人が携帯電話を使う時間は1日平均18分だった。[*16] 2015年には、これが2時間48分になっている。そう考えると、コンピューターのモバイル化は危険な傾向だ。つねに携帯しているということは、依存症の引き金をつねに持ち運んでいるのと変わらない。

また別の調査では回答者の60％が、テレビドラマを観るのを早めに切り上げようと思いながらも、気づいたら何話もぶっとおしで観てしまった経験があると答えた(これを「ビンジ・ウォッチング」と言う)。ソーシャルメディアの利用について調べた調査でも、59％近い回答者がSNSにのめりこんでいると回答し、自分にとって悪影響になっていると答えた。そうした人々の半数ほどが、少なくとも1時間に1回はSNSをチェックせずにいられない。最後にチェックしてから1時間経つと、不安になり、イライラして、物事に集中できなくなるのだ。

2015年に行われた調査では、2億8000万人がスマートフォン依存症であることが確認されている。仮に彼らが集まって「ノモフォビア合衆国」を結成するとしたら、中国、インド、アメリカに次いで、世界で4番目に人口の多い国ができる。

マイクロソフト(カナダ)は2000年に、平均的な人間の注意力持続時間は12秒というデータを発表している。[*17] 2013年には、その数字が8秒になった(マイクロソフトによると、金魚の注意力持続時間は9秒なので、金魚より注意力がないことになる)。「人間の注意力は衰えている」というのがレポートの結論だ。18歳から24歳のうち77％が、暇さえあればとりあえず携帯電話に手を伸ばす。87％

は、テレビドラマを何話も通して観つづけているうちに、意識が朦朧としてくることがよくあるという。

これだけでも心配になってくるが、さらに憂慮すべき傾向が、同じくマイクロソフトの実験から明らかになっている。2000人の若い成人被験者を対象に、コンピューター画面に出てくる一連の数字や文字に注意を集中させる実験をしたところ、結果ははっきりと分かれた。ソーシャルメディアで過ごす時間が長い被験者は、そうでない被験者に比べて、集中して課題をこなす能力が低くなっていたのだ。

「依存症」の語源とその歴史

依存症を指す「addiction」という言葉の語源を探ると、かつては、今言われているのとは異なるタイプの強い結びつきを指していたことがわかる。*18 古代ローマでは「奴隷となる宣告を受ける」という意味だったのだ。人にお金を借りて返せなければ、裁判でこの言葉を言われる。借金を返し終わるまで、奴隷として働かなければならない、というわけだ。のちに言葉が進化して、虜になる、つまり断ち切りがたい熱中を指すようになった。ワインを飲むのが好きなら、「ワインの虜になっている」。本を読むのが好きなら、「本の虜になっている」。それは別に悪いことではなかったし、「虜になった」と言われる人の多くは、単に食べること、飲むこと、トランプで遊ぶこと、本を読むことが好きな一般人だった。さほど特別なニュアンスではなかったため、この言葉は数世紀を経るうちに希薄化していった。

１８００年代になって、医療業界が、この言葉に新しい命を与えた。特に１８００年代後半から医薬品としてのコカイン調合が研究されはじめ、使用した患者が薬から離れがたくなる傾向が強まってきたことから、医師たちは特別な注意を向けるようになった。当初、コカインは奇跡をなすものと見られていた。高齢者が何マイルも歩けたり、疲労困憊していても明晰な思考ができたりするからだ。しかし最終的には大半がその薬におぼれ、少なからぬ数がそのまま命を落としていく。

本書のテーマである行動嗜癖の話から脱線するつもりはないのだが、その広がりを理解するためにも、まずは薬物などの物質依存症の話をもう少し掘り下げていきたい。

先にも述べたとおり、「addiction」という言葉はかつては単なる熱中を意味していたので、これが薬物やアルコールの乱用、今で言うところの「依存症」を指すようになったのは１８００年代以降の2世紀でしかない。

だが実のところヒトという動物は、もっと大昔から特定の物質に依存する傾向があった。ＤＮＡを調べると、少なくとも4万年前の時点でネアンデルタール人がＤＲＤ４-７Ｒという遺伝子をもっていたことがわかる。[*19] ＤＲＤ４-７Ｒはさまざまな行動にかかわる遺伝子で、これがあるためにネアンデルタール人は初期のヒトとは一線を画し、リスクを選んだり、新奇なものを探索したり、興奮するものを求めたりするようになった。先祖がおどおどとリスクを避けていた場面でも、ネアンデルタール人は貪欲に探求を続けた。このＤＲＤ４-７Ｒの変異であるＤＲＤ４-４Ｒという遺伝子は、現在でも人口の約10％に見られる。4・4Rをもつ人は、そうでない人と比べて大胆で無謀であることが圧倒的に多く、また一連の依存症を発症することが多い。

人類初の依存症患者を特定するのは不可能だが、調査結果を見る限り、1万3000年前にはもう存在していたらしい。[*20] その頃の世界は今とはまったく違っていた。ネアンデルタール人はとっくに絶滅しているが、地球はまだ至るところ氷河に覆われ、絶滅するまで2000年はある毛むくじゃらのマンモスもそんな未来など知らぬ顔で悠々と歩きまわり、ヒトはようやく羊、ブタ、ヤギ、牛などを家畜として飼育しはじめたばかり。農業が始まるのは数千年あとのことだが、この頃、東南アジアの島ティモールに住む誰かが、檳榔子《ビンロウジ》に出合っている。[*21]

檳榔子とは、檳榔《ビンラン》というヤシ科の植物の種で、現在のタバコの古い未精製版といったところ。アレコリンという無臭の油分を含んでいて、これがニコチンのようなはたらきをする。噛んでいると血管が拡張し、呼吸がしやすくなり、血液の流れが速くなり、楽しい気分になってくる。檳榔子を噛むと頭が冴えると言われることが多く、南アジアと東南アジアの一部では現在でも人気のドラッグだ。

この檳榔子には厄介な副作用があった。頻繁に噛んでいると、歯が黒ずみ腐ってきて、やがて抜け落ちる場合もあるのだ。治療費のほうが高くつくというのに、歯を失ってもなお、檳榔子を噛むことをやめられない人が多い。2000年前の中国の皇帝がベトナムを訪ねたとき、なぜ歯が黒いのかと現地の人に尋ねたところ、こんな説明を受けたという逸話がある。

「檳榔子を噛むのは、口の中の衛生状態を清潔に保つためです。だから歯が黒くなります」

ロジックとしてまったく筋が通らない――身体の一部が漆黒に変わったら、健康になった証拠だと考えなければならないとは。

古代の依存症患者は東南アジアの人々だけではなかった。他の地域の原住民も、それぞれの自生植物にのめりこむ対象を見つけている。

たとえばアラビア半島と、アフリカの東北端のほうでは、数千年前からカートという木の葉を噛む習慣がある。カートは、「スピード」と呼ばれるドラッグ、化合物の名前で言えばメタンフェタミンと同じ作用をする刺激物だ。使用すると饒舌になり、陽気で興奮状態となって、やたら落ち着きなく動きたがる。そして、まるで濃いコーヒーを数杯あおったかのように心拍が上昇する。

同時期にオーストラリアの原住民アボリジニたちはピチュリという植物に、北米の人々はタバコという植物に出合った。ピチュリもタバコも、あぶって煙を吸うか、もしくは噛んで摂取する。そしてどちらも大量のニコチンを含んでいる。

一方で南米のアンデスでは7000年前に、大勢が集まる集会でコカの葉を噛むという風習が始まった。地球の裏側ではサマリア人たちがアヘンの調合に挑戦し、その効果をいたく気に入って、調合方法を粘土板に刻んでいる。

フロイト、コカインを推奨す ——ドラッグ中毒の歴史

そう考えると、いわゆる「ドラッグ中毒」の歴史はかなり浅い。高度な化学技術と高価な器材が必

要だからだ。

テレビドラマの『ブレイキング・バッド』では、主人公の化学教師ウォルター・ホワイトが覚醒剤の「料理人」となり、純度にこだわった商品を作り上げる。彼が生成する「ブルースカイ」は純度99・1％の上物で、世界中から熱い視線が集まってくる（薬物取引による大金も）。現実の覚醒剤取引の場合は、依存症になった客がどんな品質でもいいから買おうとするので、売人は混ぜ物を入れて純度を下げる。ただし純度がどうあれ、製造工程は非常に複雑で、専門技術が必要だ。その他の薬物もほとんどが複雑な製造技術を要し、化学的な工程を経て、原材料を抽出した植物からだいぶ違う姿へと仕上がる。

いまやドラッグは悪のビッグビジネスだ。しかしそうなる前は医師や薬剤師たちが試行錯誤しながら、もしくは偶然で効果を見つけていたものだった。

１８７５年、イギリス医師会の44代会長に78歳で選ばれた医学者、ロバート・クリスティソンもそうした発見に携わった１人だ。[*22] 背が高く、性格は厳しく、エキセントリックな男だった。薬学の研究を始めたのは、医師会会長になる50年前、ちょうどイギリスでヒ素、ストリキニーネ、シアン化物といった毒薬による殺人が増えはじめた時期だ。こうした毒物が人体にもたらす影響に興味があったが、志願する被験者を集めるのは難しい。そこで彼は数十年にわたってみずから危険な毒物を飲み込み、そして吐き出すという行為を続け、意識を失う前に生じた効果をその場で記録に書きつけていた。

調べた毒物の１つに、小さな緑の葉があった。服用すると口がしびれるのだが、爆発しそうなエネルギーがわいてきて、それが長く続き、何十歳も若返ったような気持ちになった。あまりにも元気になったので、クリスティソンは長めの散歩に出ることにした。9時間かけて15マイル（24キロ）歩き、自宅に戻ってから、空腹も渇きも一切感じなかったと書き記した。翌朝目覚めたときも体調は抜群で、意気揚々と新たな1日を始める気持ちだったという。彼がこのとき服用したのは、コカインの原材料となる植物、コカの葉だった。

イギリスから南東へ1000マイル離れたウィーンでも、若き神経学者がコカインの実験をしている。ジークムント・フロイトだ。現代人のほとんどは、フロイトを人間の性質、性的欲望、夢に関する理論を発展させた心理学者と認識しているが、当時の彼はコカインを推奨していることでも知られていた。

クリスティソンの驚異的な散歩の記録を、フロイトは興味深く読んだ。薬剤師が初めてコカインを調合したのはフロイトが関心をもつ30年前だったが、彼はコカインがエネルギーをもたらすだけでなく、自身が繰り返し発症していた気分の落ち込みと消化不良を緩和することにも気づいた。婚約者マルタ・ベルナイスに送った900通を超える手紙の1通で、フロイトはこう書いている。

> もしうまくいくようなら、［コカインに関する］小論文を書こうと思う。モルヒネと並び、むしろモルヒネに勝るものとして、治療学の1つに認められるだろう。（……）僕は気鬱と消化不良を防ぐために定期的に少量を服用している。本当に素晴らしい効き目がある。

フロイトの人生は山谷《ハイ&ロー》に満ちていたが、マルタにこの手紙を送ってからの10年間は、特に乱高下の激しい時期を送っている。最初は山《ハイ》だった。1884年に、彼は「コカについて」という論文を発表[*23]。本人の言葉によると、論文は「この魔法のような物質への讃美歌」だった。みずから実験し、みずから被験者となり、その様子を熱っぽい筆致で書きつづっている。

> コカインを服用して数分後には、急激に気分が高揚し、明るい気持ちになる。唇と口蓋《こうがい》にぞわぞわする感覚があり、それから同じあたりが熱くなってくる。(……)「コカインが」精神にもたらす効果は(……)高揚感と、持続する多幸感で、健康な人間が感じる通常の幸福感といかなる面でもまったく変わらない。

「コカについて」はコカインの負の側面にも言及している。ただし、フロイトはそれを懸念するというよりも、どちらかと言えば魅了されていたようだ。

> 最初の実験中に、私は短期間ながら悪い作用も体験している。(……)呼吸が遅く、深くなり、疲労感と眠気を感じた。頻繁にあくびが出て、倦怠感のようなものも生じてきた。(……)もし、コカの影響下で激しく活動すれば、8時間から5時間後には幸福感が低下し、倦怠感を取り除くためにさらにコカが必要となる。

フロイトの一番有名な理論は検証が不可能であるため(洞窟の夢を見る男性は、本当に子宮のことで頭がいっぱいなのか?)、彼に批判的な心理学者も多いのだが、コカインに関してフロイトは慎重に検証を繰り返していた。手紙に見られるとおり、他の依存性のある刺激物と同様、コカインの効果が時間の経過とともに薄れていくことに気づいている。最初のハイを再現するためには、繰り返し、しかも量を増やして摂取するしかない。

フロイトは少なくとも10数回にわたってコカインの大量摂取を行い、最終的に依存症になった。コカインのない状態でものを考えたり、仕事をしたりすることが難しくなり、自分の最高の理論はコカインの影響下で花開いたのだと実感するようになった。1895年には、コカインのせいで鼻が悪くなって、損傷した鼻孔の再建手術を受けている。友人の耳鼻咽喉科医ウィルヘルム・フリースにあてた手紙では、コカインの影響について詳細に描写している。皮肉なことに、鼻のつらさをやわらげるには、また新たにコカインを服用するしかなかった。特に痛みがひどいときはコカインを水で溶いて鼻孔に塗っていたという。

その1年後には、以前の熱中ぶりは完全に影を潜め、コカインは効能より害のほうが大きいと結論を下している。最初の出合いから12年が経った1896年に、フロイトはコカインの使用を完全にやめざるを得なくなったのだった。

そもそも当初のフロイトは、なぜコカインの明るい面ばかりに注目し、その恐ろしい悪影響を考えずにいられたのか。答えは、コカインがモルヒネ依存症の解決策になるからだった。少なくとも熱中状態にあった頃の彼はそう確信していた。モルヒネの服用を急にやめた患者がひどい寒気とうつ状態に苦しんで「急激な離脱症状」を呈したのだが、コカインの摂取を始めたところ、完璧に回復したことがあったという。患者は、毎日相当量のコカインの助けを借りながら、ふつうの生活を送れるようになった。

フロイトの最大の間違いは、これが永続する効果だと勘違いした点だ。

10日後には、患者はコカ治療をまったく必要としなくなった。つまり、モルヒネ中毒に対するコカインを使った治療が別の依存症を発症する可能性は、ほとんどないということになる。コカの使用は一時的で事足りる。

フロイトがコカインに心惹かれた理由は、当時、依存症は心身の弱い人間がなると考えられていたからでもあった。知性と依存症は両立しない、と。だからロバート・クリスティソンと同様に、学会における知の影響力が最頂点にあった頃にコカインと出合ったフロイトは、自分は大丈夫だと思ったのだ。そして誤解が高じて、コカインならばモルヒネの代用になる、モルヒネ依存症を解消できる、と確信してしまう。

そう信じたのは彼だけではなかった。フロイトが「コカについて」を執筆する20年前にも、南北戦争の終盤戦における負傷がきっかけでモルヒネ依存症になったアメリカの陸軍大佐が、コカインを含むチンキ剤でモルヒネ依存症を克服できると判断した。その確信は間違いだったのだが、彼が考案した薬は、最終的にこの地球でもっとも広く消費される薬物となった。

南北戦争がコカ・コーラを生んだ?——世界でもっとも依存症を生んだ「物質」

アメリカ南北戦争が終幕を迎えていた1865年4月16日、イースターの日に、短くも熾烈な戦闘が繰り広げられている。北軍(ユニオン)と南軍の軍隊がジョージア州コロンバスのチャタフーチー川に集結し、川に架かる2本の橋のそばで衝突した。このとき南軍のジョン・ペンバートンという不幸な軍人が、コロンバスの中心へつながる橋をふさごうとして、北軍の騎馬部隊に出くわす。彼はサーベルを振りかざしたが、切りかかる前に撃たれてしまった。苦悶の表情で後ずさる彼に、北軍兵士が胸から腹にかけて深い切り傷を負わせた。倒れて息を引き取る寸前だったペンバートンを、仲間が引きずってその場から助け出した。

ペンバートンは死ななかった。だが切られた傷が何か月も激痛をもたらした。負傷兵の大半がそうだったように、彼の痛みにもモルヒネが処方された。当初、軍医は少量の薬を何時間も間隔をあけて投与していたが、やがて本人に耐性がつき、もっと大量に、もっと頻繁に求めるようになって、最終的には完全な依存症となってしまった。医師たちは彼を薬から引き離すために力を尽くしたものの、その努力はことごとく失敗している。何しろペンバートンは軍人になる前は薬剤師だったのだ。軍医から薬を得られなくなってからは、昔のツテで業者とつながりをもった。友人たちは心配し、ペンバートンも最終的には、モルヒネが自分を助けるのではなく蝕んでいると認めざるを得なくなった。優れた科学者はみなそうなのだが——のちにフロイトもそうだったように——ペンバートンは実験を重ねて解決策を探ろうとした。[*24] モルヒネに代わって慢性的な痛みをやわらげる、依存性のない代替物を考案できないか。何度も失敗が続いたが、1880年代になって、「フレンチ・ワイン・コカ」という飲み物が完成した。ワインと、コカの葉と、コーラという植物の種、それからダミアナという芳香植物の葉を混ぜたものだ。効能がはっきり確認できていたわけではなかったが、1880年代に食品医薬品局は存在しなかったので、好きなだけあおって薬効を謳うことができた（文章がおかしくても、もちろん問題なし）。ペンバートンは1885年にこんな新聞広告を出している。

フレンチ・ワイン・コカは、世界でもっとも博識な科学的医療研究者2万人以上に支持されています。（……）

アメリカ人は世界で一番神経が繊細です。（……）神経の病気に苦しむすべての方に、この素晴らしく嬉しい治療薬、フレンチ・ワイン・コカをおすすめします。神経関連の不調、消化不良、心身の疲れ、あらゆる慢性的な消耗性疾患、胃腸過敏、便秘、頭痛、神経痛などなどに苦しんでいる人全員を絶対に治癒させるもので、これらはコカ・ワインですぐに治ります。（……）

（……）コカは生殖器をすてきに元気づけてくれますし、精液の弱さ、勃起不全など、他の薬では治せなくてもコカならば治ります。（……）

モルヒネの依存症になったり、アヘンを常習したり、アルコール性の刺激物を大量に摂取してしまったりという不幸な方にも、フレンチ・ワイン・コカが絶大なる福音となります。衰弱し消耗しても、コカが信じられないくらい元気にしてくれる、と、大勢が断言しています。

フロイトと同じくペンバートンも、カフェインとコカの葉の組み合わせで、新たな依存症を発症することなくモルヒネ依存症を克服できると考えた。1886年に州政府によって禁酒法が施行されると、材料からワインを取り除き、コカ・コーラと改名した。

話はここから二手に分かれる。

商品としてのコカ・コーラは天井知らずでヒットした。ペンバートンの事業は大きく成長し、いったんエイサ・チャンドラーという人物がその権利を取得して、のちにアーネスト・ウッドラフおよびW・C・ブラッドレーという投資家に買収された。この2人はマーケティングの天才だった。コカ・コーラを6本パックで売るという妙案を思いつき、店から自宅へ持ち帰りやすくして、あっというまに大富豪になった。

一方、この飲料を発明したジョン・ペンバートン本人のほうは、正反対の運命をたどっている。コカ・コーラは結局のところモルヒネの有効な代用物ではなく、彼の依存症状はむしろ悪化した。健康状態は悪くなりつづけ、1888年に一文無しでこの世を去った。

現代から見れば、フロイトとペンバートンがコカインをやたら贔屓《ひいき》するばかりで、その実情をまるで理解していなかったのは明らかだ。現代では、幼い子どもでも、コカインは危険だと教わっている。ほんの1世紀前には専門家がこれを万能薬と考えていたなどと、信じるのも難しい。

だが、もしかしたら、私たちはただ贔屓の対象を変えただけではないだろうか。フロイトとペンバートンがコカインに惹かれたように、現代人はテクノロジーの虜になっている。テクノロジーが叶えるすてきなメリットに心を奪われ、それがもたらす代償を軽視している。オンデマンドで娯楽が手に入るのは楽しい。自動車の利用にさまざまなサービスがあるのはありがたい。ロボットが掃除をしてくれるのは便利だ。フェイスブックとツイッター、インスタグラムとスナップチャット、レディットとイメージャー、バズフィードとマッシャブル、ゴウカーとギズモード、それからオンラインでギャンブルを楽しめるサイト、いくらでも動画を見られるプラットフォーム、ストリーミングの音楽配信サービス……。他にも、起業家が成功するには週100時間勤務が当たり前だとか、できるビジネスマンはパワーナップ〔戦略的な仮眠〕をとるものだとか、忙しい現代人は4分間のワークアウトメニューで運動をこなすべきだといった「常識」を聞きながら、私たちは20世紀には存在しなかった新しいタイプの強迫観念、強迫行動、依存症をこじらせるようになっている。

それからもちろん、忘れてはいけないのが、現代の若者たちが過ごす世界、すなわちソーシャルメディアの力だ。

一緒にいるのにひとり ――「スマホ依存」が子どもに与える影響

2013年のこと。キャサリン・ステイナーアデアという心理学者が、こんな説を披露している――アメリカで育つ子どもの多くが最初にデジタル世界に出合うのは、親が「そこにいるのに、そこにいない」ことに気づいたときだ、という説だ。[*25]

「ママは夜ごはんのとき、ほとんどｉＰａｄしてる。『ただチェックするだけだから』って、いっつもそうなんだよ」と、7歳の少年が言う。「ママに遊ぼう遊ぼうって言うんだけど、ずっとスマホでメール打ってるの」と、同じく7歳の少女が言う。さらに13歳の少女は、ステイナーアデアにこう語ったという。

「デジタルのものがすべてじゃないって、ママとパパがわかってくれたらいいのに。こんなのいやになっちゃう。だって家族がいるんだよ！　みんなで一緒に過ごしたらいいじゃない。なのに、すぐに『待って、スマホでちょっとチェックしたいから。仕事の電話しなきゃいけないから』って言うんだもの」

幼い子をもつ大人が携帯電話やタブレット端末を頻繁に触るのは、そうでない大人が同じことをするよりも害が大きい。頭部装着型のカメラを使った実験では、幼児が本能的に親の目線を追うことがわかっている。[*26]しょっちゅう何かに目移りしている親は、そうした視線のパターンを、そのまま子に教えていることになるのだ。集中できない親は、子どもを集中できない人間にする。この実験を主導した研究者は、次のように考察している。[*27]

「子どもが注意力を維持できるかどうか、それはのちの言語獲得、問題解決能力、その他の大事な認知発達の成否にかかわってくる。子どもが遊んでいるときに、保護者が注意を向けていなかったり、視線があちこちさまよっていたりすると、発達の重要な段階において乳児の注意持続時間の伸びに負の影響が生じると見られる」

子どもは生まれたときからデジタルグッズを欲しがるわけではないのに、やがて、それがないと生きていけないと考えるようになる。中学校に入る頃には、友達付き合いはリアルな世界からデジタルの世界へと移行する。1日中、そして毎日、インスタグラムで膨大な数の写真を共有し、数えきれないほどのテキストメッセージを送りあう。いったん離れるという選択肢はない。そこが自分の存在意義と友情を確認する場所だからだ。

オンラインでの交流はリアルな世界の交流とただ違うだけではなく、ある種の害ももたらす。人間は、自分の行動が他人に影響を与える様子を観察することで、他人への共感や理解というものを学ぶ。目の前で反応を見られなければ共感力は育たない。そもそも共感力の習得には時間がかかるのに、その学びの時間を少なくしてしまう。

72本の先行研究の論文を分析した研究では、1979年から2009年のあいだで、大学生の共感力が下がっていることが明らかになった。他人の目線で考えることができず、他人への配慮をあまり示さない。男子もそうだが、女子のほうが深刻だ。ある調査では、10代の少女の3人に1人が、「(自分を含め、同い年くらいの子は)ソーシャルネットワークのサイトでは他人に意地悪になる」と答えた。12歳から13歳の少年では、11人に1人が同じことを答える。14歳から17歳の少年では6人に1人だ。

10代の若者たちの多くは、通話または対面のコミュニケーションを嫌う。喧嘩をするのもテキストメッセージだ。ステイナーアデアが聞き取り調査をした少女の1人は、「直接って、すごく気まずいから」と語っている。「ちょっと喧嘩して、メールしてるときに、『電話してもいい？　それか、ビデオチャットする？』って聞いても、『やだ』って言われる」。別の少女も、「(テキストメッセージのほうが)意味をよく考えられるし、言いたいことを組み立てられる。顔とか反応とか見なくていいし」と語った。コミュニケーションを学ぶ方法としては最低だ。向き合うことへの意欲をくじいている。

ステイナーアデアは「成熟した愛情と配慮のある人間関係を望むなら、テキストメッセージでコミュニケーションを身につけるのは最悪と言わざるを得ない」と書いた。子どもたちはこの媒体に縛られている。オンラインの世界にしがみつき、友達と一緒に「時間を使う」ことに意図的に背を向ける。

ジャーナリストのナンシー・ジョー・セールスも、13歳から19歳の少女を対象として、ソーシャルメディアとのかかわりについて聞き取り調査を行った。[*28] 2年半かけてアメリカの各地をめぐり、10州で数百人の少女にインタビューしている。そしてやはり、少女たちはネットの世界に縛られているという結論を出した。ネットの世界で、悪意や、性の対象としての過度な注目や、ただれた人間関係を知り、それらを学んでしまう。

単なるコミュニケーションの一手段という場合もあるが、インタビューに答えた少女の大半にとって、ソーシャルメディアは心が傷つく場でもある。そして依存症という文脈で言うならば、まさに「発症する完璧な条件」が整っている——少女たちはほぼ全員が最低1種類のソーシャルメディア・プラットフォームを利用しているので、友だちの中で自分だけ使わずに孤立するのか、それとも強迫的に使いまくるのか、二者択一で選ばざるを得ないからだ。当然、多くの子が学校から帰るとテキストメッセージの送信やインスタグラムのアップで何時間も過ごす。誰に聞いても、それが「すべきこと、して当たり前のこと」だ。

『ワシントン・ポスト』紙の記者ジェシカ・コントレラは、ジョー・セールスの主張に応える形で、「13歳、今は」と題した記事を書いている。[*29] キャサリン・ポメレニングという名の少女の7日間を追った内容だ。キャサリンは13歳のごく一般的な8年生だが、『『いいね！』』と『(笑)』」の重みで押しつぶされそうになっている。記事の終わりで紹介されている彼女の言葉が、この記事の中でも一番悲哀を誘う。

「もう、自分が子どもっていう気がしないの。子どもらしいことなんか何もしてない」

6年生の終わりの時点で、キャサリンの友達は全員スマートフォンを所有し、スナップチャットとインスタグラムとツイッターのアプリをダウンロードしていた。

「それまでふつうにしてたことはやらなくなっちゃった。休み時間に自分たちでルールを決めて遊んだり、おもちゃで遊んだり、そういうこと全部しなくなったの」

ある大ヒットスマホアプリと〝売人〟扱いされたプログラマー

少年の場合、ネットの人間関係におぼれる時間は短いのだが、かわりにネットゲームにハマる場合が多い。ゲームをすることであまりにも露骨に害が生じるため、開発者がゲームを市場から取り下げた例もあるほどだ。性的もしくは暴力的なゲームを作ったからではなく、恐ろしいほど依存性の高いゲームを世に放ってしまったという理由で、後悔しはじめるのである。

ネットゲームは、プレイヤーを期待させ、報酬を与え、しかもその2つを巧みなバランスで供給することで、何時間でも何日でも、数週間、数か月、ときには数年でもずっとプレイしたくなるようにデザインされている。

2013年5月にリリースされたスマホアプリ「フラッピー・バード」も、そんなゲームだった。[*30]ドン・グエンという名前のベトナム人ゲームプログラマーが開発したものだ。とてもシンプルなゲームで、プレイヤーはスマートフォンの画面を繰り返しタップしながら、障害物をよけて鳥のキャラクターを飛ばせていく。公開当初はほとんど見向きもされず、レビューがついても批判ばかりだった。難易度が高すぎる、そして任天堂の「スーパーマリオブラザーズ」に似すぎている、と。フラッピー・バードは8か月ほど、アプリのダウンロードチャートの最底辺に埋もれていた。

ところが、開発者ドン・グエンの運命は、2014年1月に大きく変化する。フラッピー・バードが突然注目されて、一夜のうちに何千件とダウンロードされ、月末にはアップルのオンラインストアの無料アプリランキングで1位に躍り出たのだ。ピーク時には、彼のデザインスタジオに、広告収益だけで1日5万ドルをもたらすまでになった。

しがない三流プログラマーが夢に見るようなサクセスストーリーだ。グエンも狂喜乱舞して当然だったが、驚くことに、彼はこれで地獄の苦しみを味わった。フラッピーバードにハマってしまって抜けられない、と訴えるレビューやファンの声が殺到するようになったのだ。Jasoom 79というハンドルネームの人物は、ダウンロードサイトに「僕の人生はこれのせいでめちゃめちゃだ。コカインやメス（覚醒剤）よりひどい副作用がある」と書き込んでいる。Walter19230という人物は、「黙示録」というタイトルで、「人生終わった」という一文から始まるレビューを書いた。Mxndlsnskというレビューアーは、まだ試してないユーザーに向けて、このアプリをダウンロードするなと警告している。「自分はきっとフラッピー・バードのせいで死ぬ。とにかく絶対にダウンロードするな。人の警告を無視した結果がこれだ。寝ない、食べない。友達もなくす」

レビューは誇張されていたのかもしれないが、そうだとしても、このゲームは害のほうが大きいことは事実のようだった。多くのレビューが、フラッピー・バードを覚醒剤やコカインと並べて表現し、まるでグエンが薬物の売人であるかのような書き方をした。好きで作った作品が、人の生活を破壊する有害な薬となってしまったことで、グエンは自分の成功を喜べなくなった。そして2014年2月8日、ツイッターにこんなつぶやきを書き込んだ。

ユーザーには申し訳ないけど、今から22時間後に、フラッピー・バードを引っ込める。もうこれ以上は耐えられない。

知的所有権にかかわるクレーム対応と考えるツイッターユーザーもいたが、グエンはすぐにその想定を否定した。

法的なこととは関係ない。ただもうこれ以上は僕が無理なだけだ。

ゲームは予告どおりに削除され、グエンは世間の注目から身を隠した。類似アプリが数えきれないほど登場したが、グエン自身はすでに新しいプロジェクトに主眼を移していた。今度は、もっと複雑で、過度にのめりこませないことを意図して開発したゲームだ。

フラッピー・バードが人をのめりこませる力を強かった理由の1つは、ゲームにかかわる動作が速いことだった。指でタップするリズムも、ゲームとゲームの間隔も、障害物が続々と出てくるスピードも、とにかく速いのだ。

実際、ゲームの外の世界も、昔よりずっと速く動くようになった。「だるい」ものは、人をのめりこませる魅力をもたない。自分の行動から結果までのリンクが短ければ短いほど、人は大急ぎで反応しようとする。テクノロジーはもちろん、移動手段でも、商業でも、スローなものはほとんどない昨今の世界で、現代人の脳は憑りつかれたように反応しつづけている。

ついに出た「グーグルグラス依存症」——次々と新たな依存症が生まれる時代で

依存症に対する現代の理解は19世紀よりずっと進んでいる。だが、そのあいだに依存症そのものも変化した。ドラッグの調合師が危険で依存性の高い薬物を巧みに調合するように、人の体験を生み出す企業も、巧みな腕をふるって依存性の高い行動を設計している。

過去20〜30年ほど、そうした傾向は加速して進むばかりで、軽減する兆候は一切見られない。先日には、海軍下士官の男性に、世界で初めて「グーグルグラス依存症」という診断が下された——グーグルグラスの使用をやめようとして、重度の離脱症状を呈したのである。[*31] グーグルグラスを1日18時間も装着していた彼は、眠っているときの夢まで、この眼鏡をかけて見ているような光景で見ていた。

本人が医師に語ったところによると、以前にアルコール依存症を克服したときよりも状態が悪いという。夜にリラックスしているときにも、いつのまにか右の人差し指で繰り返し顔の側面を探っている。もう装着していないグーグルグラスの電源ボタンを探してしまうのだ。

第2章

僕らはみんな依存症

——何が人を依存させるのか

ヘロイン「ナンバー4」の物語 ——ベトナム戦争で兵士の85%が手を出した

ほとんどの戦争映画は、アクションとアクションのあいだの「退屈」を描いていない。[*1]

ベトナム戦争では何千人というアメリカ兵が、数週間、数か月、ときには数年も、ただ待機するだけの時間を過ごしていた。上官の指示を待つか、行動を起こすべき事態が起きるのを待つか。ベトナム退役軍人のヒュー・ペンという男性が語ったところによれば、兵士たちはもっぱらタッチフットボールをしたり、1ケース1・85ドルのビールを飲んだりして時間をつぶしていた。だが、退屈しながら自分を律して生活しつづけるのは難しい。当然ながらベトナムにいたアメリカ兵の全員が、フットボールとビールという、いかにもアメリカ的な健全な暇つぶしをしていたわけではなかった。

ベトナムが位置するのは、東南アジアの「黄金の三角地帯」と呼ばれる地域のすぐそばだ。[*2] 黄金の三角地帯とはミャンマー、ラオス、タイのことで、ベトナム戦争中に世界で流通したヘロインのほぼすべてがここから供給されていた。ヘロインにもさまざまな等級があるが、黄金の三角地帯で製造されるのはたいてい量ばかり多い粗悪品、通称「ナンバー3」だった。ところが1971年に事態は一変する。香港で発明されていた「エーテル沈殿」という危険な製造工程が持ち込まれたのだ。こうして純度が最高で99%のヘロイン「ナンバー4」が作られるようになり、キロ単価は1240ドルから1780ドルにはね上がった。販路も広がり、南ベトナムで暇を持て余しているアメリカ兵たちへ商品が届けられるようになった。

ナンバー4は急速に広まった。サイゴンから米軍基地のあるロンビンを結ぶ道路沿いに屋台が並び、そこで若い娘たちが小瓶に入ったヘロインを売った。サイゴンでは露天商が、通り過ぎるアメリカ兵のポケットにお試し用の小瓶をねじ込み、のちに買い足しに来るのを期待するのだった。アメリカ兵の兵舎で働くメイドも掃除のあいまにヘロインを売った。

アメリカ政府が帰還兵に実施した聞き取り調査では、回答者の85％が、ヘロインの提供を受けた経験があると答えている。ある兵士は、ベトナムに来る飛行機を降りた途端に差し出されたと語った。依存症になって本国送還が決まった兵士が、薬と引き替えに検尿用の尿を求めてきたのだという。自分がクリーンであると軍上層部を納得させたいから、というわけだった。

こうした兵士たちの大半は、軍に入るまでヘロインとは縁のない生活を送っていた。健康で、戦う意欲に燃えてベトナムに来た彼らが、世界で1、2を争うほど強烈なドラッグの依存症になっていったのである。戦争が終結した時点で、下士官兵の35％に使用経験があった。19％は常習していた。純度が極めて高かったせいで、一度でも使用すると54％がヘロイン依存症になった――その割合は、ベトナムでアンフェタミンやバルビツレート〔前者はうつ病などの治療薬、後者は鎮痛剤や睡眠薬として使用されるが、いずれも依存性がある〕を服用して依存症を発症した割合と比べて、5％から10％も高かった。

ヘロイン蔓延の報告を受け、政府は対策を迫られた。1971年、リチャード・ニクソン大統領は状況調査のため下院議員2人をベトナムに送っている。2人のうち1人は共和党のロバート・スティール、もう1人は民主党のモーガン・マーフィで、お互い目も合わせないほどの仲だったが、事態が大惨事になっているという点では意見が一致した。1970年には下士官90人がヘロインの過剰摂取で死亡しており、1971年もその数字に近づいている。議員らがサイゴンに滞在したのは数日だったが、そのあいだに2人とも売人からアプローチを受け、このままではドラッグがアメリカに持ち込まれると確信した。

「ベトナム戦争は本国に災厄をもたらそうとしている」と、議員らは報告書で書いている。「すでにヘロインの第一波が、わが国の高校生にも届きつつある」。アメリカ兵がいとも簡単にドラッグを入手できてしまうことを示す証拠として、みずからヘロインの小瓶を手にもったスティールの写真を、『ニューヨーク・タイムズ』紙がでかでかと掲載した。同紙は記事において、「国家を衰退させる薬物蔓延を防ぐため」、ベトナムにいる兵を全員帰還させるべきだと主張している。

ニクソン大統領は1971年6月17日の記者会見で、薬物との全面戦争を宣言した。カメラに向かって断固たる決意を示し、「薬物乱用はアメリカにとって最大のパブリックエネミーだ」と述べた。

10万人の帰還兵からクスリを抜けるか

ベトナムで多数の兵士が依存症になっていること自体も憂慮すべき事態だったが、ニクソンと側近たちは、兵が帰還したあとの展開を強く懸念していた。10万人の常習者が一気に流れ込んできたら、どう対処すればいいのか。しかも、ヘロインは薬物市場の中でも群を抜いて広まりやすい商品だ。

主な薬物10種類の有害スコア

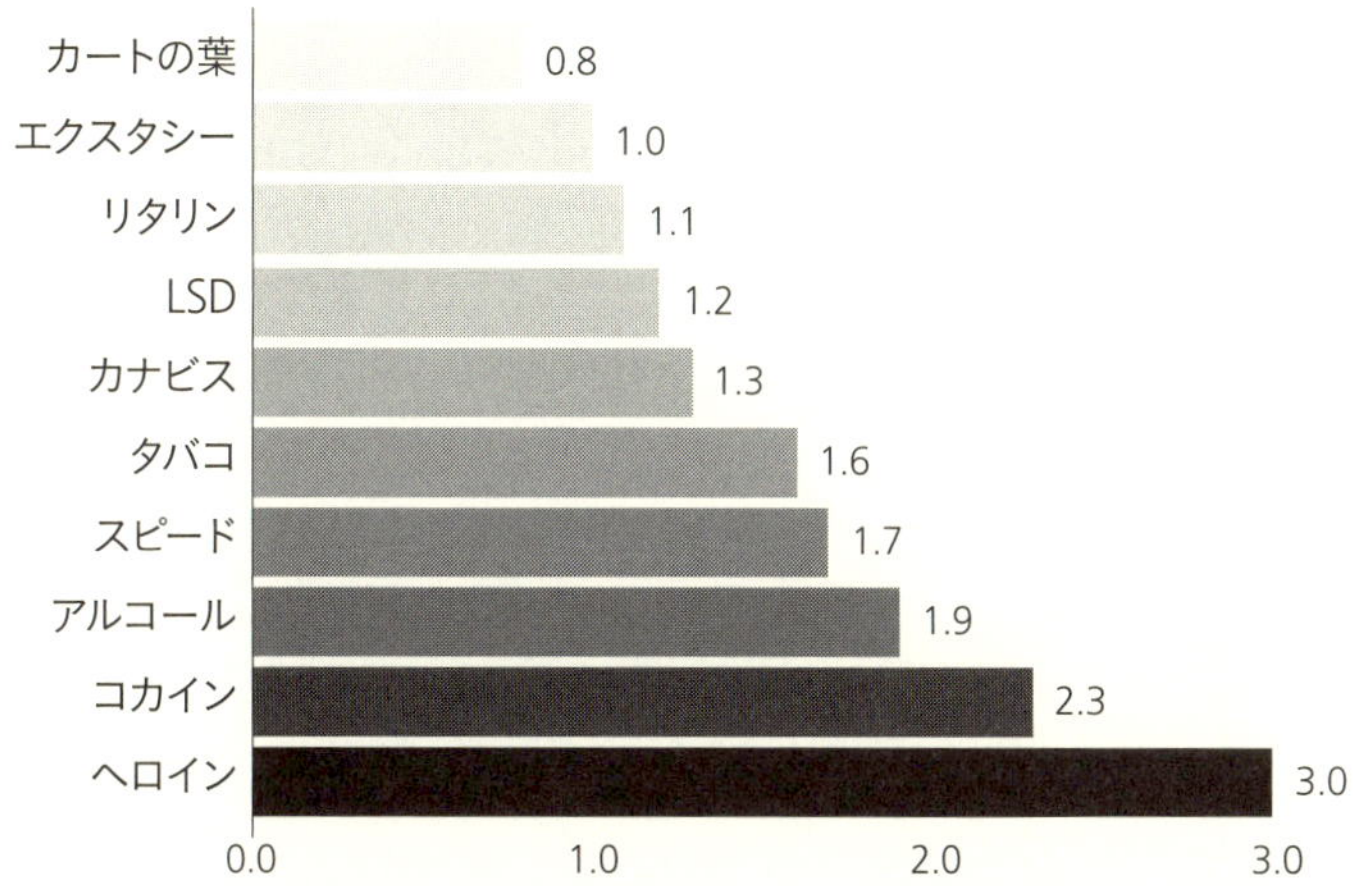

イギリスの研究者がさまざまな薬物の害を調べた研究では、ヘロインが一番タチが悪いことがわかっている。[*3] 身体への害、依存症のなりやすさ、そして社会的損害の大きさという3つの基準で計測すると、3つすべてにおいて最高のスコアが出た。ヘロインは、世界に出回っている中でもっとも危険で、もっとも依存性の高い薬物だった。

しかも、常習者をヘロインから引き離すだけでも大変なのに、いったん薬が抜けても95％がふたたび手を染めてしまう。すっぱりと習慣を断てる患者はほとんどいなかった。ニクソンが危機感をつのらせたのも当然だ。政府は専門家チームを結成し、ヘロイン常習者10万人の流入に備える計画策定に全力投入させた。チームの出した結論は、依存症になった兵士をベトナムにとどまらせ、クリーンにしてから帰国させるという方策だった。

そこでアメリカ政府はベトナムと本国両方に対策リソースを投入し、2本柱の戦略をスタートした。ベトナムで作戦指揮を執ったのがジョン・クッシュマン中将だ。[*4] ヘロインの蔓延ぶりはすさまじく、キャンプ内を歩き回るだけで目に見えてわかるほどだった。医師によると、数千とは言わないまでも、数百の兵士は確実に依存症になっている。クッシュマン中将は改めて衝撃を受け、その撲滅に乗り出した。予告なしで朝5時半に兵士を集合させ、1人のこらず軟禁状態にした。救急診療所を作り、薬を抜く兵の治療にあたらせた。

ヘロインの流入がほぼ不可能となったため、前日まで1瓶3ドルだったヘロインが1瓶40ドルに高騰し、どんなに切羽つまった常習者でもそう簡単に手を出せなくなった。当初は300人の兵士が治療を受け、クッシュマン中将の作戦は奏功したように思えたのだが、数日経って基地からの外出を認めると、また悪夢が再開するのだった。1週間も経たないうちに、ヘロインは1瓶4ドルとなって基地内に流通し、薬物を抜く努力をしていた兵士の半分以上が逆戻りしてしまっていた。

一方アメリカ側では、政府の任命を受けたリー・ロビンスという女性研究者が、ベトナムで薬を抜いてから帰還した兵士たちの面談と経過観察にあたることとなった。[*5] ロビンスはミズーリ州のセントルイス・ワシントン大学の精神医学および社会学の教授で、精神疾患が蔓延する原因を研究していた。絶妙なタイミングで的確な質問をする能力に定評があり、患者から巧みに信頼を引き出し、本人が話したがらない繊細な情報を聞き出せる人物と見られていた。そのため政府は、ヘロイン依存症となった兵士が帰国するにあたり、回復状況を把握する役割を任せるには、彼女が最適だと判断したのである。

ロビンスにとってもまたとない機会だった。2010年に発表した共著論文で、「犯罪者ではない人がヘロインと身近に接する環境に置かれたときの使用状況を研究するというのは、非常に特殊なことだった」と記している。「ヘロインがこれほど広く常用される環境は他に存在しない」。同論文では、さらに次のように説明した。

国内のヘロイン使用は非常に珍しく、成人２４００人を対象とした［全国規模の］調査でも、前年に使用したと回答したのはわずか12人ほどだった。世界的にもアメリカ国内でもヘロイン常習者は少ないため、我々がヘロインについて得ている情報は、主に治療を受けている犯罪者によるものである。

ベトナム帰還兵の観察を始めたロビンスは、しかし非常に当惑することとなった。追跡調査から見えてくる結果が、まったく予想外だったからだ。

たった5％!?　予想を裏切る謎の低再発率

通常、ヘロイン常習者が使用をやめてクリーンでいられる割合は、たった5％だ。

ところがロビンスの調査では、依存症から回復して帰還した兵士のうち、再発したのはたった５％だった。95％はクリーンな状態を保っていた。大見得を切るニクソンの記者会見を受けて、きっと悲惨な結果になると予期していた世間は、ごく自然な流れとして、ロビンスは真実を報告していないと考えた。彼女はその後の数年間にわたり、調査の正当性を主張しなければならず、「本調査が確かに成功であった理由」や「本研究の価値」といった見出しで何本も論文を書いている。

批判派は繰り返し彼女を同じ質問で問い詰めた――なぜ調査結果が正確だとわかるのか。仮に正確だとしても、なぜ薬物使用を再開した帰還兵はこれほど少なかったのか。薬物撲滅を宣言して窮地に立っていた大統領に指名されたロビンスが、彼を優位に立たせるレポートを書いたのだから、疑いたくなる気持ちも理解できる。

それに、たとえロビンスに政治的意図がなかったとしても、結果自体が信じがたいものだった。そんなによい結果が出るはずがない。公衆衛生の世界における改善とは徐々に進むものであって、こちらでは常習者が3%減ったとか、そちらでは5%少なくなったとか、その程度の報告になるのが一般的だ。再発率が90%も低いなど、度を越している。

だがロビンスの調査に穴はなかった。すべて適切に実施されていたし、結果も本物だ。問題はただ1つ、薬物利用を再開した帰還兵が5%だった理由を説明できないことだった。

実のところ、その答えは10年以上前に出ていた。8000マイル離れた神経科学研究所で解明されていたのである。

まるでコインの裏表
――対照的な2人の科学者が成し遂げたとんでもない発見

優れた科学者が発見に至るには、2つの正反対な道のりがある。試行錯誤で究めていくか、それとも画期的な大変化に出合うか。前者は、まるで水が岩をうがつように徐々に問題を解明していく。後者は、誰も目をつけなかった箇所に何かを見つけ出す。職人肌の科学者ピーター・ミルナーが試行錯誤型だったとすれば、天才肌の心理学者ジェームズ・オールズは画期的型だった。[*6] この対照的な2人が手を組み、最高のチームを作っていた。

1950年代初期、モントリオールのマギル大学の地下にある小さな研究室で、檻に入れたたくさんのラットと電気器具に囲まれて、2人は依存症研究で史上もっとも有名と言われる実験をしている。彼らの発見が驚異的である理由は、これがそもそも依存症の解明を狙った実験ではなかった点だ。狙ってないどころか、もしもこのときのオールズが正しく作業をしていたら、彼らは何も発見しなかった可能性が高かったのである。

オールズとミルナーはマギル大学で知り合った。多くの面で対照的で、ミルナーの最大の強みは技術的知識の豊富さだった。ラットの脳と電流について知るべきことはすべて熟知していた。一方オールズのほうは、経験不足ながらも、頭の中はたくさんのアイデアにあふれていた。次々と新しいことを見つけ出す嗅覚や才能に惹かれて、若い研究者が数多く彼の研究室に集まっていた。

のちに神経科学者となるロバート・ウルツは、1950年代後半にオールズに師事した最初の大学院生だ。2人のことをよく知っているウルツは、「オールズはラットの裏と表の区別もつかず、ミルナーは彼にラットの生理学から教えなくてはならなかった」と語っている。だが、技術的知識に欠けている分、オールズは意欲とビジョンに満ちていた。ウルツいわく、「とても無謀で挑戦好きな科学者」だった。

「彼は偶然の出合《セレンディピティ》いを信じていた。面白いものを見つけたら、他のことは全部かなぐり捨ててしまう。2人で何かニュースになる発見をすると、オールズのほうがマスコミに華々しく公表する一方で、ミルナーは研究室でもくもくと実験を続けていた」

同じくオールズのもとで学んだ神経科学者ゲイリー・アストンジョーンズも、彼のことを似たように記憶している。

「オールズはスケールの大きな疑問に集中する。いつでも技術よりも発想ありきだった。ミバエが世界をどう学んでいるか解明しようとしたときは、床に手と膝をついて四つん這いになって、ハエになりきって床を這い回っていた」

ミルナーのほうは、決してそうしたアプローチで問題に臨もうとはしなかった。当時この研究室で実験していた神経科学者アリエ・ルーテンバーグは、「ミルナーは、オールズとはコインの裏表でした」と表現している。

「彼は物静かで謙虚でした。オールズが『我々は偉大な発見をした！』と主張するときにも、ひっそり目立たないようにしていました」

こんな対照的な2人が、依存症に関する定説を覆すこととなる。当時の常識では、アヘンチンキの過剰使用、ケシの花で淹れたお茶の服用、鎮痛剤の乱用など、薬物を常習する患者はもともと依存症になりやすい気質をもっており、脳の配線が何らかの形で間違ってつながっていると理解されていた。これが数十年間も専門家の認識として定着していた。

しかしオールズとミルナーは、条件さえそろったならば、おそらく誰もが依存症になりうるという見解を提示するに至ったのである。

偶然の失敗がもたらした「快楽中枢」の発見

最初は地味な実験だった。2人が試みていたのは、檻の1か所でラットの脳に電流を流し、ラットが別の場所に移動するという状態を作ることだった。ラットが檻の中にある金属のレバーを押し込むと、脳に埋め込んだ電極に電流が流れるように細工した。

ところが34番のラットだけは、電流が流れるレバーから逃げなかった。驚いたことに、檻の中を走り回ったあと、頑迷にレバーへ戻り何度も何度も押しつづけたのだ。他のラットは電流に恐れを感じていたが、34番にその様子はなかった。観察していると、34番は12時間で7000回以上もレバーを押した。休みもなく、5秒に1回のペースだ。フルマラソンの栄養補給所にうまく立ち寄れないランナーのように、水の容器もエサの皿もずっと無視している。悲しいほどレバーしか眼中になかった34番は、実験開始から12時間後、疲弊しきってこと切れた。

オールズとミルナーは当初は困惑した。他のラットはみな電気ショックを避けるのに、なぜ34番は正反対の行動に出るのか。34番の脳にもともと異常があったのではないか。ミルナーは別のラットで実験をやり直そうとしたが、オールズが大胆な仮説を出した。かつてミバエになりきって床を這い回っていたオールズは、今度はラットの気持ちになって考えてみたのである。34番の行動を慎重に検討した彼は、ラットが刺激を楽しんでいたと確信した。痛みを求めていたのではなく、刺激が心地よかったのだ。教え子の1人、アストンジョーンズは、「ジム・オールズの天才的なところは、とてもオープンな頭で、常識にとらわれていなかったことだ」と述べている。

「脳への電気刺激が快感になりうるなど、誰も想像もしなかった。だが型破りなオールズには、動物が刺激を喜んでいるという発想を思いつくことができた」

オールズは調べてみることにした。34番の脳から電極を取り出してみると、それが曲がっていたことがわかった。アストンジョーンズによると、「脳の中央に挿したつもりだったのに、曲がった電極は脳中隔に入り込んでいた」。ほんのわずかなズレが、快と不快を大きく分けていたのだ。

オールズは、脳のこの領域を「快楽中枢」と呼ぶことにした。シンプルな名前だが、ラットが――ラットだけでなく、犬でも、ヤギでも、サルでも、そして人間でも、ここに刺激を受けると高揚感を感じる。

数年後、神経科学者のロバート・ヒースがうつ病の女性患者の快楽中枢に電極を埋め込む実験をしたところ、その女性は笑い出した。なぜ笑っているのかと尋ねても、理由は説明できず、ただこんなにハッピーな気持ちになったのはすごく久しぶりだと答えた。ヒースが電極を取り除くと患者の笑顔はあとかたもなく消えた。そしてうつ状態に戻ったのだが、ハッピーな気持ちを知ってしまったことで、彼女の苦しみはいっそう強まっていた。他に何もいらないから電極を入れておいてほしい、定期的に電流を流して快感のペースメーカーみたいにしておいてほしい、と求めるのだった。オールズとミルナーと同じく、ヒースも、多幸感には強い依存性があることを明らかにしたのである。

ラット34番の謎 ——普通の人でも依存症に陥る「不幸な条件」

34番のラットが死んだあと、オールズとミルナーが他のラットでも快楽中枢の刺激を試みたところ、やはり依存的な行動が確認された。同じように水や食べ物に目もくれず、ひたすら小さなレバーを押しつづける。アリエ・ルーテンバーグは、この追跡調査の一部に加わっていたが、彼の記憶によると、ラットの行動はまさしく依存症患者だった。依存性のある薬物を脳に直接注入されたラットと何ら変わりはない。

「アンフェタミン、クロルプロマジン、モノアミン酸化酵素阻害薬など、快感を感じる薬物をかたっぱしから与えてみましたが、それらのラットと、薬物なしで快感を感じているラットは、まったく同じ行動をしていました」。ルーテンバーグは、この実験は快楽中枢の威力を浮き彫りにした、と考えている。私の取材に対して彼はこんなふうに語っている。

教授になってよかったことの1つは、なんでも好きなことを研究できることです。レバーに執着するようになったラットを酔っぱらわせたらどうなるか、なんてことでもね。私はそれを知りたくて、数匹のラットに、贅沢なランチで嗜むくらいのアルコールを注入しました。するとみんなひっくり返ってしまった。それを持ち上げて――酔っぱらいを居酒屋から引きずり出すみたいに――金属のレバーのところに置き、ラットの頭がレバーを押し込むようにしました。押すとラットの脳に電気ショックが流れます。すると間髪を容《い》れず、ラットたちはレバーを繰り返し押しはじめたんです。1分前まで酩酊状態だったのに、完全にしらふになったかのように! 10分か15分ほど経ってから、電気ショックが流れないようにしたら、ラットはまたぐったりしてしまいました。

ラットが依存症になったと判断した理由は他にもあった。人間の薬物常習者が薬を打たないでいるときに示す落ち着きのなさと同じ様子を示していたからだ。数分おきにしか電流を感じられないように細工すると、ラットは大量の水を飲んで、時間をやりすごそうとした。「報酬がストップすると、狂ったように水を飲みはじめました」とルーテンバーグが説明している。

「実験と実験のあいだに様子を見に行くと、水を飲みすぎて身体がぱんぱんになっていました。報酬があまりにも大事なので、次の報酬が来るまで、何かで時間をつぶさずにいられなかったというわけです」

この実験の話が広まると、奇妙な噂も耳に入ってくるようになった。ロバート・ウルツは「軍がヤギの訓練をしているという話を聞いた」と振り返る。

「ヤギが兵士に弾薬を運んだり、もしくは敵のところへ爆弾を運んだりできるよう訓練しているとか」快楽中枢に電気ショックを与えたり、わざと電気ショックを止めたりすることで、ヤギを特定の方向へ歩かせられるというわけだ。その噂が真実であったかどうかはともかく、ウルツ、アストンジョーンズ、ルーテンバーグを含め、神経科学者が依存症を理解するにあたり、オールズとミルナーの実験は実に大きな影響をもたらしたのである。

当初は、34番のラットがもともと依存症になりやすい体質だったと考えられていた。脳の回路に問題があり、そのせいで電気刺激を優先して、食べ物や水を無視し、最終的には自分の命すら犠牲にしてしまったのだ、と。

だがオールズの追究のおかげで、34番には何も問題がなかったことが明らかになる。先天的に依存症ではなかった34番は、ただ不幸な条件がそろったばかりに、悲しい運命をたどってしまったのだ。

"クレオパトラ"を虜にするための無慈悲な実験

オールズとミルナーの実験は大きな学びをもたらしたが、この何の問題もないマウスが依存症に陥ったという点は特に意味があった。ラット34番は自制できない依存症患者のようにふるまっていたが、それは脳に異常があるという意味ではなかったのだ。ベトナム帰還兵と同じく、34番は環境の犠牲者だった。快楽中枢に電極を挿されたラットなら必ずする反応を、34番もしていたにすぎなかったのである。

ラットの結果が人間の依存症にかかわりがあるのかどうか、ルーテンバーグにも確信があったわけではなかった。だがもしかしたら、人が無我夢中になるのも、34番と同じ仕組みなのかもしれない。「依存症は学習の一種ではないか、と考えはじめました。記憶の一部と考えることもできるのではないか、と」。つまり特定の行動と、魅力的な結果とのリンクを、ただ純粋に学習してしまうのだ。ラット34番の場合は、レバーを押すと快感中枢に刺激があることを覚えた。ヘロイン常習者は、ヘロインを打てば気持ちよくなることを覚えたのである。

依存症と記憶の結びつきを調べるために、ルーテンバーグは地元のペットショップでサルを1匹購入した。リスザルと呼ばれる種類で、彼はこれをクレオパトラと名づけた。倫理委員会が今ほど厳しくなかった時代だ。

「自分だけの研究室があったので、何でも好きなことができました。私はクレオパトラに手術を施し、脳の報酬系に電極を埋め込みました。サルでは前例のない実験です」

電極を埋めたクレオパトラを、2本の金属のレバーがついた檻に入れる。1本のレバーを押すと快楽中枢に電流が流れる。もう片方のレバーを押すと檻の中にエサが出てくる。当初のクレオパトラは2本のレバーをランダムに押していたが、ほどなくして、ラット34番と似た行動をとるようになった。エサのレバーを無視して電気ショックのレバーばかりを押しつづけたのだ。オールズはルーテンバーグの実験を見て顔を輝かせたという。

「彼は研究室に友人を連れてきました。ジョンズホプキンス大学の一流研究者です。その人にクレオパトラの様子を見せていました。私の人生の中で1、2を争うほど晴れがましかった体験です」

ルーテンバーグはクレオパトラを檻から出して様子を見ることにした。数時間、または数日、檻から引き離す。するとクレオパトラは強迫的な行為から解放されて、研究室に連れてこられたときと同じ、ふつうの健康的なサルになった。ところが檻に戻すと、たちまち一心不乱にレバーを押す。檻からレバーだけを撤去しても、それがあった位置にずっと立ちつづけた。ルーテンバーグの見立てでは、クレオパトラの依存症状は、彼女の長期記憶に強烈に刷り込まれていたようだった。

ベトナム帰還兵の奇跡の回復の真相 ——依存症は記憶に埋め込まれる

ベトナム帰還兵について調べた研究者リー・ロビンスを救う答えは、このジム・オールズの研究室にあった。兵士たちがヘロイン常習から回復できた理由は、彼らが依存症になった環境を離れたからだったのだ。アリエ・ルーテンバーグのリスザル、クレオパトラがそうだった。クレオパトラは檻の中ではまぎれもない依存症だった。快楽中枢に刺激をくれる金属レバーを押しつづけ、エサも水も無視するほどだった。

クレオパトラにとっての檻にあたるものこそ、ヘロインの味を覚えてしまった兵士たちにとっての退屈なベトナムだったのだ。クレオパトラは研究室に来るまでは健全だったし、ルーテンバーグによって檻から出されると、また健全なサルになった。だが檻の中にいるあいだは、依存症状が再発してしまうのだ。

クレオパトラは檻に戻されたが、アメリカへ帰還した兵士たちがベトナムへ戻ることはほぼ皆無だった。彼らはアメリカで、それまでとまったく違う生活をスタートしている。ジャングルは目に入ってこない。サイゴン特有の蒸し暑さを感じることもない。銃撃音も、ヘリコプターの回転翼が空気を切り裂く音も耳にしない。かわりにスーパーに買い物に行き、仕事に復帰し、田舎生活の単調さに耐えながら、家庭料理を味わう。

クレオパトラもベトナム帰還兵も、ルーテンバーグの説を裏付けている。依存症は記憶に埋め込まれるのだ。クレオパトラにとっては檻が引き金《トリガー》だった。檻に入ると、依存症だったときの自分に戻ってしまい、古い習慣を再開せずにいられなくなる。幸いベトナム帰還兵たちは同じ記憶を繰り返さなかった。ベトナムを離れた彼らは、ヘロインを摂取する体験の「合図」とも縁が切れていたからだ。

大半のヘロイン常習者がクリーンでいられないのも、これが理由だ。犯罪に手を染めた現場に戻ってしまうと、檻に戻されたサルのように、彼らは薬物を再開せずにいられない。何しろ依存症だった時期を思い出させる友人にも会うし、前と同じ家に住んでいるし、同じ地域を歩くのだ。クリーンになったからといって何も変わらない――唯一違うのは、薬物に身をゆだねるのではなく、それに毎日抵抗しなければならないこと。そうなると誘惑の力は抗いがたいほど大きくなる。見るもの、嗅ぐもの、聞こえるものすべてがヘロインを打ったときのうっとりするような喜びを思い出させるのだから、屈さずにいるのは不可能に近い。

あるゲーム依存症患者が〝深み〟にハマるまでの物語

元ゲーム依存症患者のアイザック・ヴァイスバーグは、「犯罪現場」に戻ることの危険性をよく知っている。[*7] 彼に最初から依存症になる気質があった様子はない。生まれたのは1992年、ベネズエラだ。母は息子の成長をこまやかに支えていたし、父は多忙ながらも子どもとちゃんと向き合う人間だった。幼い頃に両親は離婚し、母がアイザックを連れてマイアミに引っ越し、父はベネズエラに残ったが、その後も頻繁に連絡を取り合い、アイザックも学校が休みのあいだに父のもとを訪ねていた。

学校での成績は極めて優秀で、Aを取り損なうことはほとんどなかった。高校3年の終わりで受けた大学進学適正試験（SAT）では、2400点満点で2200点をとり、国内の全受験生の上位1％に入っている。そして受験倍率の高さでは国内で1、2を争うボストン近郊の寄宿学校ウースター・アカデミーに合格し、そこを経由してワシントンDCのアメリカン大学に進学した。学業だけでなく運動にも秀でていた。ウースター・アカデミーからはフットボールの選手として奨学金が認められ、その見事な体格で、すぐにもラインバックのレギュラーとして活躍することが約束されていた。

だが不幸なことに、こうしたエピソードは彼の人生の片側しか描いていない。アイザックは孤独だった。「小さい頃に両親が離婚して、アメリカとベネズエラを行ったり来たりの生活になりました。そのせいで新しい友達を作るのは上手になったけど、深い人間関係を築くのは苦手だったんです」と本人は語っている。だからかわりにネットで友達を作るようになった。

14歳のとき、彼は「ワールド・オブ・ウォークラフト」で遊びはじめた。このゲームにハマりやすい理由は多々あるが、アイザックにとっては、ゲーム内で生まれる人間関係が大きな魅力だった。多くのプレイヤーと同様、プレイヤー同士のチーム「ギルド」に加わり、持ち物を共有し、専用のチャットルームでお喋りしながら冒険を進行するうちに、彼はギルド仲間を親友と感じるようになった。ネット友達との友情は、オフラインの世界では手に入らない大事な交友関係だった。

初めて危険な兆候が現れたのは、高校3年のときだ。

「それ以前にも何度もワールド・オブ・ウォークラフトをやったりやらなかったりしてたけど、この頃は、僕にとってこのゲームが人と接する唯一の場になっていたんです。安心できる唯一の場所でした。毎晩ログインして、それで元気になって、他の不安なことも忘れられる感じでした」

アイザックは睡眠時間を削ってゲームに没頭するようになり、成績は急降下した。学校へ行くよう母に叱られると体調が悪くなった。

「頭がわーってなって、パニック発作が起きるんです。朝、車に乗せられただけで吐き気がしてくるんだけど、行かなくていいとなると、たちまち吐き気は治まりました」

それでも最終的には彼はこの状態を克服した。成績も回復し、年度末にはSATで高い成績をとった。

2度目の波が彼を襲ったのは、ウースター・アカデミーに入って数か月後のことだ。寮に入り、誰の目も気にする必要がなくなったことで、彼はふたたび古いギルド仲間のところに戻り、過去に築いたネットの友情を復活させた。そしてすぐに執着状態に戻ってしまった。

「ウースター・アカデミーに入ったときの体重は195ポンド(88キロ)でした。体格も締まってたし、フットボールもしてました。だけど1学期が終わる頃には235ポンド(106キロ)になってました。髪の毛がかなり抜けて、フットボールはやらなくなって、成績はCだらけでした」

このときもアイザックはなんとか踏みとどまった。年度末まできちんと勉学を修め、アメリカン大学に合格した。自分の不調の波は偶然的な出来事だと信じていた。大学生になっても依存症状が追いかけてくるとは考えもしなかった。

大学生になって最初の1学期は快調だった。クラスで一番の成績をとり、体格もよく、健康だった。しかし2学期にはストレスを感じるようになる。そこで息抜きとして、ワールド・オブ・ウォークラフトで「ちょっとだけ遊ぶ」ことにした。結果的に彼は2学期の単位を落とした。Aで埋め尽くされていた成績はF(不合格)でいっぱいになった。

心配した母が抜き打ちで息子に会いに来て、シアトル郊外にある依存症患者療養施設「リスタート」のパンフレットを渡した。アイザックは入院することを了承したのだが、その前にもう一度ワールド・オブ・ウォークラフトにログインした。ギルド仲間たちに、自分がしばらく戦線を離脱すると告げておかなければならなかったからだ。

リスタートは、世界で初めてゲームおよびネット依存症に特化して設立された治療施設である。設立者たちは、ネットに対する依存症は薬物や酒などの物質依存症とは性質が異なると考えている。治療後に社会復帰をしても、ネットを使わずに生きていくことはほぼ不可能だからだ。ドラッグやアルコールを断って就職し、生活費を支払って、他人とコミュニケーションをとることは可能だが、ネットなしではそうはいかない。リスタートでは、患者に完全なネット断ちを求めるのではなく、環境保護運動のように、インターネットを「持続可能な形で」使用する方法を学ばせようとする。

リスタートに入ったアイザックは、6週間の治療プログラムに一心不乱に取り組んだ。友達を作り、絵を描き、施設周辺の美しい自然の中でハイキングをして、施設内のジムで体力回復にも努めた。師とあおぐようになったトレーナーから、ゲームは自分に「人生をコントロールできている」という幻想を与えていたのだと教わった。ゲームの世界でクエストを続けるうちに、不本意なことの多い現実生活がどうでもよいことに思えてきてしまっていたのだ、と。

治療プログラムは順調に進んでいたが、もどかしさもつのった。リスタートに助けられているのは事実だが、ここにいる限りいつまで経っても大学を卒業できないし、健全で自律的な新しい人生のフェーズに進むことができない。リアルな世界で落ち着いた暮らしを始めるまでは、本当の意味で「回復した」と言ってはいけないのではないか。焦りに駆られて、大学に戻る航空券をネットで買うことまでしたのだが、最終的には6週間のプログラムを最後までやり終えた。

その後、彼は最大の間違いを犯した。

「プログラムをやりぬいて、すごく誇らしい気持ちでした。自分の行動に少し自信がついたんです。だけどプログラムの最後で、バランスの取れた人生計画を提示する段階になったとき、大学に戻るって言ったら、みんなに反対されちゃって」

アイザックはこのときのことを、いかにもベテランのゲーマーらしい口調で説明している。

「僕はただ、コンプリートしてないものを残しておきたくなかったんです――学位をとらないまま大学を去りたくなかった。それはないだろ、って思ったんです。だから医学的なアドバイスを無視して、大学に戻ることに決めました」

依存症患者にとって、もっとも危険な瞬間とは

アイザックの選んだ道は、リー・ロビンスが面談したベトナム帰還兵の人生とは対照的だ。依存症になった環境と永遠に縁を切るどころか、アイザックはその地へもう一度戻ってしまった。2、3か月間はそれでも順調だったのだ。数学の家庭教師として働き、きちんとお金を稼ぎ、大学の指導教官の許可のもと復学することになった。すべて上向きに見えたのだが、現実には、そうではなかった。

依存症患者にとって一番危険な時期は、物事がうまく行きはじめて、依存症を完全に捨てられたと思い込んだ瞬間だ——と、アイザックは私の取材で語っている。

「自分はもう治った、だから前やってたことを再開できると思ってしまうんです。僕の場合も、警戒心がゆるんでたタイミングで、昔の仲間からテキストメッセージが来ました。『ちょっとだけ遊ばないか？』って。気づいたら『やる！』って返してました」

それが2013年2月21日、木曜日のことだ。アイザックが日付まで覚えている理由は、この日が決定的な1日となったからである。2日後に、試験を控えた生徒に代数を教えることになっていたのだが、アイザックはその仕事をすっぽかした。月曜の授業にも出席せず、それから5週間アパートに

こもりつづけた。一度も外に出ず、シャワーも浴びず、食べ物は電話で注文して、アパートの管理人に少しのチップを払って部屋まで運んでもらっていた。室内には臭気が漂い、食べ物の空容器が机の周りに山積みになった。1日20時間ぶっとおしでゲームをして、そのまま倒れこんで失神するように2時間ほど眠り、目覚めるとまたゲームを始める。ミッションを次々とこなして、ギルド仲間と何日もチャットしつづけて、外部の世界とは一切の接触を断っていた。

あっというまに過ぎ去った5週間のあいだに、電話は142本かかってきたが（この数字も忘れられないという）一度も出なかった。それなのに、なぜか今でも思い出せない理由で、彼は143本目の電話に出た。母だった。2日後にそっちに行くから、と母は言った。

最後のクエストをこなしてから、アイザックはようやく腰を上げ、部屋を片付けてシャワーを浴びた。「底打ちの瞬間」だった、と本人は語っている。鏡に映る自分を見て、心底から嫌気がさした。脂肪だけで60ポンド（27キロ）も体重が増え、髪は脂ぎっていて、服はすえた臭いがしていた。私の取材に応じたのは1年半後なのだが、アイザックはそのときの光景を思い出しながら、涙をこぼしそうになっていた。

子ども時代はあまり裕福じゃありませんでした。父は自分で事業を始めて、朝5時に出勤して、帰宅は夜9時。帰ってくるときはいつもごきげんで、僕をがばっと抱きしめて、小さなグラスにスコッチを注いで、それから窓際の椅子に座り、窓を開けて夜風を楽しんでいました。それを毎日毎日、全部そっくりそのまま繰り返してたんです。

あのとき、僕はこんな想像をしていました――父が僕のアパートに来て、スコッチのグラスをもって、椅子のところに行って、それから泣くんです。父が泣いてるのなんて実際には一度も見たことないのに。いつだって胸を張っていて、いつだって強い人でした。なのに僕は、父が椅子に座って泣いている光景が思い浮かんで仕方がなかったんです。息子の育て方をどこで間違えたのか、と悩んで泣いてる父の姿が。今これを話すだけでも胸が苦しくなります。僕の体《てい》たらくを知ったら、父はこんなふうに感じるんだと思うと、つらくてたまらない気持ちでした。

アイザックは母と食事に行き、禁を破ってしまったことを打ち明けた。もう一度リスタートに入ったほうがいいと思う、今回はもっと真面目に取り組むから、と話した。今度は6週間の入所プログラムが終わってもワシントンに戻らず、外来患者として7か月のアフターケアプログラムを継続するから、と。

アイザックは今度こそ約束を守った。入所プログラムを素直に受講し、施設外の暮らしに徐々に慣れていくためのサポートの価値を理解して、外来プログラムにも真面目に取り組んだ。特に後者が大きな変化をもたらした。他の患者と同じく毎週20時間から30時間ほどリスタートに通いながら、アルバイトもした。元入所者数人と共同生活をして、支えあいながら、悪癖を再開しないよう慎重に目を配りあった。

その後もリスタートから遠くないシアトルにとどまることにした。今も頻繁に施設に足を運んでいるが、2015年4月にスポーツジムの経営権を前オーナーから買い取り、その運営に力を注ぐようになった。アイザックが経営者になって4か月で、会員数は3倍に増えた。スポーツジムは彼にとって心理的なニーズを健全に満たす手段だ。友達も大勢できるし、運動をして健康でいられるし、ビジネスに結びついた目標が定まっているので、意欲を失わずにいられる。

ベトナム帰還兵と面談したリー・ロビンス、ラット34番の実験をしたオールズとミルナー、彼らのもとで学んだ学生たちと同じく、このアイザック・ヴァイスバーグという青年のエピソードは、依存症とその患者についての重要な事実を物語っている。依存症とは、本人がそうなりやすい性格かどうか、ということだけで語れる問題ではないのだ。彼らはただ弱いから依存症になるわけではない。倫理感が欠如しているから、というわけでもない。全員とは言わないまでも、多くの場合はただ不運だったことが原因なのだ。

居住地がたまたまそこだったということも依存症の要因となりうる。もちろんそれだけが理由ではないが、どこに住んでいるかという要素は、科学者がかつて思っていた以上に大きな影響がある。遺伝や生物学的な要素については昔からだいぶ研究が進んできたが、新たに少しずつ明らかになってきた事実として、依存症は環境の問題でもあるのだ。

若きアメリカ兵のような屈強なタイプで、しかもベトナムを離れたときには依存症から脱していたとしても、好ましくない環境にいれば弱くなってしまう。そして、どれほど強い決意で依存症から回復した人でも、依存した対象を思い出す場所や関係者と再会すれば、また逆戻りしてしまうのである。

「人間は、物質に対してだけではなく、行動に対しても依存症になる」

アイザック・ヴァイスバーグがゲームにのめりこんだように、現代では先進諸国の何千万という人々が最低1つ、もしくは2つ以上の行動嗜癖にハマっている。かつては専門家ですら、依存症は少数の不幸な人間だけが陥るものだと思っていた。ラットの実験をした1950年代のオールズとミルナーにとっても、ベトナム帰還兵を調査していた1970年代のロビンスにとっても、行動嗜癖という概念はあまりピンとくるものではなかった。人間は物質に対して依存症になるのであって、行動に対して依存症になるとは考えられていなかったからだ。行動で何らかの快感を得るとしても、それはヘロインを注入したときの強烈な多幸感に匹敵するものではないはずだった。

だが、時代の流れとともに薬物が強力になったように、行動がもたらす興奮も、近頃では昔と比べものにならないほど大きくなった。世にあふれるさまざまなプロダクトは実に巧みにデザインされている。何度も何度も使いたい気持ちにさせるツボを押さえている。モノだけではない。職場でも、つねにあと少しで手が届きそうな位置に、ニンジンがぶらさげられている。昇進はもう決まったようなものだ、あと1つ契約が決まればボーナスが出る……と。

檻の中で金属のレバーを押しつづけたラット34番と同じく、行動嗜癖を発症した人間の脳では、その行動に従事しているときに電気的活動がさかんに起きている。数十年前の研究者たちは、この電気的活動が依存症状の発症原因だと考えていた。右脳のパターンを模擬的に作れば、それだけで依存症を人為的に作ることが可能だと信じていた。

だが実のところ、依存症の生理学というのは、単に神経のかたまりを刺激することではなく、もっとはるかに複雑なものなのだ。アイザック・ヴァイスバーグ、ベトナム帰還兵、ラット34番がそうだったように、依存症は学習によって生じる。依存症状を呼ぶ「合図」――ゲーム、ヘロインと結びつく場所、もしくは小さな金属のレバー――が、寂しさ、虚無感、悲しみを癒やしてくれると学んでしまうのである。

第3章

愛と依存症の共通点

——「やめたいのにやめられない」の生理学

糖尿病でも肥満でもない、世界でもっとも猛威を振るう現代病とは

成人全体の3分の2が罹患している現代病をご存じだろうか。[*1] 症状の一部として、心臓や肺、肝臓の病気につながることがある。食欲不振になったり、体重管理ができなくなったりする。免疫機能が弱くなり、病気全般への抵抗力が低下し、痛みに過敏になり、反応が鈍くなり、気分の波が激しくなり、脳の機能がうまく働かず、うつ、肥満、糖尿病、ときには特定の種類の癌を引き起こす。

この現代病とは、慢性的な睡眠不足のことだ。スマートフォンなど、発光するデバイスが増えはじめてから、この現代病に苦しむ人は爆発的に増加している。睡眠不足は行動嗜癖の相棒のようなものだ。何かの行動に過剰に従事しつづけることで、必然的に睡眠時間が削られる。

この問題は、最近では世界的にかなり注目を集めている。たとえば企業家のアリアナ・ハフィントンが2016年の世界経済フォーラム（ダボス会議）で、出版を控えた著書『スリープ・レボリューション　最高の結果を残すための「睡眠革命」』（日経BP社）について語っている。

ちょうど2時間前にダボス会議事務局から来たメールに、世界の睡眠調査について書いてありました。それによると、現代人は寝る時間よりも、デジタルデバイスを触っている時間のほうが長いそうです。（……）テクノロジーと、自分をいたわること、その2つの関係について私たちはよく考えるべきではないでしょうか。明らかに誰もがテクノロジー中毒です。だとすれば、テクノロジー

をどんな位置に置いておくのがよいのでしょう？　ベッドサイドのテーブルでないことは確かです。皆さん、これはすごく大事なことです――携帯電話を枕元で充電してはいけません。

スマートフォンの充電に焦点を合わせたのは実に賢い視点だ。成人（18歳から64歳）の95％が、光を出す電子デバイスを入眠までの1時間に使っている。そのうち半分以上が、真夜中でもメールが来れば確認する。また成人の60％は寝ているあいだも携帯電話を枕元に置く習慣があり、おそらくそのせいで、全体の50％が「つねにテクノロジーとつながっているのでよく眠れない」と答えている。睡眠の質はこの半世紀で劇的に低下したが、特に過去20年間で著しく悪くなった。主な原因の1つは、こうしたデバイスの多くが放つブルーライトだ。

過去数千年にわたって、青色光は昼間にしか存在しないものだった。闇を照らす光と言えばロウソクや焚火の赤と黄色の光だけで、人工的な照明もなかったからだ。寝る直前まで火をともしていても、脳は赤い光を就寝の信号として解釈するので問題はない。その点ブルーライトは違う。青は朝を知らせる信号なのだ。そのため現代人の95％は、寝る前から身体に対して「朝が来るぞ」と告げ、夜じゅう時差ボケを味わっている。

通常は、脳の奥深くにある松果腺《しょうかせん》と呼ばれる小さな器官が、夜間にメラトニンというホルモンを分泌する。メラトニンは眠気を誘うので、時差ボケ対策としてメラトニンのサプリを摂取する場合もある。ところがブルーライトが目の奥に刺激を与えると、この松果腺がメラトニン生成をストップするため、身体は昼間の活動に向けて準備をする。

2013年に、ある科学者チームが13人の被験者を対象に、夜に2時間iPadを使ったあとのメラトニン生成を測定する実験を行った。夕方の明かりを模倣する橙《だいだい》色の眼鏡をかけていた被験者は、メラトニンを大量に生成していた――身体が寝る準備をしているという意味だ。だが青い眼鏡をかけていた被験者（眼鏡なしのiPad使用時間もあった）は、メラトニンの生成量が大幅に少なかった。この結果を受けて、チームは「企業は［睡眠サイクルを］補助する電子機器を製造するべきだ」と訴えている。夜間はバックライトが橙色になるようにすべきというわけだ。

別の研究で眼鏡なしで実験したときも、同様の影響が確認されている。寝る直前にiPadを使った被験者は、メラトニンの生成量が少なく、睡眠の質が低く、疲労感を覚えていた。テクノロジーを強迫的に使用する習慣は、じわじわと自分自身の健康を損なっていくのである。

私たちはブルーライトに睡眠を阻害されている。そして起きているときは、ノートパソコンやタブレット、活動量計やスマートフォンを憑りつかれたように操りながら、まさに典型的な行動嗜癖の悪影響をこうむっている。

脳の中で起こる「負の無限連鎖」

人間の脳は、さまざまな体験に対してさまざまな活動パターンを示す。[*2] 母親の顔を思い浮かべたときに発火するニューロンと、自分が育った家を思い浮かべたときに発火するニューロンは異なるのだ。

きっちりパターンが分かれるわけではないが、脳の活動を見ていれば、その人が母親について考えているか、生家について考えているか、おおよそ言い当てることができる。

一方、薬物常習者がヘロインを注入するときの脳のパターンと、ゲーム依存症患者がワールド・オブ・ウォークラフトで新しいクエストに繰り出すときの脳の反応は、実はほぼ同一だということがわかっている。*3 ヘロインのほうがダイレクトに作用し、ゲームよりも強い反応を引き出すのだが、脳内でニューロンが発火するパターンは限りなく同じだ。強迫的反復行動を研究する神経科学者クレア・ギランは、「薬物と、依存的行動は、脳内の同じ報酬中枢を刺激します」と説明している。「行動に満足感がある、つまり、その行動が過去に報酬と結びついた場合、脳はそれを薬物と同じように扱います」

ヘロインやコカインのほうが短期的に危険度が高い理由は、報酬中枢に対する刺激が行動よりもかなり強いからだ。

「たとえばギャンブルのような行動よりも、コカインのほうが、脳内の神経伝達物質に対して直接的に作用します。メカニズムは同じですし、影響がおよぶ対象も同じです。違いは影響の深さと強さです」

こう考えられるようになったのはかなり最近のことだ。神経科学者は長年、依存症状を刺激するのはドラッグやアルコールのような物質だけで、行動はまた別の反応であると確信していた。特定の行動をすることが快感になるとしても、薬物乱用に伴うような破壊的な切迫感にはつながらないと考えていたのだ。

だが最近の研究では、依存行動と薬物乱用の反応は同じであることがわかっている。どちらの場合も、脳の奥深くにあるいくつかの領域がドーパミンを放出する。ドーパミンがドーパミン受容体にくっつくと、強烈な快感が生じる。ほとんどの場合、脳は少量のドーパミンを放出するだけなのだが、特定の薬物や、依存性のある体験は、このドーパミン製造にフルターボをかける。寒い夜に焚火で手を温めたり、喉が渇いたときに水を一口飲むのは気分がいいものだが、常習者はヘロインを注射することでそうした感覚を劇的なほど鮮烈に感じるようになる。程度はやや小さくなるものの、ワールド・オブ・ウォークラフトで新しいクエストに出るときも、それと同じことが起きる。

脳はドーパミンの放出を快感と解釈するので、最初は「よい」が「悪い」を大きく上回っている。だが、ほどなくして脳はこの奔流を誤作動と解釈し、ドーパミンの生成を減らす。すると最初と同じだけのハイを感じるために、薬物や体験のほうを増やさなければならなくなる――ギャンブルにつぎ込むお金を増やす、コカインを吸い込む量を増やす、より面白そうなゲームでより長い時間を費やす、といったふうに。脳の耐性がつくにつれ、ドーパミンを生成する領域が休業状態になり、ハイとハイのあいだにやってくるローの度合いが深くなる。ドーパミンが健全な量で生成されているときなら、小さな快感にも反応して楽観的になったり満足したりできていたとしても、今はもう過剰な刺激が来なければ、その領域が働かないのだ。

のめりこんでいる状態があまりにも心地よいため、脳は2つの仕事をする。1つは、多幸感を放出するドーパミンの量を少なくすること。そしてもう1つは、ドーパミン生成量が少なくなった状態への対処方法を必死に探すこと。こうして常習者が依存対象を追い求める一方で、脳は快感を得るたびにドーパミンの放出量を減らすという、負の無限連鎖ができあがっていく。

依存症になるかならないかを左右する「ミッシングリンク」

幼い頃の私は、ドラッグというものがとても怖かった。誰かに無理やりヘロインを摂取させられて中毒になってしまう、という悪夢を繰り返し見ていた。依存症について何も知らないまま、ただ殺風景な治療施設で口から泡を吹いている自分の姿を想像した。神経過敏な7歳児を相手にするほど薬物売人も暇ではないと、しだいにわかってくるのだが、それでも悪夢の一部が心を離れることはなかった。人は誰でも自分の意志に反して依存症になる可能性があるんじゃないか。依存性のある薬物に接したら、誰でも必ずそうなってしまうんじゃないか……。

実際、依存症が単純に脳の機能的な問題なのだとしたら、7歳だった私の懸念は正しいことになる。脳にドーパミンがあふれたら、誰でも絶対に依存症になるというわけだ。だが依存症とはそんなふうに決まるものではない。脳は基本的に、快感を得られる出来事には何であれ同じように反応するのだから、ドーパミン放出と依存症がイコールであるとしたら、子どもは全員アイスクリームの依存症になるだろう（初めてアイスクリームを味わった幼児の脳で、ドーパミンの爆発が起きる様子を想像してみてほしい）。つまり、依存症になるかならないかを決めるにあたって、ドーパミン放出以外にも材料があると判断するのが妥当だ。

そのミッシングリンクの材料が、ドーパミンを放出するに至った状況である。何らかの物質や行動自体が人を依存させるのではなく、自分の心理的な苦痛をやわらげる手段としてそれを利用することを学んでしまったときに、人はそれに依存するのだ。たとえば不安や心配があったり、気分が落ち込んだりしているときに、ヘロインを摂取したり、過食したり、ギャンブルをしたりすればつらさがやわらぐことを学習する。寂しいときに、友達を作りやすい没入型のビデオゲームにのめりこめばいいと悟ってしまう。

依存症について執筆しているジャーナリストのマイア・サラヴィッツは、「人間には育児や愛情のためのシステムが備わっていて、そのシステムが、たとえ苦しい結果になろうとも人をがんばらせます」と説明している。

「これが依存症の受け皿です。正しく組み合わせないと依存症になります」

サラヴィッツの説明によると、このシステムは生存のための本能的な行動が組み合わさってできている。たとえば、育児に対する意欲や、恋人を求める欲求がそうだ。苦労や困難の前でも何とかしようとする本能があるせいで、狂乱めいた行動やダメージをもたらす行動にも走ってしまう。

サラヴィッツはある記事の中で、人を依存症にするのは他人ではないと述べた。[*4]

「医者が痛み止めを処方することで患者を〝依存症化する〟わけではありません。患者本人が、薬の摂取によって気持ちが安定することを繰り返しているうちに、薬なしでは生きられないかのように感じはじめます。(……)そうしたニーズも感じている状態で摂取を始めたり、いつもより多めに摂取したりすることで、依存症は始まるのです。心を落ち着かせるためにはその薬物が欠かせないのだ、と脳が学習することがなければ、依存症として根づくことはありません」

依存症は身体だけの反応ではない。重要なのは、その身体的な体験に自分が心理的にどう反応するかという点だ。サラヴィッツは、もっとも依存性が高い危険な非合法薬物であるヘロインを例に説明している。

「乱暴な言い方ですが、私があなたを誘拐して縛りつけ、ヘロインを2か月のあいだ注射しつづけたとしたら、ヘロインに対する身体的依存と離脱症状を作り出すことは可能です——でも、あなたが実際に常習者となるのは、解放されたあとに自分からヘロインを求め、使うようになった場合だけです。依存症は脳を『壊す』とか『ハイジャックする』とか『ダメージを与える』などと言われますが、そういうことではないのです。人は行動に対して依存症になり得ますし、愛にかかわる体験に対しても依存症になります。依存症とは、人物と体験との関係性のことなのです」

他人に薬物や行動を強要されるだけでは条件はそろわない。心理的苦痛を癒やすものとして確かに効果的だと当人が学んでしまうことも、条件の1つなのだ。

依存症になるリスクがもっとも高いのは成人になりかける頃である。思春期に依存症にならなければ、のちに発症する確率はかなり低い。理由は多々あるが、とりわけ大きい要因は、この時期の若者は自分の能力ではまだ対処しきれない責任を無数にしょわされる点だ。背伸びして無理をしつづけなければならない時期に、その苦痛をまぎらわせる物質や行動にふけることで負担を軽くできると学習してしまうと、それが依存症になりうる。折り合う技術が身につき、交友範囲が広がってくるのは、だいたい20代半ば頃だ。

「薬物に逃げずに10代を過ごせたなら、それはトラブルに向き合う方法を学んだということだと考えられます」とサラヴィッツは言う。思春期の苦しい時期をくぐりぬけるあいだに、多少なりとも打たれ強さと回復力（レジリエンス）を身につけるというわけだ。

サラヴィッツの説明の中で、私がもっとも衝撃的に感じたのは、「依存症とは、ある意味で方向を間違えた愛情である」という部分だった。心理的な肯定ではなく強迫観念に促された愛、それが依存症なのだと。メルヘンチックな表現に聞こえるかもしれないが、実はこれは科学的に裏付けられている。

愛はコカインに似ている？

2005年、人類学者ヘレン・フィッシャーが、熱烈な恋をしている被験者の脳を脳スキャン装置で調べる実験を行った。[*5] フィッシャーは「愛はコカインに似ている」というタイトルで、この実験の発見について説明している。

空まで飛び上がりたい気持ちでした。脳スキャン画像には、腹側被蓋野《ふくそくひがいや》と呼ばれる領域のぼんやりとした活動が写っていたからです。腹側被蓋野は脳の基底部そばにある小さな工場です。ドーパミンを生成し、この天然の興奮剤を脳のさまざまな領域へと送り出しています。（……）この工場は脳の報酬系の一部です。欲望、希求、渇望、エネルギー、集中力、意欲を生み出す脳のネットワークに組み込まれています。恋人同士が一晩中愛をささやき、愛撫を交わしあえるのも不思議ではありません。他のことが眼中に入らず、浅はかで楽観的になり、愛想よくエネルギッシュになるのも、当然のことなのです。恋をする人は、天然のドラッグでハイになっています。(……)私の研究者仲間が中国でこの脳スキャン実験を再現したところ、中国人の被験者でも、腹側被蓋野をはじめとするドーパミン回路、つまり欲望を運ぶ神経化学回路に同じ活動が見られました。つまり世界中の誰もがこの情熱を抱くのです。

誰かに恋い焦がれるのと同じ愛着が、ウォッカの瓶、ヘロインの注射器、またはカジノで過ごす時間に向かうことがある。この場合のウォッカやヘロインやカジノは代用品だ。人に愛されることで苦労をしのぎやすくなるのと同じ形で、心理的なつらさを癒やしてくれる。だが、その短期的な喜びはすぐに持続的な苦痛に変わる。そもそも愛するという能力があるからこそ、人類は数千年も生き延びつづけてきた。愛の力で子孫を生み育て、次世代へと遺伝子をつないでいく。だが、何かを愛する心があるからこそ、人は依存症になりやすい。

「心理的な苦痛をなだめると思わせるものならどんな体験でも……」

「破壊的」というのは重要な部分だ。依存症の定義は多々あるので、広くとらえようとすると、健全な行為や生存のための必須活動まで含まれてしまい、あまりにも範囲が広くなる。1990年に『イギリス心理学ジャーナル』に掲載された論考で、アイザック・マークスという精神科医が「人生は多数の依存症で成り立っている。依存症でなければ人間は死ぬ」と言い切った。[*6] マークスの論文タイトルは「行動（非薬物性）嗜癖」だ。本文でわざと小馬鹿にするような書き方をしている理由は、行動嗜癖が精神医学における「ぽっと出」の学問だったからだ。

私たちは数秒ごとに空気を吸う。呼吸をせずにいると数秒以内で呼吸したくてたまらなくなり、息がつけると深く安心する。さらに長く息を止めていると緊張が高まり、窒息という重度の離脱症状を呈し、数分後には死に至る。より時間のかかる行為で考えてみると、飲食、排泄、性行為も、何らかの行動をしたいという欲望の高まりにかかわる。行動すれば欲望のスイッチはオフになるが、数時間後または数日後にはまた欲望が戻ってくる。

確かにマークスの言うとおり、人が行動に依存するとしたら、呼吸だって依存行動の一種に思える。生きるために意味のある活動一つひとつを説明するのに「依存症」という言葉を使うなら、もはやその言葉には何の意味もない。癌患者が化学療法で薬を必要とするからといって、薬物依存症患者と呼ぶのはナンセンスだ。少なくともそれ自体で生存の可能性を左右しない行為に着目すべきであって、呼吸、飲食、治療薬服用など、命を維持する行為まで含むのであれば、それはもう「依存症」ではない。

だが、愛する人に対して感じる当たり前の愛着も「破壊的な力」となりうる。1970年代の心理学者スタントン・ピールは、2005年の人類学者ヘレン・フィッシャーと同じく、愛と依存症を結びつけて考えていた。*7 ピールによれば、方向を誤り、危険な対象に愛を向けたとき、その強迫的な執着は依存症となる。依存症とは非合法薬物だけの話ではないのだ。

それまでの数十年間は、「依存症は非合法薬物によるもの」というのが科学者の常識だった。ニコチンすら依存性物質と認めない科学者が多かった。喫煙は合法なので、それを構成する要素が依存性をもつことはありえない、という理屈である。「依存症」という言葉自体が避けられる傾向があり、極めて限られた範囲の物質だけを指して使われていた。だが、ピールはそんな常識に怯まなかった。ニコチンとヘロインを比べればヘロインのほうが短期間で明白な害をもたらすものの、心理的にすがるという意味で、ニコチンに対する喫煙者ののめりこみはヘロイン常習者のそれと同じだと指摘したのである。

ピールの見解は1970年代においては異端だったが、80年代から90年代にかけて、医学界のほうが追いついてきた。ピールは、有害なものにすがる行為は対象が何であれ依存症となりうると考えた。たとえば毎日のデスクワークに退屈している会社員が、現実世界で欠けているスリルを求めてギャンブルにすがり、ギャンブル依存症になる。

私は本書執筆のリサーチのためピールに連絡をしたのだが、行動嗜癖という言葉を出すと、彼は苛立ちを示した。「(取材に応じるのは)もちろんいいとも」と言ったので、私はそれを快諾と受け取ったのだが、そのあとに「ただし、私は人生で一度も『行動嗜癖』という言葉を使ったことはないがね」という台詞が続いたのである。

ピールに言わせれば、その言葉は妥当なものではない。行動への依存と物質への依存をはっきり区別しているような言葉だからだ。その2つを明確に分ける境界線は存在しない、と彼は考えている。

依存症とはそもそも物質や行動についてうんぬんする問題ではなく、脳の反応のことでもない。ピールは依存症をこう定義している。

「自分にとって害になるのに、本人の生態において欠かせないものとなり、自力でやめられなくなった体験に対する、過剰で機能不全な執着のこと」

数十年前に定義を確立して以来、ピールは現在でも、依存症のことをこの説明に沿って理解している。ここで言う「体験」はあらゆるものを含んでいる——何らかの出来事に期待を抱くのも、針や焦げた匙やライターを綿密に並べるのも、そこに執着が生じるならば、依存症となりうる。薬物依存(というものがあるとして)の代表的要因であるヘロインも、小さな行動の連続を通じて身体に入ってきて、依存症を形成する。つまりヘロイン常習も、ある意味で行動の依存症であると考えるならば、薬物依存と区別して行動嗜癖という言葉を持ち出すのは意味がないとピールが主張するのも納得がいく。

とはいえ、「行動嗜癖」という用語こそ使わないが、ピールも長年著書において物質への依存と行動への依存を分けて記述している。たとえば精神科医アーチー・ブロドスキーとの共著で1991年に出版した著書『依存症の真実と回復』では、第6章に「ギャンブル、買い物、運動への依存」というタイトルをつけ、「ギャンブル、買い物、運動、セックス、愛に対して、アルコールや薬物に対して依存するのと同じ意味で依存することはありうるか」という問いを投げかけた。それに対する著者たちの答えはYESだ。

「焦がれるほど情熱を感じる活動、関与、感覚は、すべからく依存症となる可能性がある。（……）依存症とは、あくまでも当人にとって生じる体験全体と、それが当人の人生の状況やニーズにどう収まるか、その点から理解されるべきものである」

ピールは同じ著書で、エンドルフィンが放出する快楽的な活動が必ず依存性をもつという発想は否定した。「エンドルフィンのせいで人は足から血が出るまで走ったり、嘔吐するまで食べたりするわけではない」。走ることでハイを体験するからといって、それだけで依存症にはならない。ギャンブル、買い物、運動が依存症的な強迫行為につながる可能性は認めていたが、それらを「病気」と呼ぶことを否定している。

彼は禁酒に反対し、アルコホーリクス・アノニマス〔アルコール依存症患者の自助グループ、略称AA〕の活動に反対し、依存症は病気ではないと論文で繰り返し主張している。病気ではなく、満たされていない欲求と、短期的にはそのニーズを満たしながらも長期的には害をもたらす一連の行動、その2つの結びつきなのだ――と。

彼の主張は何十年も主流派に認められなかった。彼自身もわざと人の気持ちを逆撫でする物言いをしがちで、態度もつねに挑発的だったが、「心理的な苦痛をなだめると思わせるものならどんな体験でも依存症になりうる」という中心的な見解は変わらなかった。そして徐々に、その発想が主流派に受け入れられていく。アメリカ精神医学会（APA）は今も依存症を病気の1つと考えているが、それでも、ピールが最初に愛着と依存症を結びつけてから40年後に、依存症とは物質乱用に限定するものではないと認めるに至った。

スウェーデン人研究者が注目した、奇妙な反復行動

アメリカ精神医学会は、ほぼ15年おきに、その教典とも言うべき『精神疾患の診断・統計マニュアル（DSM）』の新しい版を出版している。[*8] うつ、不安障害、統合失調症、パニック障害など、さまざまな精神障害の兆候や症状を分類した書籍だ。2013年に出版された第5版では、公式に認める診断名の一覧の中に、行動嗜癖が加わった。「薬物乱用と依存」という表現が消えて「物質関連障害および嗜癖性障害群」という項目になっている。

アメリカ精神医学会の見解では、物質または行動に依存するだけでは依存症と診断する正当な根拠にはならない。たとえば多くの病院で入院患者がオピオイド（鎮痛薬）に頼っているが、だからといって入院患者が全員オピオイド依存症ということにはならない。常習し、それによって対象への渇望が生じているかどうか、また長期的な心身の健康を損なっていることに対する自覚があるかどうかが

決め手だ。手術からの回復期間中にモルヒネに頼る入院患者は、短期的に見ても長期的に見ても最善の策をとっている。

これに対し、患者ではないのにモルヒネを欲しがる常習者は、短期的には気持ちよいが長期的には害であると知っていてやっている。私が取材した現在および元行動嗜癖患者の多くが、同じことを口にした。依存行動は決して甘美ではない、と言うのだ。目先の強い満足感に浸っている最中にも、自分の幸せを蝕んでいることを忘れたくても忘れられないのだという。

アメリカ精神医学会が物質と行動の結びつきを肯定するようになったのは最近のことだが、同様の主張は、学会の片隅で数十年前から提示されていた。

スタントン・ピールが論文を発表するより前、1960年代にも、スウェーデンの精神科医ヨースタ・ライランダーが、苦痛緩和の薬を常習する患者数十人の行動に着目している。[*9] 患者たちの行動は、ストレスをため込んだ動物のそれとよく似ていた。狭い空間に閉じ込められた動物は、気をまぎらわせるために同じ行動を繰り返すようになる。イルカやクジラは円を描いて泳ぎ、鳥は自分の羽根をむしり、クマやライオンは檻の中で何時間でもぐるぐる歩き回る。檻に入れられたゾウの40%が円を描いて歩きつづけ、身体を前後に揺すって、なんとか身の置きどころを探そうとすることは、複数の論文で報告されている。

こうした行動は、動物の種類を問わず苦悩を示すサインだ。ライランダーは、治療としてアンフェタミンを使う患者が似た行動を示すことに懸念を感じた。ある患者は石を何百個も集め、大きさと形ごとに整理して並べたかと思うと、すべてぐちゃぐちゃにかき混ぜて、また1から同じ作業を繰り返していた。アンフェタミン常習者が集まったバイク乗りの集団は、郊外の狭い一角だけを200周も走っていた。一心不乱に髪を抜きつづける男性もいたし、出血するまで3日間もネイルのやすりがけを続ける女性もいた。

ライランダーが理由を尋ねても、筋の通った答えは返ってこなかった。本人たちも、自分がおかしな行動をしていることはわかっているのに、せずにはいられなかったのだ。病的な強い好奇心に駆られてそうしている患者もいたし、繰り返しの行動で心が休まると感じている患者もいた。ライランダーは、自分が観察した様子を論文にまとめ、スウェーデン語で「思考停止状態」「愚行」を意味するパンディングという言葉を使って、「反復常同行動（ビヘイビア・パンディング）」という名前をつけて専門誌で発表した。

しかしライランダーにとってもっとも興味深かったのは、薬物依存と行動依存について、どこからどこまでがどちらの範囲と言い切れないことだった。互いが互いの火種となっている。そして患者たちにとってはどちらも似たように有害で、短期的には心が満たされ、しかも自力でやめることができずにいた。

1979年にこの世を去ったライランダーが残した功績は大きかった。その後、多くの医師や研究者が、コカインなどの薬物常習者のパンディングを報告している。ライランダーの論文が引用される件数は数百回にのぼった。ただし、奇怪な反復常同行動に陥るのはドラッグのヘビーユーザーだけというのが専門家の見立てだったし、実際にそのとおりだった。

だが2000年代初期頃から、そうでもないという報告が出るようになる。少数の神経科学者たちが、専門家の目から見て反復常同行動に陥るとは考えにくい患者において、奇妙なパンディングを確認するようになったのである。

パーキンソン病患者がギャンブルをやめられなくなった意外な理由

2000年代初期に、イギリスのカーディフ大学教授の神経科学者アンドリュー・ローレンスのチームが、パーキンソン病の患者にいくつか奇妙な依存的行動が見られることに気づいた。そもそもドラッグのヘビーユーザーとパーキンソン病患者の典型的性質に共通点はほとんどない。薬物常習者は若く衝動的であることが多いが、パーキンソン病患者はたいていい高齢でおとなしい。パーキンソン病の特徴である筋肉振戦〔ふるえのこと〕にわずらわされずに人生の最後の数十年を楽しみたいと願っているだけだ。

唯一、彼らが薬物常習者と重なる点は、振戦を緩和するために極めて強力な薬を常用することだ。「パーキンソン病の症状はドーパミン欠乏によるものであるため、この病気にはドーパミンを補充する薬で治療を行う」とローレンスは述べている。

ドーパミンは脳の複数の領域で生成され、多種多様な効果を生み出す。身体の動きを制御するほか（だからドーパミンが不足するパーキンソン病患者は身体が固まったり不随意に動いたりしてしまう）、報酬や快感に対する反応の形成にも大きな役割を果たす。つまりドーパミンを補う薬は、パーキンソン病の振戦に対処すると同時に、快感や報酬の一形式としても作用するのだ。多くの患者は、ほうっておくとドーパミン補充薬に対する依存症を発症するため、神経外科医は投与量を慎重に管理する。

だが、ローレンスらのチームが一番興味深く感じ、また困惑したのは、その点ではなかった。「患者たちは薬をためこむ傾向があった。また、一部の患者が行動嗜癖の特徴を示していた。ギャンブル、買い物依存、過食、過剰な性行為への衝動などが報告されていた」

ローレンスが2004年に発表した分厚いレビュー論文は、こうした症状の一部を紹介している。ある男性患者は会計士で、半世紀も真面目かつ慎重に金銭を扱う人生を送っていたのだが、パーキンソン病になってからギャンブルをする習慣がついてしまった。昔はギャンブルなど決して手を出さなかったのに、突然、そのスリルに心を惹かれるようになったのだ。最初は控えめに賭けていたが、すぐに週2、3回はギャンブルに通うようになり、それが毎日になった。老後のために苦労して貯めたお金が、最初はゆっくり、やがてどんどん目減りしていき、ついには借金ができた。男性の妻はパニックになり、息子に頼んでお金を用立ててもらったが、その援助は男性のギャンブル依存症の火に油を注いだだけだった。妻はある日、夫がゴミ箱を漁っている様子を目にしている――前日に彼女が破いて捨てた宝くじを取り戻そうとしていたのだ。

何より悪いことに、なぜ性格が変わってしまったのか、本人にも説明ができなかった。ギャンブルをしたいわけではないし、生活を支える貯金をドブに捨てたいわけでもない。ただどうしてもやめられないのだ。ギャンブルをしたい気持ちと闘っていると、もう頭の中はそのことだけでいっぱいになってしまう。ギャンブルをすることだけが、彼の心を落ち着かせてくれるようだった。

別の高齢患者で、性的なフェチズムを芽生えさせたり、配偶者に1日中性行為を求めたりする例もあった。ある男性は昔からTPOに合わせた服装をしていたが、とつぜん水商売のような服装をしはじめた。ネットで見られるポルノに激しく執着する患者もいた。ずっと健康オタクとして生きてきたのに、キャンディやチョコレートを過食するようになって、2、3か月で驚くほど体重を増やした患者もいた。おそらく一番奇怪な例は、自分のお金を人にあげることをやめられなくなった男性患者だ。銀行口座が空になると、今度は持ち物を配りはじめた。

スコットランドの人気コメディアン、ビリー・コノリーも60代後半でパーキンソン病を発症し、ドーパミン補充薬の服用を始めている。[*10] 彼も行動嗜癖がエスカレートし、そのせいで治療をストップしなければならなかった。深夜のトーク番組に出演した際、司会のコナン・オブライエンに、「医者が俺の治療を中断してね。効果より副作用のほうがひどいから、って」と語っている。

「副作用って何だと聞いたら、『セックスとギャンブルへの過剰な関心です』だとさ」

コノリーは笑い話としてこの話を語っているが、現実問題として、治療をしなければパーキンソンの症状は悪化する一方だ。パーキンソン治療薬は非常に強いので、患者の半数ほどが、何らかの形でこのような副作用を発症すると考えられている。

行動のループと薬への耽溺の共通点

ローレンスの見立てでは、患者たちはただ自分にとって一番自然に感じる行動をしているだけだった。具体的にどんな「常同行動」になるか、それは「本人の生活史」によって決まってくる——とローレンスは書いている。

「たとえばオフィス勤めをしていた人の常同行動は、ひたすら紙をよりわける。裁縫の仕事をしていた女性は、ボタンを集めて並べつづける」

65歳の実業家の男性は、ペンを分解し組み立て直すという行為を延々と繰り返し、埃1つない机を掃除しつづけた。58歳の建築家の男性は、自宅の書斎を何度も解体しては工事をしていた。50歳の大工の男性は、大工道具を集め、自宅の庭の木を無意味に切り倒した。彼らにとって、それは何も考えなくてもなめらかにできる馴染みの行為なので、心地よさをもたらす源となっていたのだ。

ローレンスも、反復常同行動を発見したライランダーも、物質への依存と行動への依存の境目は非常に曖昧であることに気づいていた。ドラッグやアルコールと同じく、常同行動も、苦しい心理状態をなだめる1つの手段だったのだ。

ローレンスは、行動のループにハマりこんだ患者がドーパミン補充薬の過剰摂取にも走りやすい点を指摘し、2つの依存症状の重なりを指摘している。彼が治療していた進行期のパーキンソン病患者は、体内の薬液を調整する、小さなポンプを使う場合が多かった。時間を守って使うよう指示があるが、症状が強くなってきたときに新たに薬を注入するボタンは自分で押せてしまう。このポンプを導入した患者の多くは、最初は決められた投与間隔を守っていたが、すぐに、薬で気持ちよくなることを覚えてしまうのだった。

こうして薬に対して依存症になった患者の一部は、行動に対する依存も発症し、その2つのあいだを行ったり来たりするようになった。ある日は薬剤を多めに摂取するかと思うと、翌日には午前中ずっと書類をよりわけ、午後には庭で石を集めて並べつづけるといった具合だ。それらを一度にする場合もあり、薬と、気持ちのよくなる行動の両方で、自分をなだめつづけていた。

依存症に至るルートとして、この2つに実質的な相違はなかった。基本的には、同じ機能不全プログラムのバージョン違いにすぎなかったのである。

常識を覆した衝撃の実験――「好き」と「欲しい」は違う

1990年代に、ミシガン大学のケント・ベリッジという神経科学者が、薬物常習者が人生を破綻させてもドラッグを続ける理由を解明しようと試みた。

1つ明白な答えは、薬物依存でとてつもない快感を味わっているせいで、その刹那的な喜びのためなら長期的な幸せを犠牲にしてもよいと思ってしまうことだ。彼らは機能不全な恋に落ちている――その恋の相手は、愛情の見返りにこちらの人生を破壊するというのに。「このときの我々は快のメカニズムについて調べていた」とベリッジは当時を振り返って語っている。

「最高の快のメカニズムとなるのがドーパミンであり、これが依存症に関与していることは周知の事実だった。だから、ドーパミンが快のメカニズムであるエビデンスを多く集めようとしていた」

ベリッジも、その他の多くの研究者も、ドーパミンと依存症の結びつきは明々白々と考えていた。エビデンスはさっさと特定できるだろう、そうすればこの実験は片付いて別の面白い疑問を探求できるだろう、と彼らは思っていた。

ところが実験結果はどうも解せないものだった。ベリッジはラットに甘いシロップを与え、ラットが喜んで唇周辺を舐め回す様子を観察していた。「人間の乳児と同じく、ラットは甘みを味わうとリズミカルに唇を舐めていた」。ラットの表現の解釈方法を学んでいる者なら、これが快を示す典型的な仕草であることはわかる。ドーパミンに関する理解を踏まえると、シロップを味わうたびにラットの脳でドーパミンがあふれ、そのドーパミン上昇によって唇を舐めずにいられないのだと考えられた。理論上、ラットのドーパミン生成を止めれば、唇を舐め回す仕草もストップするはずだ。そこでラットに脳手術をしてドーパミン生成を阻害し、ふたたびシロップを与えた。

手術後のラットたちの行動には2つの影響が表れた。1つは予想どおり、シロップを飲むのをやめたことだ。脳がドーパミンを生成しなくなったことで、ラットはシロップへの好みを失った。

ところがもう1つの効果にベリッジらは驚いた。ラットはシロップを直接与えられると、またひたすら口を舐め回すのだ。積極的に喜ぶようには見えなかった――それにもかかわらず、糖分を与えられると、手術前に感じていたのと同じ快感が生じるらしい。ドーパミンが出ないのでシロップへの好みは失ったはずなのに、それでも砂糖を楽しむことは続いていたのである。

ベリッジによると、「神経科学のコミュニティで受け入れられるまで、10年ほどかかった」。神経科学者が長年真実だと考えてきたことと真っ向から矛盾する結果だったからだ。

「何年も、神経科学の世界の人たちから、『それはありえない。ドーパミンが快を促すのだ。あなたの実験が間違っていたに決まっている』と言われつづけた。だがその後、人間を対象とした研究でもエビデンスが見られるようになり、今では、我々の発見に疑問を示す研究者はほとんどいない。コカインやヘロインを摂取した被験者にドーパミンを阻害する薬を与える実験でも、薬物を摂取する量は減少するが、被験者が感じる快はなくならなかった」

ベリッジらの実験が明らかにしたのは、薬物に対する「好きであるということ（好感 liking）」と「欲しいこと（渇望 wanting）」は別物であるという事実だった。好きなだけでは依存症とは言わない。依存症患者というのは、摂取している薬物が好きな人のことではなく、むしろ生活を破壊する薬物への嫌悪感をつのらせながらも、たまらなくその薬物を欲しがる人のことなのだ。渇望は好感とは比べものにならないほど排除しにくく、だからこそ依存症の治療はこれほどまでに難しい。

ベリッジは「人間は意思決定をするときに、好きかどうかということよりも、欲しいという思いを優先させる」と述べている。

「欲する気持ちのほうが強く、大きく、広く、パワフルだ。好きだという気持ちは解剖学的に見ても微小で脆い。別の対象へと簡単に気が散りやすいし、脳の極めて小さな領域しか占めていない。それとは対照的に、欲しいという強烈な気持ちが起きると、遮るのは困難だ。いったん薬物が欲しくなったら、ほとんど揺るがなくなってしまう――たいていは最低1年、もしかしたらほぼ一生にわたって欲しがりつづける」

依存症の真実 ――愛してはいけない相手に恋をする、好きじゃないのに欲しがる

ベリッジの考察は、依存症から回復しても逆戻りしやすい理由を物語っている。人生を破壊する薬物を好きだと思わなくなっても、脳はまだ薬物を欲しがるのだ。その薬物が過去に心理的な希求を満たしてくれたことを脳が覚えているせいで、渇望が消えないのである。同じことが行動にも当てはまる。フェイスブックやインスタグラムで時間を浪費することにつくづく嫌気がさしても、そうすることが嬉しかったときと同じように更新したい気持ちは残る。最近の研究によると、惚れた相手にそっけなくされるのも、同じ効果があるらしい。[*11] なびかない相手に対しては、好きかどうかというよりも、欲しいという気持ちがつのる。手に入らない恋ほど魅力的に感じてしまうのはそういうわけだ。

「好き」と「欲しい」は、ほとんどの場合は一致しているため、その違いは見えない場合が多い。人はたいてい好きなものを欲しがり、欲しいものを好きだと思う。通常ならば、快く感じるものは自分にとってよいものであり、不快に感じるものは悪いものなのだから、そう結びつけるのは自然なことだ。

ベリッジが実験したラットはそもそも本能的にシロップを好むよう進化を遂げてきた。甘いものは

たいてい無害で、カロリーも豊富だ。甘い食べ物に惹かれるラットのほうが長生きをしやすく、交尾もしやすかったので、その甘党の性癖が世代から世代へと受け継がれていったのである。苦い食べ物を食べるラットは毒や栄養失調で死ぬ確率が高かった。苦い食べ物に栄養があることは少ないので、人間も小さな頃には苦い野菜をいやがる。もしかしたら毒かもしれないからだ。

このように、好きかどうかということと、欲しいかどうかということは、同一である場合が多いのだが、ベリッジの実験では、依存症に至る道《パス》という意味で、その2つは異なることが明らかになった。依存対象にのめりこむのは嬉しいことではない。薬物常習者は、その体験が好きではない。それなのになお薬物が欲しくてたまらないのである。

愛と依存症を結びつけたスタントン・ピールは、愛してはいけない相手に恋をする行為を、好きではないのに欲しがる典型的な例だと判定している。「本気で惚れちゃいけない男」や「ファムファタール」などと言えば、誰でも何となくイメージが浮かぶように、これは非常によくあることだ。惚れたら自分が苦しむとわかっている。でも、欲しくて欲しくてどうしようもなくなる。

ベリッジの主たる研究対象は薬物依存なのだが、スタントン・ピールやアンドリュー・ローレンスと同じく、彼も自分の考察は行動嗜癖にも当てはまると確信している。

「薬物が脳のシステムに影響をおよぼすことは昔からわかっていたが、同じことが行動にも言えるとは知られていなかった。過去15年ほどで、これが行動にも通じることが明らかになってきた――脳の同じメカニズムを通じて働くプロセスだということも」

薬物がドーパミン生成のトリガーとなるように、行動も合図を出す。ネットゲーム依存症患者がパソコンの電源を入れるとき、ドーパミン値は急上昇する。運動依存症患者がランニングシューズの紐を結ぶときも、やはりドーパミン値が急上昇する。こうなったときの行動嗜癖患者の様子は、薬物依存症患者の様子にかなり似てくる。そして時間をかけて、それが自分を心理的な苦痛から守ってくれると学んだことで、依存症を発症するのである。

依存症の真実は、私たちの思い込みを崩すものばかりだ。危険なドラッグに対する報われない恋に落ちるのは身体ではない。物質や行動だけで決まるわけでもない。思考が、その物質や行動と、心理的な苦しみからの解放感とを結びつけて学んでしまうのだ。

実際、恋に落ちるという言い方をしたが、それは好きになるという意味ではない。ケント・ベリッジが示したとおり、依存対象を欲しがる依存症患者の多くは、その対象をまったく好きではない。ワールド・オブ・ウォークラフトにのめりこんだアイザック・ヴァイスバーグがそうだったように、アンドリュー・ローレンスが診ていたパーキンソン病の患者がそうだったように、そしてラット34番がそうだったように、たとえ対象の魅力が薄れても執着は持続する。ゲームへの渇望の火を燃やしつづけ、強迫的に掃除をしつづけ、快感を得られなくなってもなおレバーを押して電気ショックを受けようとするのである。

第2部

新しい依存症が人を操る6つのテクニック

第4章

〈1〉目標

——ウェアラブル端末が新しいコカインに

パーキンソン病患者の仰天のライフハック

1987年、オーストラリア人の神経科医3人が、パーキンソン病患者のQOL向上に寄与するシンプルなテクニックを発見した。[*1] パーキンソン病になると、身体が震え、1か所で固まってしまい、歩こうにも足が出にくくなることが多い。3人の共著論文冒頭で紹介されている男性患者は11年前に罹患し、今では座っている姿勢から立ち上がれはするものの、歩行はできなくなっていた。

ある朝、この患者の両脚がベッドの片側からぶらりと落ち、まっすぐ床を踏みしめる形になった。患者は体を起こした。立ち上がってみると、足のすぐ前に、まるで障害物競走の小さなハードルのように靴が並んでいる。頼りない1歩を踏み出し、自分でも驚いたことに、すくむことなく靴の片方をまたいだ。2歩目で、もう片方もまたぐ。靴は彼の後ろになった。靴をまたぐという小さな目標に促され、彼は数年ぶりで、パーキンソン病の特徴である擦り足にならずに歩いたのである。

この患者は好奇心旺盛な性格だったので、さまざまなテクニックを試してみることにした。最初にやってみたのは、移動する際に小さなモノをいくつも携帯し、足が出なくなるたびに数インチ先にモノを放り投げるという方法だ。小物が点々と散らばるので、それを追いかけて彼の足取りをたどれるようになった。

床中がモノだらけになることに閉口し、次は繰り返し使える障害物として杖を使う方法を編み出した。杖をさかさまにして、持ち手を右足のすぐ前の床につける。持ち手が越えるべき障害物となるので、まずは一歩踏み出し、次に同じ手法で左足も踏み出す。2、3歩ほど歩いて弾みがつけば、足取りが安定して、ゆっくりながらも杖の助けを借りずに歩くことができた。

この患者の担当医師が、前述の神経科医3人のうちの1人だった。診察に来た患者が新しい技を披露するのを見て、医師は仰天した。小さな障害物で、なぜ歩行力が改善するのか。

答えは「目標」だった。人に行動を促したいなら、太刀打ちできない大きな目標ではなく、具体的でチャレンジしやすい小さな目標を与えるほうが有効なのだ。進歩している実感に励まされるし、ゴールラインが見えているほうが前に進みやすい。患者は杖を使うことで、簡単に挑戦できる小さな目標を作っていた。

担当医は同僚の神経科医2人とともに、他のパーキンソン患者にも同じアプローチが効くことを確認し、論文を書いた。この画期的な論文のおかげで、パーキンソン病でもっとも深刻な症状の1つに対する新たな対策が広がったのである。

パーキンソン病患者にとって小さな障害物がそうだったように、目標は行動を促す力がある。視点を定める「固視点」となるからだ。ゴールを目指す代表的なスポーツ、マラソンのタイムを調べた実験でも、このことが明らかになっている。

マラソンタイムの奇妙な偏り

26・2マイル（42・195キロ）を走るフルマラソン大会の平均タイムは、だいたい4時間半くらいだ。男性でエリートランナーと呼ばれるような走者なら、同じ距離を2時間ちょっとで走る。ゆっくり歩いて参加する走者ならば10時間以上かかる。だとすればその両極端のあいだでタイムはまんべんなく散らばると考えられる。ゴールした走者の数をタイムごとに集計したのが次ページの棒グラフだ。

3時間未満でゴールする走者は少数で、それより長くかかる走者のほうが多い。ピークは4時間3分だ（黒く塗りつぶした棒）。散らばり具合に特に乱高下などは見られない。マラソン以外でも、身体的なタスクはこのように集中する傾向にある。

だが実は、フルマラソンのタイム分布はそれほど単純な話ではない。*2 キリのいい数字が、そうでない数字よりも意味をもつのだ。

私もこのことを経験から知っている。2010年にニューヨークシティ・マラソンに出場したからだ。背中のゼッケンに「3：00」「3：30」「4：00」と大きく示したペースセッターがいて、多くの走者がその後ろにぴったりついて走っていた。ペースセッターになるのは熟練ランナーだ。決まった時間をわずかに切る程度でゴールするという使命を担っており、ほとんどの場合はその役割を見事にこなす。

私は「3：30」のペースセッターにできるだけついていったのだが、途中から疲れてしまってスロ

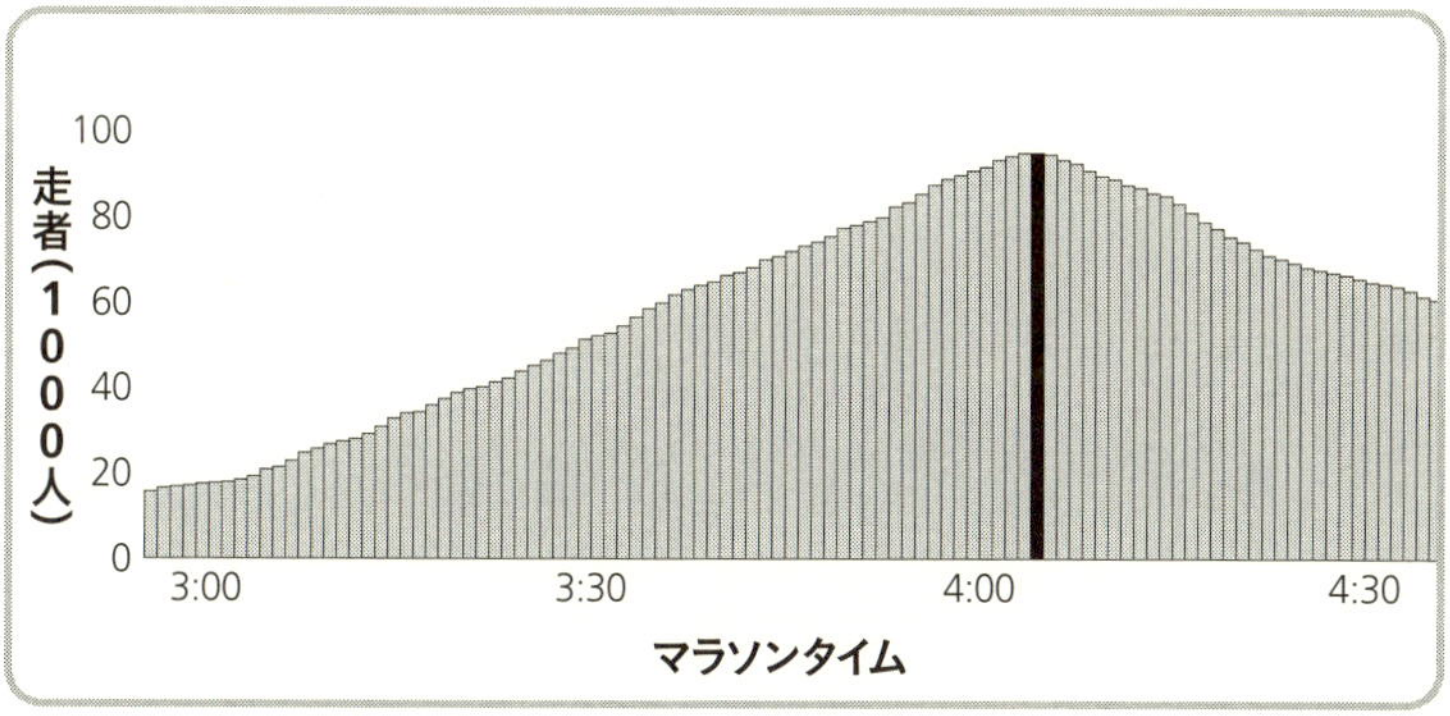

ーダウンしはじめた。ペースセッターとの距離が広がり、背中の数字がかろうじて見える程度まで遠ざかった頃、今度は「4：00」のペースセッターが近づいてきた。そこで私は3時間半を目指すレースプランをあきらめて、新しく堅実な目標を定めた。フルマラソンに出場する機会など二度とないかもしれないのだから、なんとしても絶対に4時間は切りたい。

だが、ゴールまであと数マイルとなった時点で、もう身体は疲労困憊。哀れな私に沿道から差し出された数本のバナナをむさぼり食べたことを、今でもよく覚えている。応援に来た友人が前方で身を乗り出して叫んでいた。「いいぞ、がんばれ！ そのペースなら4時間5分を切れるぞ！」

友人の言葉で、もう枯渇したと思っていたエネルギーがどこからか湧き出し、私はわずかに速度を上げた。タイムは3時間57分55秒。レース後に友人に会うと、彼は私に嘘をついたと告げた。「4時間を切れるペースだったよ。だけど、そう言ったらペースダウンするんじゃないかと思ってさ」と言うのだ。

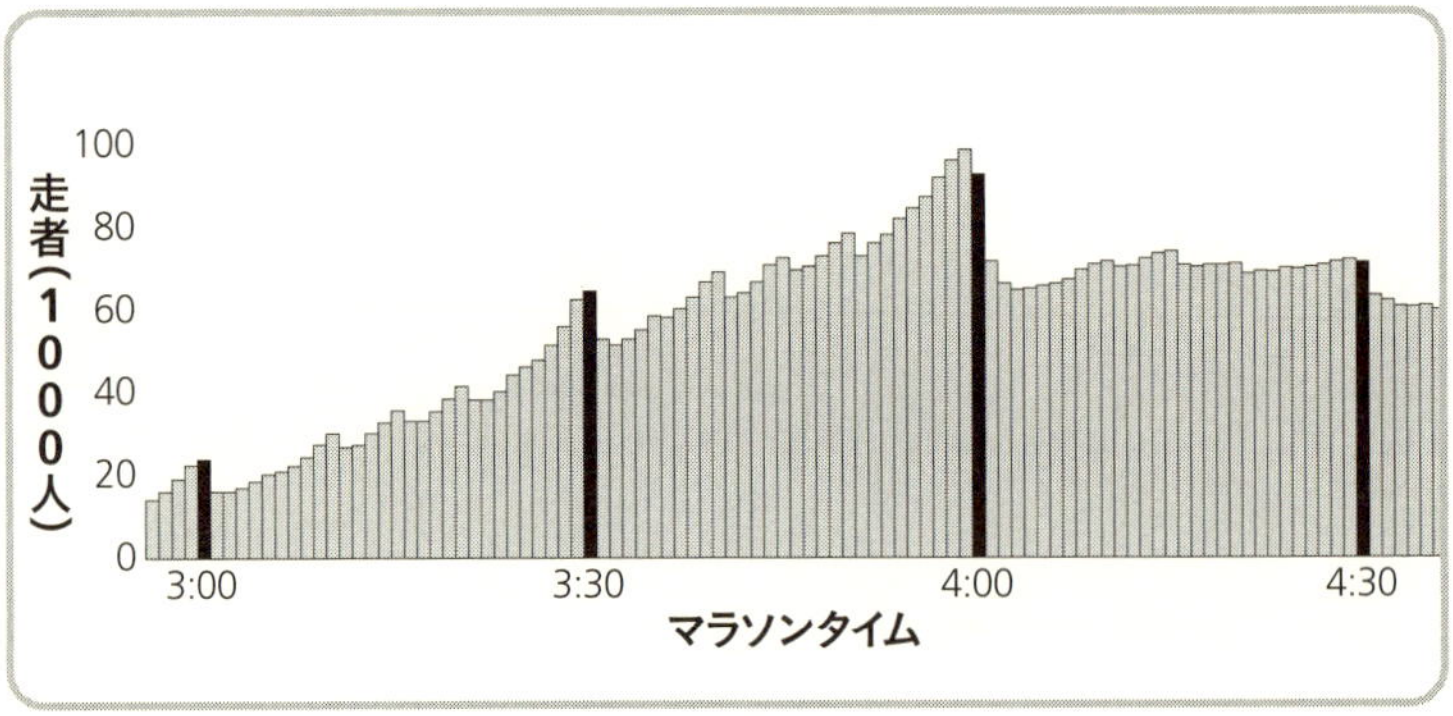

「このままだとタイムは4時間5分になると思い込んだほうが、ラストスパートをかけるとわかっていたからね」

2010年のニューヨークシティ・マラソンは、私にとって初めての、そして今のところ最後のフルマラソンだ。仮に2011年も出場したとしたら、タイムはきっと4時間をオーバーしていただろう。

これは私だけの特異な体験ではない。2014年に行動科学者4人が行った調査で、マラソンランナー約1000万人のタイムを集計したグラフがある。

30分ごとのキリのいい数字に注目してみてほしい。4時間を切れるかどうかで必死になった私の姿が見えてくるはずだ。黒く塗りつぶした棒はキリのいい数字の直前を示しているが(2:59、3:29、3:59、4:29)、それよりわずかに遅い時間と比べると、このタイムに走者が集中していることがわかる(黒い棒の右側の2、3本はいずれも短くなっている)。どうやらキリのいい数字をクリアするためだけに湧いてくる秘密のエネルギーがあるらしい。そのおかげで4時間1分や4時間2分でゴールする走者よりも、

3時間58分や3時間59分でゴールする走者のほうが多くなるのだ。

5万人近くエントリーするニューヨークシティ・マラソンのようなレースで計算すると、3時間59分でゴールする走者が500人で、4時間1分でゴールする走者は390人ということになる。この差は、多くのマラソンランナーの胸に、「なんとしてでも4時間を切ろう」という思いがあったことを示している。まさに目標のパワーだ。2本のバナナに助けられなければ倒れそうなほど疲弊していても、4時間を切るためならパワーが出る。

だとすれば、また別の問題が浮かんでくる——目標を達成してしまったら、人はその次にどうするのだろうか。

オリンピック金メダル×世界記録を達成してもなお……

ロバート・ビーモンは、第二次世界大戦の終戦直後、ニューヨークのクイーンズ地区で生まれた。[*3]家庭は貧しく、父親は子どもを虐待した。このままでは息子の命も危ないと心配した母親の判断により、彼は祖母のもとで生活していた。高校生になる頃にはひょろりと背の高いアスリート体型に成長した。走ることと跳躍することが好きで、走り幅跳びの才能を見出された彼は、国内の高校陸上競技会で次々と優勝し、卒業時点では全国で2位か3位に入る選手となっていた。奨学金を得てテキサス大学に進学し、エリートアスリートとして究極の目標、すなわちオリンピック金メダルを目指すことにした。

目標達成のチャンスは1968年にやってきた。メキシコシティ・オリンピックだ。陸上競技会出場23回で優勝22回という記録を打ち立てていたビーモンは、まさに金メダルの大本命だった。

だがメキシコシティに来たときの彼はパニックになっていた。予選ではずっと調子が出なかった。何年も感じたことのなかったプレッシャーでつぶれそうになっていたのだ。集中できず、神経をとがらせたまま、助走の目算を誤って最初の2回の跳躍を失敗した。3回と4回で好成績を出せなければ失格だ。

過去に何度も世界記録を塗り替えたアメリカの走り幅跳び選手ラルフ・ボストンは、チームメイトとして、もっと無難に跳躍するようビーモンにアドバイスをしたという。「『3フィート(約1メートル)手前でいい。踏切版より前で飛ぶことになってしまうなら、そのまま踏切版の手前で飛べばいい』。彼はそう言ってくれた」と、ビーモンはのちに語っている。結局、踏切版からかなり離れた跳躍ではあったが、3回目と4回目の挑戦で何とか予選を通過した。

本番は翌朝だ。ビーモンは、40年後のインタビューでこのときのことを振り返り、「おだやかで、すごく平和な」気持ちだったと語っている。実は前夜にテキーラを2杯ほどあおって、いつもの禁欲的なトレーニングルールを一時休止としたという。

ビーモンの順番の前に3人の選手がいたが、3人とも1回目の跳躍に失敗したため、ビーモンには超えるべき距離がつきつけられていない状態だった。彼の1回目の跳躍は、走り始めから着地まで、わずか7秒。軽やかに助走し、高く、遠くジャンプして、砂場の始まりから相当に離れた距離で着地した。跳躍距離があまりにも長かったので、電子計測装置が正確に作動しなかったほど。計測員が巻き尺をいっぱいに延ばし、測定不可能だと知って思わず相好を崩す様子を、現在でも映像で確認することができる。結局、競技場にある巻き尺では足りないことがわかり、計測員たちが話し合って、1人が他の巻き尺を取りに行くことになった。

競技は45分中断され、やっと見つかった巻き尺で計測し、ようやくビーモンの壮大な記録が発表された。8メートル90センチ。史上最高記録を55センチも塗り替える跳躍だった。記録を聞いたビーモンはトラックに膝をつき、チームメイトのラルフ・ボストンの手を借りてなんとか立ち上がろうとしたが、両脚が身体を支える前にふたたび崩れ落ちている。映像を見た医師は、自分の出した成果に対する心理的衝撃で脱力発作になったのでは、という見解を示した。本当に驚異的な跳躍であったため、先人をはるかに上回る異次元的な偉業を達成するという意味で、「ビーモネスク」という造語ができたほどだった。

ビーモンは目標を達成した。オリンピック金メダリストとなり、世界記録保持者となった。それまで世界記録保持者だったリン・デービスは、落胆し、「どうしようもない。ビーモンのジャンプが五輪を叩きのめしたんだから」と語っている。ロシアの陸上選手で、かつて世界記録を樹立したイゴール・テルオバネシアンは、ビーモンと競った他の選手のことを「(彼の前では)子ども同然」と表現した。ビーモンの記録はその後何年も破られることなく、23年が経ってから、ようやくアメリカの陸上選手マイク・パウエルによってわずか数インチほど塗り替えられた。そのパウエルの世界記録も今のところ誰にも破られていない。

ビーモンは有頂天になっていいはずだった。何しろ予選で心もとない結果を出したあとに、スポーツ史の偉業上位5つに入る成績を発揮したのだ。その日は彼にとって人生最高の1日となるはずだった。ところが現実はそうではなかったらしい。2008年のインタビューで、ビーモンは、浮き立つ気持ちは数分しか続かなかったと語っている。

「メダルの表彰台に立って、『これからどうしたらいいんだ』と思っていた。『1つのステージにたどりついてしまったけれど、じゃあ、人生で次に来るピークは何なんだ？』と」

五輪に出場した1週間後のビーモンは、ニューヨークのアデルフィ大学で修士号取得を目指して社会学の講義を受けていた。プロのアスリート生活とは基本的に縁を切った。現在でも、あの成功について水を向けられると、それほど喜んだ様子を見せない。小さくうなずき、例の跳躍は実力以上に素晴らしいものだったと認め、その後は現在の慈善活動に関する話題に切り替えたり、もしくは五輪でともに戦った仲間を褒めたたえる話に切り替えたりする。

ビーモンは少々謙虚すぎるのかもしれない。だが傲慢な態度でゴールを目指していたとしても、大きすぎる成功は受け止めきれないことがある。テレビのクイズ番組で伝説となった男、マイケル・ラーソンが、その一例だ。

クイズ番組をハックせよ ——ある奇人の執念の勝利

ラーソンの目標オタクぶりは有名だった。[*4] 小さな目標や大きな目標、いつでも何かしら追求していた。お金を稼ぐことに関係する目標が多かった理由は、ラーソンの生まれが貧しかったからだ。彼は1949年に、オハイオ州の小さな街レバノンで、低所得層の家庭に生まれている。道徳的とは言えない行動をすることも少なくなかった。中学校の教室でこっそりキャンディを売ったり、違う名前で複数の銀行口座を開いて新規口座開設ボーナス500ドルをせしめたりしている。一方で、目標は一度に1つというルールを頑なに守りつづけ、現在のプロジェクトが完了しないうちに別の目標を目指すことは滅多になかった。何にも挑戦していない時期はほぼ皆無で、次の冒険が視野に入っていないと落ち着かないのだった。

この「目標達成熱」が、彼の破滅の引き金を引くことになったのである。

それは1983年の夏だった。ラーソンは34歳で、無職で、アイスクリーム移動販売トラックの運転やエアコン修理で単発的に働く生活をしていた。自宅にテレビを何台も置いて巨大な壁を築き、どこかの局で金儲けのネタが映らないかと始終探していた。

その後彼が目をつけたのが、CBSで1983年9月から放送が始まった『プレス・ユア・ラック』というクイズ番組だ。番組のルールはシンプルだった。出場者はトリビアクイズに答えて、「スピン」を貯める。次に、貯めたスピンを払ってゲームに挑戦する。18マスの盤の上を光る枠が次々と移動していくので、出場者は赤いボタンを押して枠をストップする。止まった位置のマスに書かれた金額や賞品がもらえるが、「ワミー（ドッボ）」で止まるとそこまでに獲得した賞金がゼロに戻るというゲームだ。マスに書かれた金額はどんどん変わっていくので、そのマスが現金なのか、賞品なのか、ワミーなのか予測して選ぶのは極めて難しい。ボタンを押すのは運に賭けるという意味になることから、この番組名がついた。出場者は適当なところでゲームを切り上げて残りのスピンを次のプレイヤーに譲るか、もしくはさらに運命のボタンを押しつづけるか、選ぶことができる。5回か6回ごとに必ずワミーに止まるので、1人のプレイヤーは多くても5回ほどしか勝ちつづけられない設定だ。

ラーソンはこの番組に強い関心をもった。ふつうの人には光る枠の動きはランダムに見えていたが、ラーソンはあいにくふつうの人ではない。彼は来る日も来る日もゲームの展開を観察し、記録して、ついにパターンを見つけ出した。妻に明かしたところによると、光る枠の動きは5種類のパターンがあり、どのパターンのときでも、絶対にワミーにならないマスが18マスのうち2つある。たとえば1つのパターンでは、ワミーになりうるマスを4つ経たあとに必ず安全なマスに来る。これがわかっていれば、練習をしてシステムを完全に把握することが可能だ。ラーソンに新しい目標ができた。

研究は半年続いた。食事も睡眠も、呼吸すらもつねに魔法の配列を思い浮かべながらするほどに没頭し、ついに勝利の5パターンを完全に暗記した。マスに番号を振り、光の枠が盤の中をあちこち跳ね返る動きを何度も口に出して、頭に叩き込んだ。「2。12。1。9。セーフ！　2。12。1。9。セーフ！」。ラーソンの行動が常軌を逸していたことは否めないが、大金獲得という目標のために、彼が多大な努力を惜しまなかったことも事実だったのである。

そしてついに、ラーソンは妻に向かって、準備ができたと宣言した。手元の小銭をありったけかき集めて、オハイオから番組の撮影スタジオがあるロサンゼルスに行く旅費を作った。しわくちゃの灰色の背広で飛行機に乗り、同じ背広で番組オーディションに数日通いつづけた。オーディションは毎日午前と午後に2回あり、50人ほどの希望者が参加する。自信たっぷりな雰囲気が気に入られ、ラーソンは1984年5月19日の放送に出演することが決まった。

その日の番組は通常どおり始まった。愛想のいい司会者ピーター・トマーケンが、出場者であるラーソンに職業を尋ねる。移動販売車の運転でアイスを食べすぎちゃったかもしれませんが、賞金はあんまりとりすぎないでくださいね――と、トマーケンは冗談を放った。しかしクイズが始まると、ラーソンは明らかに他の2人の出場者とは違っていた。2人はふつうに片手でボタンを押して回答しようとするが、ラーソンは両手を使ってボタンを押し込みまくる。彼はフルに装填された銃のようなものだった。何しろ数か月間も、このクイズ番組で勝つために準備に準備を重ねてきたのだ。

最初の賭けは計画どおりにいかなかった。スピンがワミーで止まってしまったのだ。どうやらボタンを押してから電光掲示板が反応するまで、コンマ何秒かのズレがあるらしい。ラーソンはしばしまごついていたが、すぐにリズムをつかみ、賞金と賞品を猛然とさらいはじめた。番組のアソシエイト・ディレクターだったリック・スターンは、ラーソンの顔に浮かぶ「絶対譲らない」という表情に気づいたと語っている。

「私には15歳の息子がいるが、ビデオゲームに夢中になってるときの息子の顔があんな感じだ。ラーソンは勝つためのパターンを探して、ものすごい練習を積んでいた」

制作アシスタントだったアドリアンヌ・ペティジョンは、冗談交じりにこう表現している。

「局ごとごっそり自分のものにする勢いでしたよ」

スピンが成功するたび、ラーソンは満面の笑顔で甲高い叫び声を上げる。止まったマスで4000ドルと、新たなスピンの権利1回を獲得。また別のマスで5000ドルとスピン1回を獲得。ハワイ旅行、1000ドルとスピン1回、ヨット……。ラーソンの左に座っていた出場者のエド・ロングは、ありえない連勝ぶりに圧倒され、むしろ応援しはじめた。ラーソンの右側の席の出場者ジャニー・リトラスは、苦虫を噛みつぶしたような表情を強めていった。彼女は20年後に、このときの敗北を振り返り、「私が出る幕はゼロでした」と語っている。

「すごく腹が立ちましたよ。私が勝つはずだったのに、って」

ラーソンはロングとリトラスの存在をまったく無視して勝ちつづけた。賞金が合計1万ドル、2万ドルと積みあがっていく。2万6000ドルに到達したところで、司会のトマーケンが「信じられない！　いったい何が起きてるんだ！」と叫んだ。カメラの外で番組制作側も慌てはじめている。1年前にゲームを設計した時点で、熱心な出場者が盤にプログラムされたパターンを見破ったりしないよう、その可能性をつぶす工夫はしていたからだ。それなのにラーソンはスピンを他の出場者に回すことなく、ボタンを押しつづけている——賞金は3万ドルを超え、次に4万ドルを突破し、4万4000ドルに届いた。1日の賞金としては番組始まって以来の最高額だ。さらに5万、6万、7万を超え、アメリカの全クイズ番組における1日の優勝金額としても記録を破った。

理屈で考えれば、そのあたりでスピンを切り上げたほうがいいに決まっている。1回でもワミーが出れば、彼の独走も強制終了となり、獲得した数万ドルが全部ふいになるのだ。トマーケンがやんわり警告したが、ラーソンはそれを無視し、むしろ夢の合計金額に向けて執着を見せはじめた。30回目のスピンに成功した直後に、「10万に行くぞ！」と叫んでいる。本当に10万ドルに到達すると、スコアボードが正しい金額を示さなくなった。最高９万９９９９ドルまで表示する設計になっていたからだ。

最後の最後でラーソンの集中力は少し途切れた。ストップボタンを押すのが１マス遅れて、ワミーになる可能性のあるマスで止まってしまったのだ。しかし幸運なことに、マスの表示が切り替わった。獲得したのは７５０ドルと、スピンの権利が１回。ラーソンは震えながら最後のスピンに臨み、バハマ旅行を引き当てた。最終的な合計金額は11万２３７ドル。クイズ番組の１回の放送で１人が獲得した金額として、現在でもこの記録は塗り替えられていない。

「目標依存症」者が迎えた悲しき結末

ラーソンが出演した回の放送後、番組制作幹部はゲームのメカニズムを修正し、当初の５パターンではなく32パターンで枠が動くように作り変えた。同時にセーフの枠を排除して、どの枠でもワミーになりうるようにした。光の枠が次はどこのマスにジャンプするか、その枠の中身が何になるか、もはや予測するのはほぼ不可能になった。

勝利したマイケル・ラーソンはどうなったか。CBSは、ラーソンが不正を働いたと主張しようとしたが、彼は何も悪いことをしていなかったため、不承不承ながら賞金の満額を払った。ラーソンは金持ちになってオハイオに帰った。行きの飛行機に乗った時点で想定していた可能性すべてをはるかに上回る結果を出したことは明らかだった――何しろクイズ番組の最高記録を出して、10万ドル以上の賞金を手にしたのだ。

だが、番組中にスピンを次の出場者に譲るのを頑なに拒絶していたラーソンは、自宅でその栄光に満足して暮らすことも受け入れようとしなかったのである。

彼の心は満たされていなかった。目標を達成することへの執着をますますつのらせ、そのせいで最終的に結婚生活が破綻し、一文無しになっている。

彼を破滅させたのは地元ラジオ局の番組企画だった。放送中にランダムな数字が発表されるので、リスナーがその数字とぴったり合う通し番号の1ドル紙幣を局に送ると、3万ドルをもらえる。紙幣の通し番号は8桁なので、このくじに当たる確率はかなり低い。だいたい1億分の1といったところだ。しかし『プレス・ユア・ラック』で獲得した賞金の残り5万ドルをすべて1ドル札に換えれば、3万ドルが当たるのは時間の問題だ、とラーソンは思い込んだ。そこで番組がその日の当選番号を発表するのを聞きながら、妻のテレサと一緒に毎日数時間かけて札束をより分けた。テレサはしだいに夫を軽蔑するようになった。ラーソン自身はクイズに熱中するあまり、どんどん冷酷で思いやりのない人間になっていった。

ある夜、夫婦でクリスマスパーティに参加しているあいだに泥棒が入った。家のものは根こそぎ強奪され、残ったのはラーソンの賞金の余り5000ドルだけ。堪忍袋の緒が切れたテレサは、その5000ドルをもって姿をくらまして、二度と夫の前に姿を見せなかった。ラーソンはまもなくフロリダへ引っ越し、残りの人生15年間を怪しげな目標の追求に費やした。

ラーソンは目標依存症患者の悲しき典型だ。登山家が命を落とす寸前の体験をしながら、なお新たな登頂を目指さずにいられないのも、ギャンブル依存症患者が生活が破綻しても賭けごとをやめられないのも、ワーカホリックの会社員が稼ぎを増やす必要性がなくても遅くまで残業したがるのも、程度の差こそあれラーソンと同じ症状をこじらせているからだ。

走り幅跳びの選手だったロバート・ビーモンと、クイズ番組に出場したマイケル・ラーソンは、もちろん多くの点で正反対だ。ビーモンが屋外でストイックな練習に励むタイプだったのに対し、ラーソンは自宅に引きこもりがちな負け犬タイプだった。ビーモンはおだやかで謙虚だが、ラーソンは尊大で傍若無人だった。

だが、どちらも長期的な成功を目指して目の前の幸せを犠牲にしていたことは同じだ。そして2人とも、待ち望んでいた大成功を得ながら、それで完璧な満足には浸れなかった。まるでギリシャ神話に出てくるシーシュポスのようだ。呪いをかけられたシーシュポスは、石をかついで山頂まで運ばなければならないが、石は運ぶそばから転がり落ちてしまう。

おそらく、人生に大きな目標を掲げると、それ自体が人間にとって多大なストレス源となるのかもしれない。目標が失敗すれば失望するし、成功すれば次を目指さねばならず、結局心の休まるときがないからだ。しかも現代において、このがんじがらめの苦しさは、過去とは比べものにならないほど強くなった。現代は目標追求文化の時代だ。強迫観念的な完璧主義や自己評価が蔓延し、労働時間は長時間化し、娯楽が後回しにされている。

目標設定ありきの考え方にはマイナスの要素が多い。にもかかわらず、この慣習は過去数十年ほどで拡大する一方だ。目標を追求するということが、なぜ現代においてこれほど魅力的に感じられているのだろうか。

現代の生活を支配する「目標」という呪い

目標というものは昨日今日に生まれた概念ではない。この地球と同じだけの歴史があると言ってもいい。では現代は何が変わったのかと言うと、人の生活が目標追求に支配されるようになったことだ。

太古の昔に目標と言えば、ほぼ例外なく、生き残ることでしかなかった。食糧を探し回るのも、繁殖行為をしたい相手の気を引くのも、生存のために欠かせない行動だ。目標を追いかけるのは贅沢でも選択でもなく、生物的な義務だった。私たちの祖先がひたすら目標を追いかけていなかったら、ヒトという種はとっくに絶滅していたに違いない。食べ物もエネルギーも少ない状況では、ただ楽しみのために近くの山に登ったり、挑戦したいからという理由だけで長距離を走ったりする人間に生き残る余地はなかった。

しかし現在では、食べ物もエネルギーも豊富にあり、人は登山やウルトラマラソンのような、生存

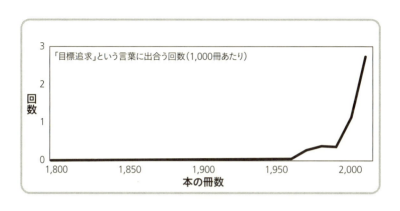

に必須ではない苦行をあえて選びながら、長く幸せに生きていくことが可能だ。1つの山に登頂し、1つのレースを完走したあとに、また次の登山やレースに備えることもできてしまう。現代における目標とは、プロセスの到達地点ではない。目標を追いかける旅が終わることはない。そして往々にして、目標を達成すればするほど、目標を達成することの喜びが目減りしていく。

目標文化が拡大している証拠はいくらでも見つかる。[*5] たとえば、以前は英語で書かれた書籍に「目標追求（goal pursuit）」という言葉が登場する回数はゼロに近かったのに、1950年を境に爆発的に増えた。

目標を1つ達成して終わりではなく、完了するごとに次の目標を設定せずにいられない性質を「完璧主義（perfectionism）」と言う。この概念も1800年代初期には存在していないも同然だったが、今では過剰なほど使われている。1900年の時点で、書籍に「完璧主義」という言葉が登場するのは、たった0・1%だ（本を1000冊読んで、ようやく1回出てくる）。現在では、全書籍のおよ

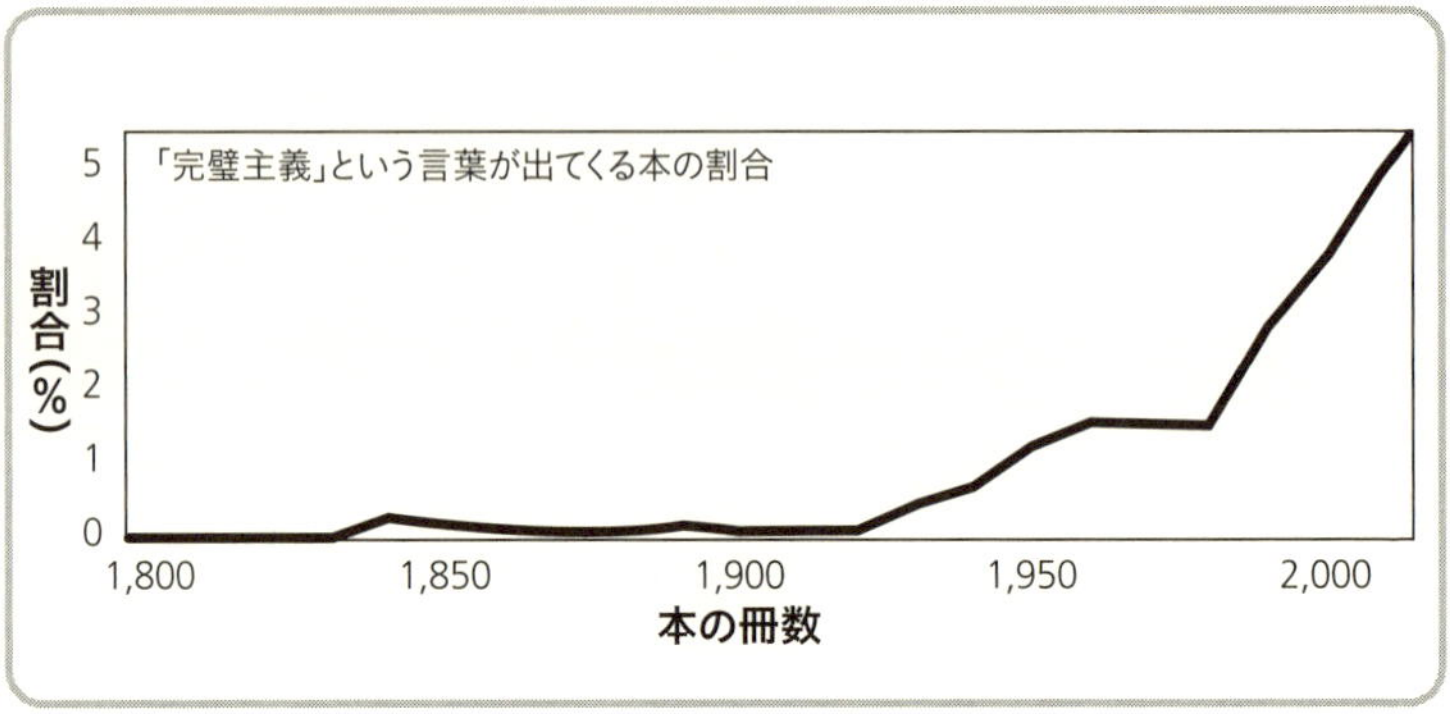

そ5%(つまり20冊に1冊)が、「完璧主義」に言及している。

これは単に言語が変化しただけという可能性もある。1800年代には「完璧主義」や「目標追求」を意味する別の言葉があり、それが単に置き換わってきただけかもしれない。だとしたら今の2つもそのうち廃れていくと考えられるが、どんな辞書を見ても、「完璧主義」と「目標追求」の類語が消えた様子はない。「探求」「計画」「ターゲット」「目的」「追求」など、類する言葉はあふれるばかりだ。

本の中だけではない。現代生活で「目標」から逃れることは、難しくなる一方だ。インターネットを覗けば、存在することも知らなかった目標がたくさん見つかる。そしてウェアラブル端末が、目標への道のりを簡単に、かつ自動で計測してくれる。

昔は新しい目標は自分で探さなければならなかったが、今ではメール受信箱やスクリーンを開くだけで、情報が向こうから飛び込んでくる。数時間、もしくは数日ほど、そうしたメールを未読で放置できるなら、目標に追い立てられることもないのだろう。だが、新しいメールが来れば、現代人はただちに反応せずにはいられない――そのせいで生産性が落ち、心の平穏が破られるとわかっていても。

メールチェックせずにいられない ――テクノロジーが生んだ強迫観念

あなたは一般的な仕事のメールをどれくらい長く未読にしておけるだろうか。10分くらいかと私は思ったのだが、答えはたった6秒だ。仕事用メールの70％は受信から6秒以内に読まれている。6秒と言えば、あなたがこの段落をここまで読む時間よりも短い。[*6]

だが人は、その短い6秒も待てずに、そのときしていた作業を放り出してメーラーをクリックし受信メールを読まずにいられないのだ。この破壊力は大きい。メールのために中断した作業に集中力が戻るまで25分かかると言われている。仮に1日の中で均等な間隔で25通のメールを開くとしたら、理論上、生産性を最大限に発揮する時間はゼロということになる。

解決策は、新着メールの通知機能をオフにして、メールチェックの頻度を下げることだ。だがほとんどの人にとって、メールとはそのように扱うものではない。現代人の多くが、「インボックスゼロ」(来たメールをすぐに確認してサブフォルダにさばき、新着フォルダをつねに空にしておくことで、生産性を高めるテクニック)という過酷な目標に追い立てられている。

コラムニストのチャック・クロスターマンが『ニューヨーク・タイムズ』紙のコラムで書いた表現

を借りると、メールはまるでゾンビだ。いくら殺しても次々襲ってくる。「インボックスゼロ」を実現するために、人は職場で過ごす時間の4分の1をメール対応に使っている。そして平均して1時間に36回メールアカウントをチェックする。ある調査では、回答者の36％が、メールに「対応しきれない」と答えた。21世紀に登場したばかりのコミュニケーション形式が、これほどの影響力をもっているのだ。

2012年に、3人の研究者が、会社で数日間メールを使えないとどうなるか実験したいと考えた。ところが被験者になってくれる人が見つからない。アメリカ東海岸の陸軍施設でデスクワークをする数十人にアプローチしたが、実験への参加を了承したのはわずか13人。それ以外の大多数は、実験終了後にたまったメール数百通に対処する苦痛に耐えられないから、と言って断るのだった。「インボックスゼロ」に対する強迫観念は休まるときがない。新着メールを無視していると、しだいに苛立ちがつのっていく。

結局3人の研究者は13人の被験者を対象に、合計8日間の実験を行った。[*7] 3日間は通常どおりにメールに対応する。それから5日間は、メール使用を一切断つ。最初のうち、被験者たちは同僚とつながりが切れたように感じていたが、すぐに席を立って直接用事を言いに行ったり、内線電話を使ったりするようになった。メール使用を禁じられているあいだはオフィスを離れる回数が増え、オフィス外で過ごす時間も3倍になった。どうやら彼らはメールという鎖で文字どおりデスクに縛られていたらしい。生産性も上がった。あっちの作業からこっちの作業へと切り替える頻度が半分に減り、1つの作業に集中して取り組む時間が長くなった。

何より重要だったのは、被験者たちが健康になったことだ。メールをチェックしているときの被験者は、つねに体内で緊急警報が鳴っている状態だった。メールから切り離されているあいだは、何かストレスを受けることがあれば心拍数が高まるものの、そのストレス源が通り過ぎればふたたび落ち着く。メールがあるときは心拍数が上がりっぱなしであまり変動していなかった。

インターネットを使っていると、「インボックスゼロ」以外にも、達成すべき目標の情報が簡単に見つかる。ほんの25年前は、目標とは現在ほど気軽に見つかったり目指したりするものではなかった。

私は7歳のときに南アフリカのヨハネスブルグからオーストラリアのシドニーに引っ越したのだが、2か月後に新居に遊びに来た祖母が、1988年版の『ギネス世界新記録』の本をプレゼントしてくれた。包み紙を破って本を開いた私に、祖母は「超人たち」というコーナーを示した。見開きページ左の写真は、世界でもっとも背が高い男ロバート・パーシング・ワドローだ。最高時で8フィート11・1インチ（272センチ）あった。「おばあちゃんはね、この人が南アフリカに来たときに会ってるんだよ」と祖母は言った。

「まだ幼かったけど、隣に並んだときのことは今でも覚えてるよ。こっちを見降ろして笑ってくれた」

私はこの本に夢中になり、何度も繰り返し読んだ。ワドローの靴のサイズ（37AA〔約55センチ〕）、世界一重い男の体重（1400ポンド〔635キロ〕）、1人の人間が雷に打たれて生き延びた回数（7回。国立公園監視員のロイ・サリバンという男だ）などを暗記した。世界記録は別世界の話で、手が届くものではなく、だからこそとても興味深かった。

現在では実にさまざまな記録や目標がある。そして誰でも記録づくりに参加できる――情報時代の特徴の1つだ。ギネス世界記録の公式サイトには、「記録を打ち立てよう」というボタンがある。リンクをたどっていくと、世界記録を作った人々の笑顔の写真が次々と出てくる。グンナー・ガーフォースとエイドリアン・バターワースという2人組は、1日で5大陸を回った。ヒロユキ・ヨシダとサンドラ・スミスという夫婦は、水深130メートルで結婚式を挙げた。スティーブ・チョークという男性は、マラソンに出場して寄付をつのり、1人が集めた金額としては史上最多の寄付金を獲得した……。

何かしらの目標をこしらえるのは簡単だ。しかも困ったことに、生活を楽にすると約束するさまざまなデバイスが、私たちの尻を叩いて目標をひたすら目指させようとする。

「ウェアラブル端末」に追いたてられる人々 ——数値が僕らを虜にする

運動依存症の専門家、キャサリン・シュレイバーとレスリー・シムは、テクノロジーの進歩が強迫観念的な目標追求を後押しすると確信している。[*8] 「最悪ですよ」とシュレイバーは言う。シムは、ウェアラブル端末のことを「世界一愚かしい製品です」と表現する。シュレイバーは運動依存症について積極的に執筆活動を行い、シムのほうはメイヨークリニックで青少年を対象とする臨床心理士として働いている。運動依存症は摂食障害を併発しやすく、シムの患者の大半が実際にその2つを抱えている。

「ウェアラブル端末」というのは、電子コンピューターベースの機能を備えた服またはアクセサリーを示す総称だ。先ほど述べたように、ギネス世界記録のようなウェブサイトも現代人に目標を意識させるが、影響力の強さという点でウェアラブル端末は比べものにならない。

シュレイバーとシムが特に危険だと考えるのは、運動を数値にしてつねに最新のデータを表示するウォッチやトラッカーだ。こうした装置の多くは、目標値を提示したり、ユーザーに自分の目標を設定するように促す。よくある目標値は距離や歩数だ。1万歩など、目標を達成すると、装置が電子音で知らせる。友人や家族がこの電子音に反応している光景をよく目にするが、私はついパブロフの犬を思い浮かべずにはいられない。

シュレイバーとシムも、スマートウォッチや活動量計が運動不足の人に重い腰を上げさせる効果はあると認めている。運動嫌いにもエクササイズの習慣をつけさせる力がある。だが依存症の専門家として、こうしたデバイスが極めて危険だという主張は譲らない。シュレイバーは「数字に集中していると、身体の声に耳を澄ますことができません」と説明した。

「それは『目標』に依存しているのであって、自分自身と向き合う運動ではありません」

能動的に考えず、ただ自動的に数字を追いかけるだけで、自分の意思決定をデバイスに外注している――とシュレイバーは考える。彼女自身、身体を酷使しながらその声を聞こうとせず、勝手に設定されるワークアウト目標を追いかけつづけたせいで、脚を疲労骨折した経験がある。運動に対して依存的になることのダメージを知って以来、ワークアウトでは決してウェアラブル端末を使わないと心に誓っている。

私は屋外を走るときにはスポーツウォッチで距離を測る。決めた走行距離に到達するまで止まってはいけないという気持ちになる。ときおりウォッチがうまく作動せず、測らずに走ることもあるのだが、そういうときのランはとても楽しい。ユーモア作家のデイヴィッド・セダリスは、『ニューヨーカー』誌のコラムで、活動量計のフィットビットをもつようになって生活がどれほど変わったか書いている。

フィットビットを入手して最初の2週間ほど、たとえば1日の用事を終えてホテルに戻ったときに歩数が合計1万2000歩だったとわかると、もう一度外に出て、あと3000歩を歩くということをしていた。

僕がこの話をすると、［パートナーの］ヒューは「なんで？」と言った。「なんで1万2000歩じゃいけないわけ？」

「だって」と僕は言う。「フィットビットが、もっと歩けるはずだって言うから」

このときのことを思い出すと笑ってしまう。1万5000だと大層な数に見えるけど、距離で言えばたった7マイル（11キロ）なのに！　出張中で運動する時間がないとか、新しい義足に慣れようとしてるとかなら、充分すぎる距離かもしれないけれど。

数字は強迫観念への布石になる。そしてシムに言わせれば、「運動では、あらゆることが計測可能だ。

「どれだけカロリーを燃焼したか。何周走ったか。タイムはいくつだったか。何セット繰り返したか。ペースはどうだったか……。そして、たとえば昨日2マイル走れたなら、今日はそれ以下ではいけないと思うようになります。強迫的になってくるのです」

シムの診療を受ける患者の多くが、つねに数字をチェックしたいという欲求を経験している。たとえば足の速さで知られていた10歳の少年は、スピードを名誉の印と考えていた。ペースが落ちたらどうしよう、というのが何より心配で、自分が速く走れることを頻繁に確かめずにいられなかった。

「診察のために家族でミネアポリスに来たときは、そのせいで両親をすっかり困らせていました。息子が真夜中にホテルじゅうを走り回ってしまい、起こされた宿泊客から苦情が殺到したのです」

彼らは苦しんでいる。だからこそシムの患者となるのだが、正式に「患者」にならなくても、人間は数字に集中していると強迫的になる傾向がある。

「歩数やカロリーの計測自体が体重を減らすわけではありません。むしろ強迫行為に走らせるのです。活動や食事に対して意識を向けなくなります」

そうした状態になると、疲労し休息が必要だと思っていても、ウェアラブル端末が決めた数値に届くまで走ったり歩いたりしつづけてしまう。シュレイバーは、運動していないことに対して感じる罪悪感は恋の痛みに似ていると考えている。

「好きな人のそばにいないと、その人のことが恋しくてたまらなくなる。そういう感じです」

理想としては、数字で計測しにくい目標をもつほうが健康的だ。心拍でも歩数でも、とにかく何かをモニタリングするデバイスを所持するのは危険なことなのである。

足が痛くても、出産直前でも、走るのをやめられない

かつてのシュレイバーが、まるで恋にハマるようにランニングにのめりこんだのは、決して特殊なことではない。2000年に、マリーランダース・ドーンとジョン・ストラムスキーという2人が立ち上げた全米ランニングストリーク協会（USRSA）にも、そのことが見て取れる。[*9] USRSAは、1日も欠かさず何年もランニングをしている人を称える団体だ（松葉杖やステッキなしで1マイルでも移動できれば、「ランニング」に入れていいことになっている）。仲間意識が強くサポート精神にあふれた、ランナーによるランナーのための組織である。老いも若きも、男性でも女性でも、シリアスランナーでもファンランナーでも、とにかく毎日走ろうという意欲で結ばれた多様な人々を応援すると謳っている。そして目標を達成したメンバーを四半期ごとに発表する。35年間1日も欠かさず走れたなら、「グランドマスター」という称号を与える。40年なら「レジェンド」。45年続けたら、2013年に初めて45年連続のランニング記録を樹立し引退したマーク・コバートという人物にちなんで、「コバート」を授与する。

想像はつくと思うが、この団体に属するランナーの多くが、走るのは不可能に近いコンディションでも我慢して走る傾向がある。

ギャビー・コーエンという女性は、数年前に出産で帝王切開をすることが決まったとき、入院した病院のトイレルームの中で毎日12分間走っていた。彼女は2014年11月に、連続ランニング記録22

年を達成している（彼女のこだわりぶりも驚異的だが、ジョン・サザーランドというカリフォルニア在住63歳の男性は46年というアメリカ最長記録を作り、今も更新しつづけている）。

また、デイヴィッド・ウォルバーグという男性は、2004年にハリケーン・フランシスが住んでいた地域を直撃したときも、台風の目が来るのを待って、1.2マイル（2キロ弱）のランニングに出た。彼のランニング熱は今のところ31年続いている。他にも、乗るはずの飛行機がキャンセルになった状況で、そもそも疲労とケガを抱えていたにもかかわらず、空港の廊下を疾走したという例もある。連続記録のためなら何でもありというわけだ。

この仕組みは、ある意味で実に狡猾だ。休みなしで活動を継続することに意味が生じているので、時間が経てば経つほど、連続記録の数字が大事なものになってくる。2週間連続なら、途切れてもたいしたことではないが、1年というキリのいい数字を越えてしまうと、お気楽なランナーであってもその連続記録を守るために必死になる。足首を痛めていても、ひどい風邪を引いていても、走らなくてはならないのだ。

マイアミに住むロバート・クラフトという64歳のランナーは先日、記録が40年に到達した。関節炎を患い、痛みが脊椎に悪影響を与えており、変性椎間板疾患もあるが、それを押して走っている。彼にとっては走ることは痛いこととイコールなのに、それでも走らないという選択肢はない。

こうした行為があまりにも危険なので、さすがにUSRSAもウェブサイトに警告を載せるようになった。創立者のジョン・ストラムスキーが、「ケガを避けるため、くれぐれも休息と回復時間をとってください」と呼びかけている。しかし、ふつうのランナーならこの警告を「1日休む」と解釈するが、ランニング熱に浮かされたランナーたちは、「今日だけはゆったりめに走る」と解釈する。

多くの場合、この熱を維持することで発生する最大のコストは、心理的な負荷だ。ミシェル・フリッツという女性は、131日連続して走ったあたりで、記録に対する思い入れが「偶像崇拝のようになっている」と気づいた。そのせいで夫や子どもと過ごす時間がまったくとれていない。そこで走らない日を作ると決意した。「連続記録をストップしたら、すごく気持ちが軽くなりました」。本人はそう語っているが、現在はまた新たに100日走りつづけているところだ。結局のところ、目標は消えたわけではなかったのである。

目標追求があなたを「慢性的な敗北状態」にする

ランニング熱は、目標追求がはらむ大きな欠陥を浮き彫りにしている。目標を目指すという行為は、成功の果実を味わう時間よりも、目標を追いかけている時間のほうが長いのだ。成功はつかのまの喜びにすぎない。鋭い人間観察で定評があるコラムニストのオリヴァー・バークマンは、『ガーディアン』紙の記事で、こう書いている。[*10]

人生を、達成すべき小さなマイルストーンの連続と考えるならば、あなたは「慢性的な敗北状態」でこの世に存在していることになる。ほぼつねに、目指す偉業や成功にまだ達していない自分として生きていることになるからだ。そして目標にたどりついてしまえば、生きる意味をくれるものを失った自分になるだけ。だから新しい目標を作って、また1からそれを追いかけていく。

バークマンは記事の中で、漫画『ディルバート』の作者スコット・アダムスの言葉を引用している。アダムスは、『ほとんど全部に失敗しても成功していられる方法』という本で、目標追求を重視する風潮を非難した。

アダムスが提案するのは、目標をよりどころに生きるのではなく、システムに沿って生きていくことだ。彼が言うシステムとは、「長い目で見て幸せになる確率を高める活動を、日常的に行う」という意味である。漫画家なら、毎日1コマは漫画を描く。作家なら、毎日500単語は執筆する。このシステムならば目標とは違って、低いレベルのハイが安定して続く。どうたどりついたらいいかわからない壮大な最終目標を掲げるよりも、1日1日、充実した人生が積みあがっていく。システムはそこまでの達成度を示す指標だ。

それに引き換え、「インスタグラムでフォロワーを1000人作る」といった目標は、今はまだそこに至っていない、つまり失敗を示す指標になる。到達したら、今度は「フォロワー2000人」など、次の目標を目指さなくてはいけないという気になる。

なぜトレーダーはいくら稼いでも幸せを感じられないのか ——社会的比較の罠

現代の究極の目標と言えば、おそらくお金だ。最初は小さな額を目指していても、やがて大きな目標を掲げるようになる。サム・ポルクという元金融トレーダーは、2014年に『ニューヨーク・タイムズ』に寄稿した記事に、「お金への愛」というタイトルをつけた。[*11] ポルク自身、トレーダーとして最初は控えめな目標を掲げていたが、それがしだいにエスカレートするようになったという。「最初のボーナスで4万ドルをもらったときには興奮した。だが、ヘッジファンドに勤めて2年目には、『たった』150万ドルしかもらえないことに失望していた」

上司には10億ドル単位の富豪も珍しくない。だから彼も、10億ドルが欲しいと考えるようになった。「トレーディング・フロアでは、インターンから取締役まで、全員が同じ場所で仕事をする。隣にいる男が1000万ドル級なら、100万や200万なんて、たいした金額には見えなくなる」

ポルクは記事の中で、社会的比較の法則について説明している。人間はつねに、自分がもっているものを他人がもっているものと比べているのだ。その比較から導き出す結論は、比較相手によって変わってくる。たとえば友人たちの年収は4万ドルだという情報が頭にあるなら、自分がもらった4万ドルのボーナスはとてつもない額だ。だが、友人が凄腕トレーダーで、週に4万ドル稼ぐということを知っているなら、自分のボーナスには落胆しか感じない。

しかも人間は本質的に上を目指す生き物だ。後ろではなく前を向こうとするので、自分の立ち位置がどこにあろうとも、前にいる人間のことを意識する。その相手と比較して、自分の不足や喪失を実感する。ポルクもそのせいでずっと心が満たされなかったという。どれだけ稼いでも、いつでも誰かが自分より稼いでいる。バカバカしく聞こえるかもしれないが、10億ドルの資産をもつ富豪になったとしても、数十億ドル規模の富豪と並べば貧乏人だ。彼らもまた、相対的な不足に苦しむのである。

私はポルクに取材を申し込んだ。そんな思いを抱くのは一般的なことだろうか、と尋ねると、「金融の世界では90％強がそうだと思います」とポルクは答えた。「金融の世界以外でも広がっていると思いますよ」。ポルクの話を聞いて、私は先日のパワーボール〔アメリカの大多数の州で実施されている宝くじ〕を思い出した。キャリーオーバーで16億ドルにふくれあがった賞金金額を狙って、数百万人がくじを購入していた。

こんなふうにどこまでも上を見ずにいられないのは――超富裕層であっても――「自分の仕事と真の一体感を感じていないから」だとポルクは考えている。仕事に心底から打ちこんでいるときは、お金という数字を追いかけなくてもやっていける。だが仕事で充実感を得られないなら、生活がかかっている仕事への意欲を維持するために、目の前に目標をぶらさげておく必要があるのだ。

アダムスやバークマンと同じく、ポルクも、こまめに手ごたえを得ていく働き方のほうが大事だと考えている。彼に言わせると、富への依存的な執着は比較的新しい社会現象だ。元トレーダーのノンフィクション作家マイケル・ルイスの１９８９年の著書『ライアーズ・ポーカー』（早川書房）によると、かつてのトレーダーには、自分たちの仕事は社会の大切な一機能であるという認識があった。意義のある事業に投資をして、お金が有益に使われるよう采配し、街や産業の開発を後押しして、多くの雇用を生み出しているのだ――と。だが、ポルクいわく、その幻想は消えてしまった。トレードに携わる本質的な動機は、今では何よりも自分個人の利益だ。

ポルクは2010年に金融業界を離れ、それ以降は執筆活動を生業としながら、食の問題に取り組む非営利団体「グロサリーシップス」を設立している。

成功しても失敗しても、出口がない ――目標信仰の恐るべき〝末路〟

度を越しさえしなければ、個人的な目標を掲げるというのはまったくもって妥当なことだ。目標があればこそ、限られた時間や目標をどう使うべきか見えてくる。

だが現代では、求めもしない目標が向こうからやってくる。ソーシャルメディアに登録すれば、フォロワーや「いいね！」の数を集めたくなる。メールアカウントを作れば、ずっと受信箱に目を光らせてメールをさばきつづけずにいられなくなる。活動量計を装着すれば、毎日特定の歩数まで歩かずにいられなくなる。ゲームアプリの「キャンディークラッシュ」で遊びはじめたなら、つねに前回のハイスコアを破らなくてはいけないと感じる。

マラソンもしかり、仕事の価値を給料の額で測ることもしかり……自分のがんばりをタイムや数字に管理させていると、キリのいい数字に達すること、社会的比較で納得のいく数字を出すこと自体が目標になってくるのだ。人より速く走りたい、人より多く稼ぎたい、まとまった形で結果を出したいと思えて仕方ない。フルマラソンを4時間1分で走るのは敗北だ。稼ぎが9万9500ドルしかないのも敗北だ。目標は高くなる一方で、依存的な追求に油を注ぐ。つねに何かの目標に失敗している自分として生きながら、何かに成功するたび、また新しく野心的な目標を掲げずにいられなくなるのである。

第5章

〈2〉フィードバック

――「いいね！」というスロットマシンを回しつづけてしまう理由

ボタンがあれば、押さずにはいられないのはなぜ？

先週、ニューヨークの高層ビル18階からエレベーターに乗り込んだときのこと。先に乗っていた小さな男の子が、私を見て、得意げな笑みを満面に浮かべてみせた。横にいる母親はその子を見下ろしながらきまりわるそうにしている。ロビーのボタンを押そうとした私は、ボタンがすべて押されているのに気づいた。

子どもはボタンを押すのが大好きだ。しかもそれが光るボタンとなれば、ぜひとも全部押して確かめなくてはならない。人間には幼い頃から探求心があるが、実際に何かを調べてみるときは、目の前の環境からできるだけ即座に反応が返ってくることを望んでいる。エレベーターで一緒になった坊やが笑っていたのは、自分のしたことに反応があったのが嬉しかったからだ。光であれ、音であれ、何らかの変化という形でフィードバックがあることを、人は快感と感じるのである。

フィードバックを欲しがる気持ちは大人になってもなくならない。2012年にベルギーの広告会社が実施した屋外キャンペーンの成功にも、その証拠が見て取れる。[*1]

デュベル・ギョーム・モデムという広告会社が、アメリカからベルギーに進出したテレビ局TNTの依頼で実施したキャンペーンだ。狙いは、TNTでは胸躍るドラマ番組がたくさん観られます、と視聴者に伝えること。そこで、ベルギー西部フランドル地方の町の広場に、大きな赤いボタンを設置した。横に巨大な矢印型の看板が立っていて、「ボタンを押してドラマを始める」というシンプルな指示が書いてある。

平凡な街角でこんなキャンペーンが成功した理由は、ボタンを押すよう仕向ける看板が巧みだったためかもしれないが、おそらくそれは必須ではなかった。たとえ看板の指示がなくても、通行人の好奇心がしだいにふくらんでいって、最終的には誰かが必ず巨大な怪しいボタンを押したと考えられるからだ。実際、最初のうちは何人かがおっかなびっくりボタンに近寄るだけだったが、やがて勇気ある通行人がボタンを押した。

このときの模様を収録した映像を見ると、ボタンに近づく人々がみな目をきらきらさせているのがわかる――私がエレベーターで乗り合わせた坊やも、ボタンのパネルに小さな手を伸ばしながら、きっと同じように目を輝かせていたに違いない（広場のボタンは、押すとその場でとつぜんドラマチックな寸劇が繰り広げられる趣向になっていた。救急車が患者を落っことしたり、いきなり喧嘩が始まったり、ビキニを着た女性がバイクで疾走したり、最後には銃撃戦になったりという具合だ。最後に「あなたの毎日にドラマを」という垂れ幕が下りてくる。このキャンペーンのユーチューブ動画は5000万回以上も再生されている）。

ベルギーの街角に設置されたボタンは、「押せばいいことがある」という約束をほのめかしていたが、仮に何の報酬も約束していなかったとしても、人々はボタンを押したはずだ。

ウェブコミュニティ「レディット」が、2015年にエイプリルフールのいたずらを仕込んだときもそうだった。[*2] 同年6月に設立10周年を迎えたレディットは、現在ではインターネット全体で30番目に人気のウェブサイトとして、ピンタレストより少し多く、インスタグラムよりわずかに少ないくらいのアクセスを集めている。ニュース、エンタテインメント、ソーシャルネットワーキングをテーマに膨大なコンテンツが掲載されている。

サイトの読者（レディットユーザー）は、コンテンツに対して上向きの矢印をクリックして支持を表明する（アップボート）か、または下向きの矢印をクリックして不賛同の投票をする（ダウンボート）。この投票によって記事のスコアがつねに上下するという仕組みだ。サイトに漂うブラックジョークめいた雰囲気を知らない方のために説明すると、過去最高のアップボートを集めた記事の1つは、「グアンタナモ湾でウォーターボーディングって、なんだか楽しそう。その2つの言葉の意味を知らないなら、ね」というタイトルだった（グアンタナモ湾にある米軍基地では捕虜への拷問が行われていた。ウォーターボーディングとは、スポーツではなく、水責めのこと）。

ウェブコミュニティ「レディット」が仕掛けた「ボタン」大騒動

2015年4月1日、レディットは同サイトの登録読者3500万人に向けて、いたずらを仕掛けた。公式ブログページに、「ボタン」というタイトルで1本の記事を投稿している。

ボタンのメカニズムは単純だった。ボタンの横に表示されているタイマーが、60秒から0秒までカウントダウンしていく。レディットユーザーがボタンをクリックすると、カウンターが60に戻って、カウントダウンを再スタートする。ボタンはユーザー1人につき1回しか押せないので、最終的にい

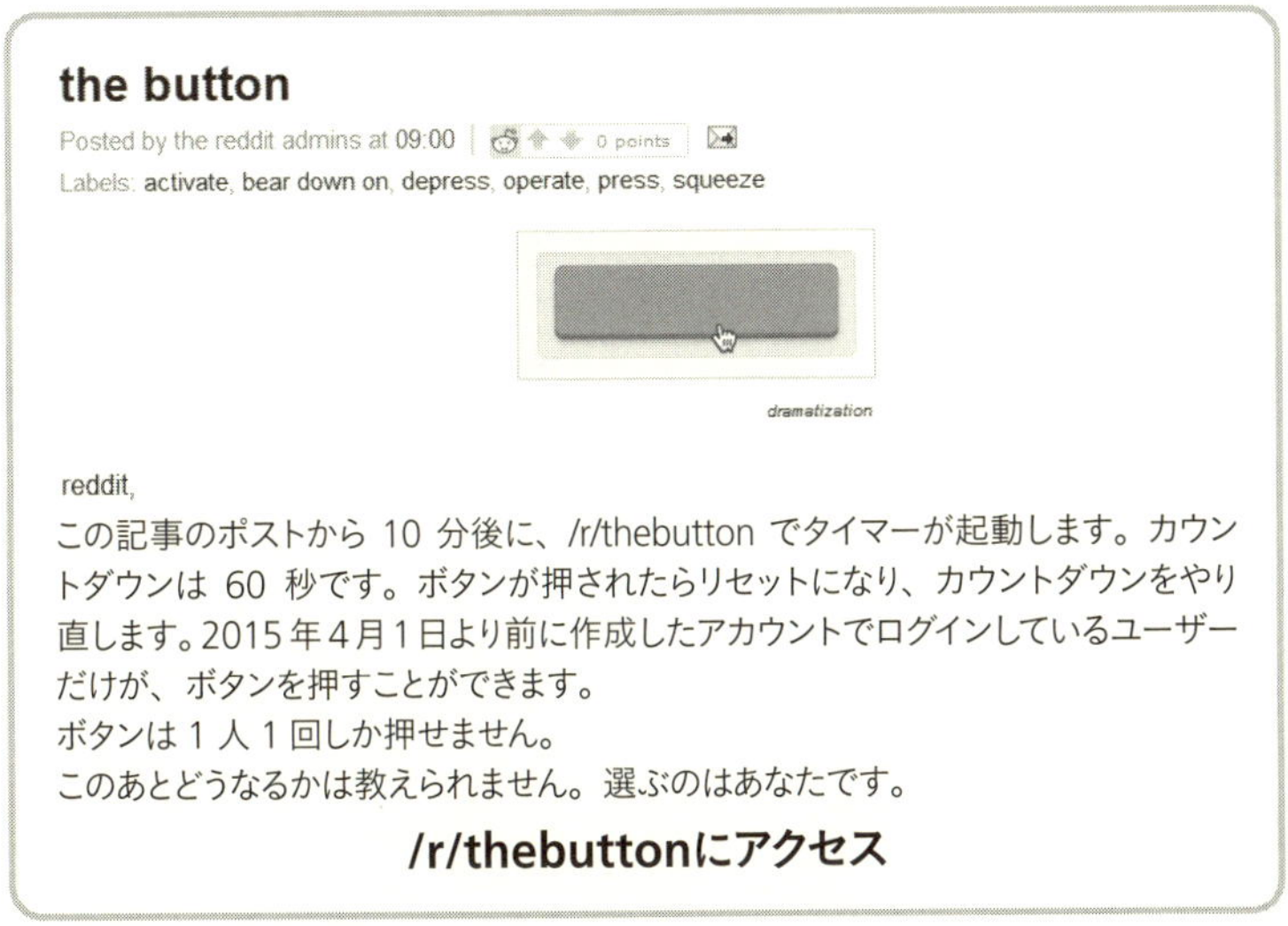

the button

Posted by the reddit admins at 09:00 | 0 points

Labels: activate, bear down on, depress, operate, press, squeeze

dramatization

reddit,

この記事のポストから 10 分後に、/r/thebutton でタイマーが起動します。カウントダウンは 60 秒です。ボタンが押されたらリセットになり、カウントダウンをやり直します。2015 年 4 月 1 日より前に作成したアカウントでログインしているユーザーだけが、ボタンを押すことができます。

ボタンは 1 人 1 回しか押せません。

このあとどうなるかは教えられません。選ぶのはあなたです。

/r/thebuttonにアクセス

つかはゼロになるというわけだ（仮に、全レディットユーザーが1人ずつ、タイマーがゼロになる直前にボタンをクリックするとしたら、タイマーは66年後にゼロになる）。

最初は大勢のユーザーがこのページにアクセスし、60秒からカウントダウンが始まったとたんにすかさずボタンを押す、という遊びに興じた。ボタンを押すと、ユーザー名の横に表示される小さな「バッジ」が紫色になり、クリックしたときの残り秒数が表示される。これが「59」なら、カウントダウンを1秒も許さなかった早撃ちガンマンというわけだ。

反対の数字を狙うユーザーもいた。夜じゅう寝ずにページに張りついて、ゼロになるぎりぎり寸前に自分がクリックしようと待ち構えるのだ。バッジが紫になって数字が出る以外は何が起きるわけでもないのに、彼らはただただボタンに心を惹かれて——幼児にとってのエレベーターのボタンがそうだったように——睡眠を犠牲にしながら押すタイミングを狙いつづけたのである。

関心が広まると、他にも面白い現象が起きた。ボタンを押さないとバッジは灰色なのだが、そうしたユーザーたちが「押さない同盟」を組み、他の灰色ユーザーにも参加を呼び掛けはじめたのだ。押さない人数が多ければ、タイマーは早めにゼロになるので、そうすればこのキャンペーンの結果が早くわかるから、という理屈だった。

だが、押したい欲求に逆らえないユーザーが数百万人もいたために、タイマーのカウントダウンはほとんど進まない。4月2日に初めて50秒まで行ったのだが、このときボタンを押したユーザーのバッジは青になった。残り50秒を切ってから押したユーザーは全員、紫ではなく青のバッジをもらった。コミュニティは即座に、クリックでもらえる色が10秒ごとに変わるという仕組みを理解した。冷静に考えればたいした褒美ではないのに、ユーザーは同じカラーバッジでグループになり、できるだけゼロに近いタイミングで押せたユーザーは、自分のバッジを勲章とみなすようになった。

次に載せる表は、それぞれのカラーバッジをもらえる秒数と、獲得したユーザーの数を示している。ユーザーが自分のカラーを表明するようになると、Goombacというハンドルネームのユーザーが、それぞれのグループにアバターを作り、「イレモナティ（黄）」「エメラルド・カウンシル（緑）」「レッドガード（赤）」といった名前を授けた。

そして、スタートから48日後、BigGoronというユーザーがボタンを押したのを最後に、カウントダウンのタイマーはついにゼロに到達した。レディットユーザーは、BigGoronに「プレシア」（「押す《プレス》」と「救世主《メシア》」を合わせた造語）という称号を与えてあがめたてまつり、彼にたくさんの質問を

バッジのカラー	いつボタンをクリックしたか	この色のバッジを獲得したユーザーの割合	このバッジが初めて獲得されたのはいつか
紫	52-60 秒	58	4 月 1 日
青	42-51 秒	18	4 月 2 日
緑	32-41 秒	8	4 月 4 日
黄	22-31 秒	6	4 月 10 日
橙	12-21 秒	58	4 月 18 日
赤	11 秒以下	6	4 月 24 日
ふたたび紫	最後のボタンを押したユーザー	ユーザー名：Big Goron	5 月 18 日

浴びせかけた。大勢が押さずにいられなかったのに、なぜこんなにも長く待つことができたのか（BigGoronの答えによると、残り1秒まで行く場面を何度か目撃し、自分はぎりぎりまで観察しようと思っていたのだという）。今後の展開はどうなると思うか（BigGoronいわく、「自分としては平和を提唱したいね。もう戦いは幕引きにしようじゃないか」）。

結局、タイマーがゼロになっても、何も起きなかった。ただユーザー同士が各カラーで結ばれた仲間になり、プレシアが誕生し、そして徐々にいつもの生活に戻っていっただけ。

くだらない話に聞こえるかもしれないし、実際これと言って意味のない遊びだった。だが、何もしないボタン1つで、数百万人がつかのまの一体感を味わったのだ。60秒をカウントダウンするバーチャルなボタンを押さなかったらどうなるか、それを知りたいがために何週間もオンラインで待ちつづけてしまうほど、フィードバックというものの魅力が大きかったのである。

人も動物も、確実な報酬よりも「予測不能なフィードバック」を好む？

1971年、マイケル・ゼイラーという心理学者が、腹を空かせたハト3羽を使った実験を行った。[*3]ホワイト・カルノー・ピジョンという種類で、一般的な灰色のハトよりもだいぶずんぐりしているが、食欲旺盛で学習が早い。当時ゼイラー以外にも多くの心理学者が、さまざまなフィードバックに対する動物の反応を調べる研究に取り組んでいた。対象となる動物はほとんどがハトかラットだ。人間よりもずっと辛抱強いが、複雑な生き物ではない。

だが、動物の単純さとは裏腹に、ゼイラーの研究には高尚な狙いがあった。下等生物の行動を通じて、政府が国民に寄付を推奨したり、犯罪を抑制したりする方法を見つけることができないか。シフト勤務の労働者が、仕事に意義を感じて働けるよう、経営者にとっての対策を見つけられないか。子をもつ親の育児に活用できるヒントが発見できないか。

世界を変えるほどの壮大な目論見だ。

それを実現するためには、一番効果的な報酬の出し方を特定しなければならない。考えていた選択肢は2つ。1つは、歩合制の工場労働者が製品を組み立てるごとに給料が増えるように、好ましい行動をするたびに褒美を出すやり方。もう1つは、ランダムなスケジュールで褒美が出るやり方。こちらは、当たるかどうかわからない宝くじを買わせるように、結果を予測不可能にする。

ゼイラーのハトはこの研究室で育ってきたので、すでに法則は心得ていた。檻の中の小さなボタンをつついて押すと、エサが出てくる。空腹状態のハトにとってエサは天からの恵みのようなものだ。ゼイラーは、ハトがボタンをつつくたびに必ずエサが出るパターンと、ときどきしか出てこないパターンを作ってみた。後者の場合、ハトが必死につついても、ボタンのライトが赤く光るだけで何も出てこないときがあり、ハトはがっかりするだけになる。

私は、このゼイラーの研究について初めて知ったとき、一定して報酬が出るのが一番効果が高いだろうと考えた。ボタンを押してもエサが出るかどうか予測がつかないとしたら、ハトはボタンをつつく意欲を失うだろう。工場労働者が製品を組み立てても、それに対する報酬が出たり出なかったりするようであれば、モチベーションが下がるのと同じことだ。だが結果は正反対だった。エサが出る確率を100％ではなく50％から70％の確率にしたときのほうが、ハトはまるで小さなギャンブラーのように、ボタンを猛烈につつきまくった（ただし、エサの出る確率を10％にすると、心が折れるらしく、まったくつつかなくなった）。

必ず出るか、ランダムに出るか、それによって結果は大きく違っていた。ランダムに出る、つまり報酬が確約されない状態のほうが、ボタンをつつく回数は2倍も多くなっていたのである。ハトの脳で放出されるドーパミンの量も、はるかに多かったことがわかった。ゼイラーはこの実験をもとに、正のフィードバックに関する重要な発見を論文にまとめている。一言で言うと、手ごたえは頻度が低いほうが価値があるのだ。人間がギャンブルの不確実性に惹かれてしまうように、ハトたちは、フィードバックの不可思議なランダムさに心を奪われていたのである。

「いいね！」ボタンにかけられた魔法の秘密

ゼイラーがこの研究を発表してから37年後、フェイスブックの開発チームが、類似のフィードバック実験をしている。フェイスブックなら、過去には不可能だった規模で人の反応を調べることができる。このとき2億人となっていたフェイスブックユーザー（その後3年で3倍に増える）を対象として導入されたのが、「いいね！」という一見単純な新機能だ。

フェイスブックを使ったことのある人なら、誰でもこの機能の仕組みは知っているだろう。自分の写真や更新内容を他人がどう思っているか、くよくよ悩む必要はない。投稿内容のすぐ下にある、親指を立てた手のイラストがクリックされるかどうかで、リアルタイムにフィードバックが得られるからだ（フェイスブックは「いいね！」の導入後、他にもフィードバックボタンを作ったので、今では単純な好みだけでなく複雑な感情を伝えることも可能になった）。

この「いいね！」ボタンがフェイスブックユーザーの心理を劇的に変えたことは、どんなに強調してもし足りないほどだ。[*4] 友達の生活を受動的に見守る手段だったフェイスブックが、ディープな相互作用の場になった。

しかも「いいね！」は、ゼイラーのハトたちに猛烈にボタンをつつかせていた「予測不能なフィードバック」そのものだ。フェイスブックユーザーは、写真やウェブサイトのリンクを共有したり、ステータスをアップデートしたりするたびに、一種のギャンブルをするようになったのである。ギャンブルに負ける、すなわち自分の投稿に「いいね！」が1個もつかなければ、それは個人的に悲しい出来事というだけでなく、社会的な敗者という宣告だ。自分には友達が少ないのか、もしくはもっと悪いことに、友達が自分に感銘を受けてくれていないのか、どちらかの事実を容赦なくつきつけられたという意味になる。

ハトと同じで、人間は確実性のないフィードバックほど欲しくてたまらない気持ちになる。主要なソーシャルネットワークサイトとして「いいね！」ボタンを導入したのはフェイスブックが最初だったが、やがて他のサイトも類似の機能を作りはじめた。ツイッターのツイートにも、インスタグラムの写真にも、グーグルプラスの投稿にも、リンクトインのコラムにも、そしてユーチューブの動画にも、「いいね！」に相当する評価をつけたり、再掲（リツイート、リポスト）したりする機能が備わっている。

「いいね！」をつける行為は、エチケット問題にもなった。友達の投稿に「いいね！」をしないのは、どんな意味になるのか。友達の投稿3回に1回しか「いいね！」しなかったら、残り2つは嫌いだという意思表示になるのか。「いいね！」は社会的な賛同を示す基本形式だ。いわば、友人が人前でジョークを言ったとき、それに笑ってあげる行為に近い。

「いいね！」があまりにも大事なものになったことから、たとえば「ラブマティカリー」というアプリも誕生した。これを開発したフュエルド・コレクティブ社創業者のラミート・チャウラが、ウェブサイトでこんな文章を書いている。[*5]

「それ」は現代のクラックコカイン〔結晶状のコカイン〕だ。みんな中毒になって、離脱症状も体験する。誰でもこのドラッグが欲しくてたまらなくなり、1回キメれば独特の気持ちよさに恍惚となる。

僕が言っている「それ」とは、「いいね！」のことだ。

「いいね！」は、史上初のデジタルドラッグとしていつのまにか浸透し、この文化を支配している。

ラブマティカリーは、インスタグラムのフィードに流れてくる写真すべてに自動的に「いいね！」をつけるアプリだ。「いいね！」がデジタルドラッグなのだとすれば、このラブマティカリーが普及すると、ドラッグがほぼ無料で流通することになる。いちいち感銘を受ける必要もなく、投稿には何であれ「いいね！」がつく。

アプリ完成直後の3か月間は、開発者のチャウラが唯一のユーザーとして試験運用をしていたという。フィードに出てくる投稿すべてに自動的に「いいね！」をつけていると、他人に賛意を広げていることでなごやかな雰囲気になると同時に、他人からお返しをもらえることに気づいた。チャウラの写真につく「いいね！」の数が多くなり、フォロワーが1日平均30人ずつ増え、3か月で合計およそ3000人も増えた。

そこで2014年2月14日に、インスタグラムのユーザー5000人を対象に、ベータ版アプリのダウンロードを許可した。するとわずか2時間後にはインスタグラムの運営側から、利用規約に違反したという理由で、アプリをシャットダウンされてしまった。

「立ち上げる前から、インスタグラムにシャットダウンされるだろうとは思っていた」とチャウラは語っている。

「ドラッグの用語で言うなら、インスタグラムは売人だ。僕はそのドラッグを無料で配ってしまう新参者というわけだよ」

とはいえ、これほど早くシャットダウンされたことには、さすがのチャウラも驚いた。彼の希望的目算では1週間ほど運用していけるはずだったのだが、インスタグラムは脊髄反射するかのように即座に反応してきたのである。

「スロットマシンは電子コカインだ」

私が大学院に合格して渡米した2004年当時は、オンラインの娯楽はまだ限られていた。インスタグラムもツイッターもユーチューブもなかったし、フェイスブックはハーバードの学生専用だった。私がもっていた携帯電話は安いノキア製で、頑丈だが原始的だったので、ウェブを見るなら寮の自室に置いたパソコンの前に座り、そこから動くことはできなかった。

ある夜、パソコンで研究作業をひと段落させたあと、ふとネットで「サイン・オブ・ゾディアック」というゲームを見つけた[*6]（略して「ゾディアック（星座）」と呼ばれる）。特に頭を使う必要のないゲームのようだ。カジノにあるスロットマシンによく似ている。どれだけ賭けるか決めて、適当にボタンをクリックし、星座のマークがそろって当たりになるか、ハズレになるか、見ているだけ。最初は、長時間の頭脳労働によるストレスを発散しようと、ちょっと遊ぶだけのつもりだった。

だが、目がそろって小当たりが出たときの短いチャイム音と、大当たりが出たときに流れる長いメロディ音に、私はあっというまに夢中になってしまった。そのうち日中にもゲームの影響が出はじめて、最高のジャックポットであるピンクの蠍座マークが5つ並ぶ画面が目の裏に浮かんだり、当たりが出たときに流れるメロディがありありと聞こえてきたりするようになった——今でもはっきりと思い出せるほどだ。私はちょっとした行動嗜癖の状態だった。ランダムで予測のできないフィードバックに、五感が酔っぱらいのようになっていたのだ。

ネットのスロットゲームに対する私の執着は、決して珍しいものではない。文化人類学者のナターシャ・ダウ・シュールは、13年前から、ギャンブル依存症患者とスロットマシンについて研究している。[*7] ギャンブル専門家と、現在および元ギャンブル依存症患者に聞くと、彼らはスロットマシンをこんなふうに表現するという。

・スロットはギャンブルのクラックコカインだ。
・電子モルヒネだ。
・人類史上もっとも悪質なギャンブルだ。
・スロットは、極めて精度の高い依存症製造機だ。

過激な表現だが、人がスロットマシンのギャンブルにいとも簡単にハマりこむ様子をよく表している。お金が出てきもしないネットのスロットにハマった私としても、その気持ちはわかると感じる。何度かハズレが続いたあと、ついに当たりが来てチャイムが鳴るという、ただそれだけのことで私はどっぷりのめりこんでしまったのである。

アメリカの銀行は、ネットギャンブルの賞金を取り扱ってはならないことになっている。つまり実質的にネットギャンブルは非合法だ。このシステムにあえて逆らいネットギャンブルを運営する企業はほとんど存在しないし、仮にいたとしても、たちまちつぶされる。

これはよいことのように聞こえるが、お金が関与しないから大丈夫というわけではない。私がハマったサイン・オブ・ゾディアックのような無料かつ合法的なゲームも、危険という点では同じなのだ。通常のカジノのゲームは客にとって著しく不利で、ハウス（カジノ）側が平均して勝つことになっている。だが、お金のかかっていないゲームなら、ハウスが勝つ必要はない。オンラインゲームのプロデュース会社ゲーム・ショー・ネットワーク（GSN）のCEOデイヴィッド・ゴールドヒルは、私の取材にこう語った。

「（オンラインなら）リアルマネーで賞金を払う義務に縛られていないので、100ドルのプレイに対して120ドルの賞金を出すこともできます。ランドカジノ〔実店舗型のカジノ〕では、そんなことを1週間も続けたら倒産してしまいますけどね」

プレイヤーのチップが尽きないので、ゲームは永遠に続けられる。私もサイン・オブ・ゾディアックを4年間遊びつづけたが、その間にいったんちゃらにして新規にゲームを始めたことは一度もなかった。ほぼ95％の確率で勝ちつづけながら、そのまま次回戦に突入する。切り上げるのは、食事をしなければならないとき、もう寝なければならないとき、そして朝になって授業に行かなければならないときだけだった。ときには、そうなってさえ、やめられないこともあった。

「当たりに偽装したハズレ」に「幸運大使」——カジノが繰り出すあの手この手

実際のカジノでは、前述のとおり、ほとんどカジノ運営側が勝利する。だが、客に正反対の期待を抱かせる巧みな作戦をいろいろと仕込んでいる。スロットマシンの機械自体もそうだ。その点で初期のマシンは単純な装置だった。プレイヤーがマシンのアームを引くと（スロットマシンのことを「片腕の強盗《ワンアームド・バンディット》」と呼ぶのは、これに由来している）、3個の機械仕掛けのリールが回る。リールが止まったとき、中央に2つ以上同じシンボルが出ると、一定の数のコインや配当（クレジット）が出る。ただし現代のスロットマシンでは、当たりラインは1種類ではない。一度に数百ラインで賭けるマシンもある。たとえば、次に載せるイラストでは、直線やV字やジグザグなど、15種類のラインで賭けられる。

このマシンを10セントで1スピンできるとしよう。15ラインすべてに賭けるには、アームを1回引くごとに1ドル50セントかかる。こまめに15回まわすのではなく、基本的には1度で15回転させる。カジノ運営側としてはこの遊び方のほうが嬉しいのだ。15倍速く客を打ち負かすことができる。一方

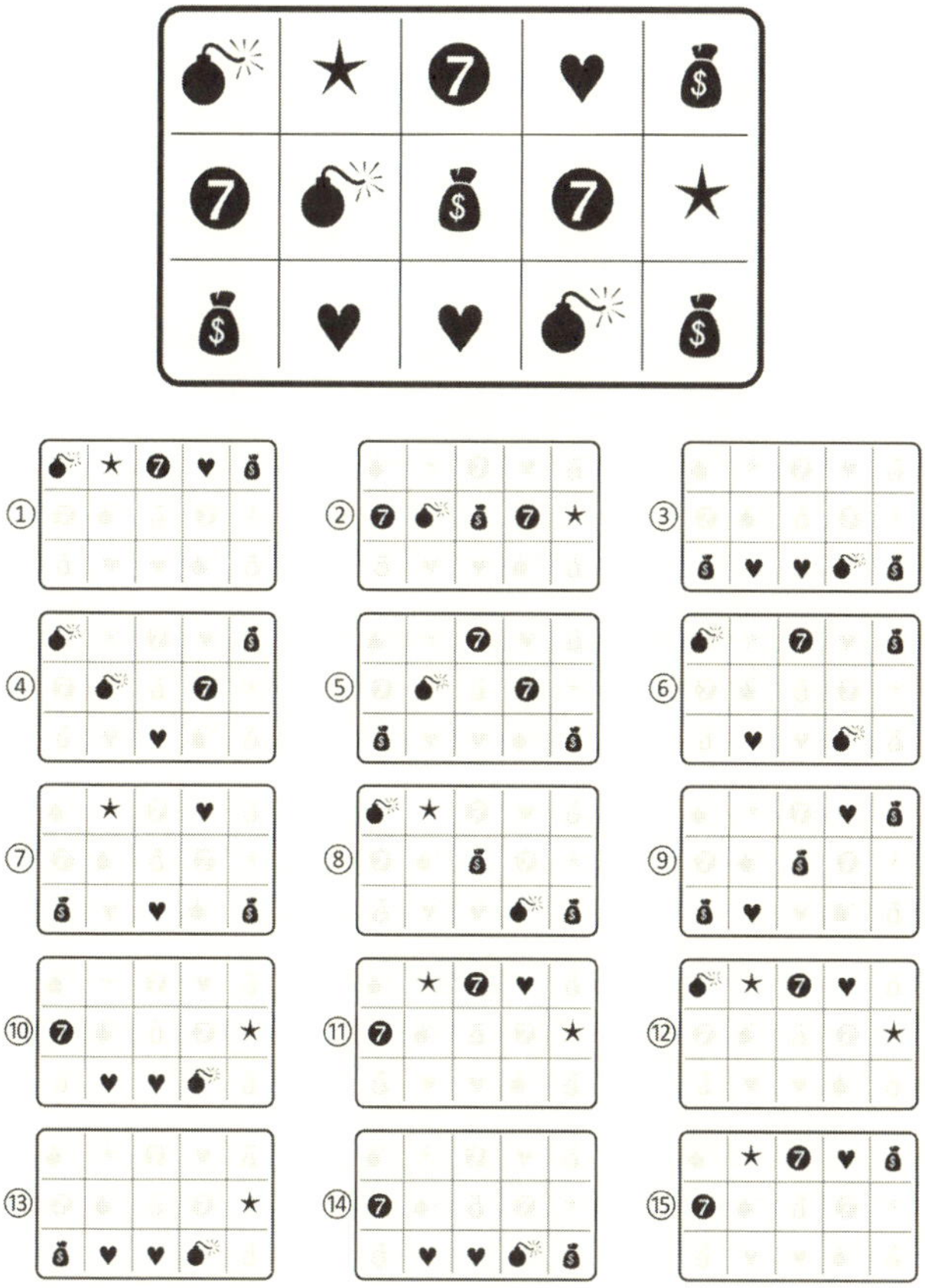
①
②
③
④
⑤
⑥
⑦
⑧
⑨
⑩
⑪
⑫
⑬
⑭
⑮

で客としては、15本もあれば最低1ラインくらいは当たる可能性が高い。客が勝つと、機械は明るいライトとキャッチーな電子音をそのつど同じように発して、盛大に祝ってみせる。

想像してみてほしい――あなたは1ドル50セントで15ライン全部に賭けている。そして15回転のうち1回で、イラストの4に示したように、爆弾マークが2つ並ぶ。爆弾マーク2つで配当が10で、1ドルの賞金が出る。悪くない気分だ――実際には、スピン1回で差し引き50セント損しているというのに。マシンが派手な光と音であなたを祝福するので、そのフィードバックに思わず嬉しくなってしまうのだが、それは文化人類学者のシュールをはじめギャンブル専門家が「当たりに偽装したハズレ」と呼ぶタイプの勝利なのである。

心理学者のマイク・ディクソンは、こうした「当たりに偽装したハズレ」の分析を行っている。[*8] ディクソンは「ラッキー・ラリーのロブスターマニア」というスロットゲームに注目した（私はこのゲームのオンライン版を見つけてやってみた――本書の執筆をしなければならない時間を3時間も費やして。無料版で本当によかった）。

ロブスターマニアは、15ライン同時に賭けるゲームだ。リールは5本、シンボルはリール1本あたり3つ出るので、組み合わせは合計で2億5900万以上。ディクソンらの計算では、1回で賭けるラインが6本以上になると、プレイヤーは「当たりに偽装したハズレ」を本物の当たりだと感じやすいことがわかった。

偽装が問題なのは、プレイヤーが敗北という認識をもたないからだ。彼らはこれを勝ちと分類する。ディクソンの実験では、ギャンブル経験が少ない被験者の身体に電極を装着し、ロブスターマニアをプレイさせた。被験者に10ドルを渡し、勝てば追加の20ドルがもらえると説明する。被験者はそれから30分で、平均138回スピンした。この間、装着した電極が、被験者の汗の変化を1分ごとに検知していた。発汗の具合によって感情的に反応したかどうかが確認できるというわけだ。

昨今のビデオ式スロットマシンの多くがそうであるように、ロブスターマニアも、体験を強化するフィードバックが満載だ。回転中はBGMとしてロックバンドB-52'sの「ロック・ロブスター」という賑やかな歌が流れている。外れたときには静かになり、当たったときにはいっそうやかましく派手に歌が流れる。それが本当の当たりでも、当たりのふりをしたハズレでも、同じようにライトが光り、チャイムが鳴る。

実験では、当たると被験者の発汗量が増えていたのだが、それが本当の当たりでも、偽りの当たりでも、発汗量は変わらないことがわかった。現代のスロットマシン、そして現代のカジノ全般が危険なのは、このためだ。エレベーターで全部のボタンを押した坊やと同じく、大人も光るものや音が鳴るものに弱い。本当は負けているのに、脳がそれを勝ちだと認識してしまうのだとしたら、どうやって自制心を発揮してギャンブルをやめることができるだろう。

それでもずっとハズレが続けば、どれだけ血眼になったギャンブラーでも、だんだん興味を失いはじめる。人によってはあっというまに見切りをつける。これはカジノ運営側にとっては都合が悪い。カジノとしては、客にできるだけ長くスロットマシンの前に座っていてほしいのである。勝率設定を変えて、ハズレが続いたあとに当たりやすくすることは簡単なのだが、残念ながらアメリカではそうした調整は違法だ。前回の結果がなんであろうと、勝率は回転するたびに一定でなくてはならない。

文化人類学者のナターシャ・ダウ・シュールの説明によると、カジノはこれに対して、いくつか独創的な解決策を編み出している。

「多くのカジノは『幸運大使』という手法を使っています。客の意欲が途切れそうになっているタイミング――もうカジノから帰ろうかな、と考えている瞬間――を察知すると、スタッフの誰かをその客のもとに派遣して、『ボーナス』を渡すのです」

ボーナスは、食事無料券であったり、ドリンク無料券であったり、現金やギャンブルクレジットの場合もある。特典を渡すのは勝率変更ではなく「マーケティング」とみなされるので、規制当局も目をつぶる。こうして改めて背中を押された客は、ギャンブルを再開する――またハズレが続いて嫌気がさしてくるまで、スロットを回しつづけるのである。

とはいえ、分析専門家を何人も採用して客があきらめかける瞬間を特定し、さらに数十人の幸運大使をフロアに配備しておくのは、かなりコストがかかる。この問題に対し、カジノコンサルタントのジョン・エーカーズという男が、法の目をかいくぐる独創的な解決策を編み出した。文化人類学者のシュールがエーカーズの作戦をこう説明している。

「客が負けたとき、失った金額のうちごくわずかな金額が、自動的に『マーケティング・ボーナス・ポット』として別枠でプールされます。機械のアルゴリズムは、このプール金の貯まり具合から、客の気持ちが離れるタイミングを事前に察知するというわけです」

通常のアルゴリズムの仕事は、機械がランダムに結果を出すようにすることだ。だが、客の気持ちが離れそうなポイントに来ると、アルゴリズムはそのルールを変更する。

「機械は、『おっと、このままじゃまずいぞ』と察知すると、BAR、BARと来たとき、3番目のリールをチェリーとせず、いわば抜け道を選ぶんです。3番目のリールをゆっくり回し、BARで止めます。BAR3つのジャックポットです」

この当たりの配当は、それまで客がハズレつづけて貯まっていたマーケティング・ボーナス・ポットから支払われる。つまりこれは勝率変更ではなく、人間の幸運大使を派遣するかわりに、機械が自分でその役割を果たしているというわけだ。シュールはカジノの調査中にさまざまな卑劣な作戦を目にしてきたが、このやり方は「ショッキングでした」と言う。「こうした仕組みから客を守るための法律が敷かれているのに、それに対する完全な違反」にはならないのか――と彼女がエーカーズに問い合わせたところ、相手の答えは「まあ、法というのは破るためにあるからね」だった。

「キャンディークラッシュ」をやみつきにする「ジュース」とは？

スロットマシンが優秀かどうか、すなわちカジノにとって儲かるマシンかどうかという判断は、「タイム・オン・デバイス（TOD）」という数値で計測される。TODは、客がそのマシンの前に座っている時間のことで、平均時間が長ければ長いほど、そのマシンはよいということになる。

たいていの客は、長く遊べばそれだけ多くのお金を落とすのだから、TODはカジノ側から見た収益性を測る便利な指標だ。ビデオゲームでも同様の指標が採用されていて、ゲームがどれほど人を巻き込む魅力があり、どれほど楽しいものであるか、判断する手段になっている。

カジノとビデオゲームの違いは、後者の開発者は多くの場合、がっぽりカネをむしりとることよりも、ゲームを面白くすることを重視している点だ。

ニューヨーク大学ゲーム研究所でゲームデザインを教えるベネット・フォデイは、これまでに無料ゲームを何本も開発しヒットさせてきたが、どれも金儲けのためというより、純粋に作りたくて作った作品だった。すべてフォデイのウェブサイト「フォディ・ドットネット」で公開されており、わずかな広告収入がある以外は、たいした集金効果はない――そのかわり、何本かのゲームはカルト的な人気を集めている。[*9]

「ビデオゲームは非常に細かい法則性がちりばめられている」とフォディは言う。

「たとえばマウスのカーソルが特定のボックスの上を通ると、テキストがポップアップしたり、音が流れたり。これは一種のマイクロ・フィードバックだ。プレイヤーの関心をつかみ、引き込んでおくための報酬としてデザインされている」

ゲームにはこうした微細な法則性が欠かせない。ゲームの進行に沿ってこまめに報酬が得られないと、プレイヤーはゲームをやめてしまう可能性が高いからだ。キャラクターが特定のマスを通ったときにチャイムが鳴ったり、白い光がぴかっと光ったり、その程度の些細なフィードバックでも報酬になる。

「こうしたマイクロ・フィードバックは、合図になるアクションがあったあと、即座に返ってくるものでなくてはならない。アクションと反応が時間的にがっちり結びついていると、人は『僕がこの反応を起こした』と考える」

エレベーターのボタンを押して光るのを見たい子どもと同じく、ゲームをする人も、自分のしたことで何か変化が起きたという感覚を喜ぶ。その感覚がなければ、ゲームに対する関心も失ってしまう。

こうした細工が成功しているゲームの代表例が、「キャンディークラッシュ・サーガ」だ[*10]〔日本版の名前は「キャンディークラッシュ」〕。2013年のピークの時点で1日60万ドル以上の収益をあげていた。開発・運営元であるキング・ドットコムは、現在までに同ゲームで25億ドルを稼いでいる。スマートフォンやフェイスブックにこのゲームをダウンロードしたユーザーの数は5億人から10億人とも言われる。大多数は女性で、これは大ヒットしているネットゲームとしては極めて異例なことだ。

ゲームの仕組み自体はひどく単純で、なぜこんなにも成功しているのか理解に苦しむほど。画面に出てくるキャンディーを上下左右に動かして、同じキャンディーを3つ以上並べて列を作る、ただそれだけである。列をそろえるとキャンディーが「クラッシュする」――消えるという意味だ――ので、その上にあったキャンディーが下りてくる。そろわないキャンディーが画面いっぱいに積みあがってしまったらゲームオーバーだ。だがフォディの話によると、成功の秘訣はこのルールではなかった。カギとなっているのは「ジュース」だ。

ここで言うジュースとは、ゲームの基本ルールの表面を覆っているささやかな魅力やフィードバックのことである。ゲームにとって必須ではないが、ゲームにのめりこませるためには欠かせない。同じ内容でもジュースがなければ面白味がない。たとえば登場するのがキャンディーではなく灰色のブロックで、楽しさを助長する見た目もサウンドもなかったら、どうなっていただろう。「経験の浅いゲーム開発者は、ジュースを加えるのを忘れやすい」とフォディは指摘している。「ゲーム内でキャラクターが芝生の上を走るなら、走る方向に向けて草がなびかないといけない。それは芝生がリアルだという意味になって、キャラクターと芝生が同じ世界の中にあると伝えることになる」

ゲーム漬けのラットが教えてくれたフィードバックの恐ろしすぎる効果

キャンディークラッシュ・サーガでキャンディーをうまくそろえると、サウンドが鳴り、ラインも明るく光り、スコアが変動する。隠れたキャラクターから謎の声で祝福されることもある。

こうした「ジュース」が効果的である理由は、脳の原始的な部分を刺激するからだ。ブリティッシュコロンビア大学の心理学者マイケル・バラスとキャサリン・ウィンスタンレーが、ラットのためのカジノを作ってこれを実験した。[*11]

檻の中に小さなボタンが4つあり、鼻先で押すと甘いエサが出てくる。ボタンの一部はローリスク・ローリターンで、たとえば10回のうち9回は当たりでエサが出てくるが、1回はハズレになる。その場合はしばらく(5秒)ボタンが押せなくなり、ラットは待たなくてはいけない(ラットは忍耐力がないので、ほんの少し待たされるだけでも、拷問を受けたことになる)。別のボタンはハイリスク・ハイリターンの設定で、エサの量は4倍だが、出てくる確率は40%だ。残りの60%の確率で、40秒のタイムアウトになる。ラットにとっては永遠とも思える時間を待たなくてはならない。

基本的にはラットはリスクを避ける傾向があり、ローリスク・ローリターンのほうを好む。だが、このラットカジノに、当たりを祝う音と光の点滅を加えたところ、客の反応は一変した。ラットたちはたちまちハイリスク追求型になり、多いエサと祝福のファンファーレをひたすら求めるようになったのである。人間のギャンブラーと一緒で、ラットたちはジュースのめくらましに心を奪われていた。

実験を行った心理学者のバラスは「驚きました。効果があったことには驚きませんでしたが、まさかこれほどとは」と語っている。

「刺激的な合図を加えれば反応があると予測はしていました。でも、ラットの意思決定をこんなにも顕著に左右するとは、まったく予想外でした」

現実世界とゲームの世界を一体化する手法「マッピング」

ジュースはフィードバックを増幅する効果があるが、それと同時に、現実世界とゲームの世界を一体化させる狙いがある。

フォディが開発した中でも1、2を争うヒット作品として、「リトル・マスター・クリケット」というネットゲームがあるのだが、これがその点で実に優れている。名前のとおりクリケットのゲームで、プレイヤーが次々と球を打つと、球の行き先に応じて得点が入る。空振りをしたり、方向が悪かったりすると、アウトになってスコアがゼロに戻る。

「僕がこのゲームを公開したとき、ちょうど妻がニューヨークのプラダ本社で働いてたんだが、そこの経理部にインド出身者がたくさんいて、みんなクリケットファンだったらしい。全員が、このゲームに夢中になったよ」〔クリケットはインドで非常に人気がある〕

この素晴らしいゲームを作ったのが同僚の夫だと知ったインド人社員たちは、彼女に羨望のまなざしを向けたという。

クリケットをネットゲームで再現し、しかもハマるほど面白いものにするのは難しい。だがフォディはシンプルながらリアルなゲームを作ることに成功した。まず、マウスを前後に動かす動きが、本物のクリケットでバットをスイングさせる動きに似ている。そして現実世界と同様、このゲームで最高スコアとなる打球は、ノーバウンドでキャッチしようとするフィールダーたちを越えて宙高く飛んでいく（野球と一緒で、ノーバウントで捕球されればアウトだ）。このように現実世界の手ごたえと同じ形でフィードバックがあることを、「マッピング」と言う。フォディは「マッピングは理屈ではない」と表現する。

「たとえばキーボードのスペースキーの使用頻度は少ないほうがいい。カチャカチャ大きな音がするから、ゲーム内の『歩く』みたいな、当たり前の動作には割り当てない。『ジャンプする』のような決定的な動作に割り当てておく。物理的な感覚と、デジタルの領域での感覚を連動させるのがマッピングの狙いだ」

こうしたマッピングをもっとも強く実感させる手段と言えば、もちろん仮想現実（バーチャルリアリティ、VR）だ。今はまだ技術として歴史が浅いが、地球の裏側の海岸に行ったり、火星の表面に立ってみたり、多種多様な環境への没入体験を作り出し、まるでそれが現実かのように仮想世界を探検させることができる。さらに進んだVRでは視覚だけでなく、触覚、聴覚、嗅覚など多感覚へのフィードバックも体験させる。

スポーツコラムニストのビル・シモンズは、2016年4月28日に公開されたポッドキャストの番組で、ゲストに招いたベンチャーキャピタリストのクリス・サッカにVR体験について尋ねている。[*12] サッカは元グーグル社員で、ツイッターやウーバーなど、さまざまなテクノロジー企業に莫大な資金を投資してきた。そんなサッカに対し、シモンズは「これからの世代のことがちょっとばかり心配なんですよ」と訴えた。

「このVRってやつが本当の世界に勝るとしたら、人間同士で交流せずに、ただVR世界に入って、VRでいろんなことをして、それが人生のすべてになってしまう気がします」

サッカはシモンズの懸念に共感しながら、こう答えている。

そんなふうに感じるのは当然のことです。テクノロジーの興味深い特徴として、解像度やサウンドモデリングや反応性などの精度が、人間の生理的発達を追い越しつつあるんです。人間の生態はずっと変わっていません――人間は、こんなふうに信じられないほど精密に作られた光や音響を吸収するようにできていないのです。（……）たとえば昔のビデオで（……）超高層ビルのてっぺんにいる視点を見ていると、身体は一歩踏み出そうとはしません。自分が高層ビルの端にいると信じ込んでいるのです。超高精細の映像でなくても、非常に没入性の高いVRプラットフォームでなくても、そうなるんですよ。ですから、これから先の技術進歩に、我々は翻弄されることになるでしょう。

VRは新たな「ドラッグ」となるのか?

VRという技術自体は数十年前から存在していたが、ここ数年でかなりメインストリームに進出している。2013年には、クリエイターがプロジェクト資金を集めるクラウドファンディング・サイト「キックスターター」で、オキュラスVRという名前の会社が250万ドルを調達した。[*13] 同社が掲げていたプロジェクトは、「リフト」というビデオゲーム用VRヘッドセットの開発だ。

ごく最近まで、VRと言えばもっぱらゲームの道具だと考えられていたが、2011年にフェイスブックがこのオキュラスVRを20億ドルで買収したことで一気に風向きが変わった。フェイスブックCEOのマーク・ザッカーバーグには、オキュラス・リフトをゲーム以外でも活躍させようという大きな構想があったからだ。彼は、自分のフェイスブックページでオキュラスVR買収を発表した際、「これはスタートにすぎない」と書いている。

「ゲームだけでなく、オキュラスをさまざまな体験のプラットフォームにしていく。スポーツの試合を真横で観戦したり、世界中の生徒や先生と同じ教室で勉強したり、医者と対面して診察を受けたり、そんなことが自宅でゴーグルを装着するだけで叶うことを想像してみてほしい」

VRはもはやマイナーな遊び道具ではなくなった。「いつかは、こうした没入型の拡張現実が数十億人にとっての日常生活になる。僕たちはそう信じている」とザッカーバーグは語っている。

2015年10月には『ニューヨーク・タイムズ』紙が、日曜版の付録として小さな厚紙製VRビューア「グーグル・カードボード」を配布した。スマートフォンと一緒に使うと、同紙の限定コンテンツをVRで見られるという趣向だ。コンテンツの内容は、北朝鮮の様子、シリア難民の現実、それからパリ同時多発テロ後の追悼集会の模様を伝えるドキュメンタリーだった。

この日曜版が届いた日の私は、午後中ずっと、難民の子どもについて伝えるドキュメンタリーにすっかりのめりこんでしまった。戦火で荒廃したウクライナ、その破壊された学校跡地に今自分が実際に立っているわけではないことを、かなり長い時間忘れ切っていたほどだ。これらのVRコンテンツを手掛けたプロデューサーのクリスティアン・スティーブンは、「誰かが現場から惨状を説明する45秒のニュース映像を、テレビの前で視聴するのではなく、見ているストーリーの中に実際に参加することになる」と説明している。

このグーグル・カードボードの魅力と効果は実に素晴らしい。だが、オキュラス・リフトと並べれば、その素晴らしさもかすむ。オキュラスVR社の創業者パルマー・ラッキーは、「オキュラス・リフトが上質なワインだとすれば、グーグル・カードボードは泥水だ」と言った。ただし、今のところはグーグル・カードボードのほうが分がよい――オキュラス・リフトが定価599ドルであるのに対し「2019年現在「リフト」は生産停止となり、後継の「リフトS」などが発売されている」、グーグル・カードボードはネットで10ドル前後で買えるからだ。

期待がつのる一方で、VRは大きなリスクもはらんでいる。スタンフォード大学バーチャル・リアリティ・インタラクション・ラボのコミュニケーション学教授ジェレミー・ベイレンソンは、オキュラス・リフトのせいで人間と世界とのかかわり方が壊れることを懸念している。

「誰もがとんでもない体験を生み出せる世界を、私が恐れているかと問われるならば、答えはYESだ。暴力的な動画が本当の殺人のように感じられたら、何が起きるだろう。ポルノ映像が本当のセックスに思えるなら、どうなるだろう。社会機能としての人間同士の交流を、VRはどう変えてしまうのだろうか」

テクノロジー専門ジャーナリストのスチュワート・ドレッジは、『ガーディアン』紙の記事で、現代人はすでに家族や友人に関心を向けることも不得手になっている、と指摘した。スマートフォンやタブレットが手元にあるだけでも目の前の交流から気が散ってしまうのだとすれば、VRデバイスをもつようになった私たちは、それとどう付き合っていくのだろう。

同じくジャーナリストのスティーブン・コトラーは、『フォーブス』誌に「合法的なヘロイン――VRは現代の次なるハードドラッグか」と題した論考を寄せた。VRを薬物と結びつける発想には強い説得力を感じる。VRという技術や市場が成熟すれば、私たちはいつでも、誰とでも、どこにいても、好きなだけ好きなことをできるようになるだろう。限界のない快楽は素晴らしいことに思えるが、その一方で、顔と顔を合わせて交流する能力はきっと退化していく。当然と言えば当然だ――リアルに感じる完璧な世界で生活していけるなら、わざわざ欠陥だらけの現実の人間と一緒に現実世界で生きる意味があるだろうか。

メインストリームにおけるVRはまだ登場したばかりなので、それが人の生活をどの程度劇的に変えていくか判断することはできない。

しかし、すでに見られている兆候から考える限り、VRは驚異的に素晴らしいものであると同時に、危険な存在ともなるのは間違いないのではないか。ザッカーバーグが書いたとおり、数千マイル離れた場所から診察を受けたり、実際に行くことのできない土地（現実的に行きにくいという意味でも、空想の世界という意味でも）を訪ねたり、遠くに住んでいる大事な人にバーチャルで会ったりすることができるようになるだろう。だが、ビジネスやゲーム開発のあり方によっては、VRが、エスカレートする行動嗜癖の新たな選択肢となっていく可能性も否定できない。

見たいものしか見られない人間、そこにつけ込む〝胴元〟

いくらでも都合よく作れるVRと違って、現実の世界では、時折「当たり」を挟みながら基本的には「ハズレ」が続く。ゲームをやれば負けることもあるし、むしろ勝ちっぱなしのゲームなど面白くない。

GSNのCEOデイヴィッド・ゴールドヒルは、私の取材に応えて、つねに勝ちつづけることの意外なデメリットについて語ってくれた。ゴールドヒルは天性の話し上手で、どんな話題でも誰も敵《かな》わないような知識量を披露する。彼と会った場所は、私にとって地元であるシドニーだったというのに、会話が終わる頃の私はまるで観光客のようにシドニーについて彼の話をメモしていたほどだ。そのゴールドヒルが、つねに当たりを引くようになったギャンブラーの話をした。

「どんな賭けをしても勝つようなった男は、『こりゃあ極楽だ』と思っていたそうです。だがそのうち、『これは地獄だ』と思うようになりました。拷問以外の何物でもない、ってね」

それまで人生をかけて当たりを追い求めてきた男は、次々と当たりを引くようになって、生きる理由を失った。ゴールドヒルのたとえ話は、正の強化がランダムに来るときのインパクトの強さを物語っている。当たり自体が大事なのではなく、直前のハズレから変化が起きて当たりになったという体験が、人の気持ちをわきたたせるのである。

どんなギャンブルであれ、結果が明らかになるコンマ数秒前に、おそらく人の心は最高潮に達している。テンションがマックスになり、当たりを目にしようと前のめりになるタイミングだ。

エミリー・バルセティスとデイヴィッド・ダニングという心理学者が、2006年に行った実に巧みな実験で、ギャンブルの結果が出る瞬間の人間の心理状態を調べている。*14 実験では、被験者となったコーネル大学の大学生に対し、これは飲み物の味覚テストだと説明した。一部のラッキーな被験者には絞りたてのオレンジジュースを出すが、その他の被験者には「どろどろした塊が浮いている、緑色で腐臭がするねばついた飲料に、『有機野菜スムージー』とラベルを貼ったもの」を出す。

先に被験者に両方を観察させて、どちらかがランダムに割り当てられると告げた。選ぶのはコンピューターだ。おいしいオレンジジュースが割り当てられたときは、コンピューターの画面に数字が出る。どろどろの液体の場合は、画面に文字が出る。ただし被験者の半分には、数字と文字を逆にして

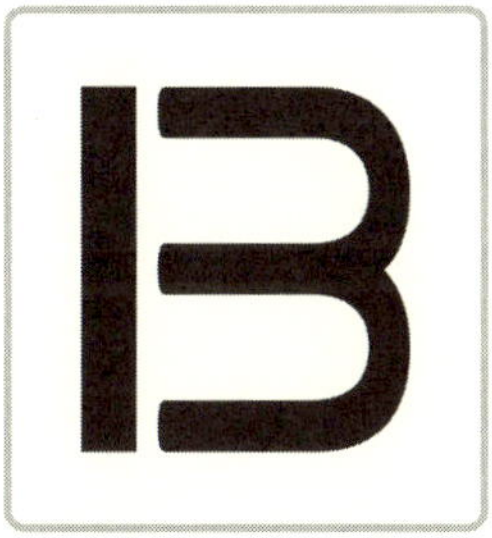

説明した。

被験者はコンピューターの前に座って、結果が出るのを待つ。スロットマシンで当たりが出るのを待つギャンブラーと同じだ。数秒後、画面にこんな図形が表示される。

これを見た被験者の86%が喜んだ。「コンピューターが当たりを出してくれた！」と思ったのだ。

読者はお気づきと思うが、この図形は数字でも文字でもなく、それでいて数字の13にもアルファベットのBにも見える曖昧な形になっている。被験者が、自分が望む結果を見たいと強く思ったために、結果が出た瞬間の彼らの脳は、この曖昧な図形を都合よく解釈したのである。数字が出ればおいしいオレンジジュースが飲めると思っていた被験者には、「13」が見えた。そして文字が出ればオレンジジュースが飲めると思っていた被験者には、「B」が見えた。

この現象は「動機付けられた認知（motivated perception）」と言って、どんなときでも自動的に起きている。ふだんは表に出てこないが、バルセティスらはそれを見事にあぶり出してみせたのである。

依存症という観点から、この「動機付けられた認知」が重要なキーワードである理由は、これが負のフィードバックに対する認知を形成してしまうからだ。

ゴールドヒルが語ったギャンブラーのエピソードにも表れているとおり、人はずっと当たりつづけるのをいやがるが、それ以上にハズレつづけるのをいやがる。ギャンブルにハズレつづけ、ゲームに負けつづけ、インスタグラムで思ったような反応が得られないでいるときに、もし世界を正しく認識できているならば、賭けは本来ハズレが多いものだと理解できるはずだ。「ハズレが続いてるってことは、大当たりが近づいてるサイン」などと都合よく解釈せず、またハズレが来る確率が高いと予期できるし、画面に出てきたのが文字でも数字でもない図形であることもきちんとわかるだろう。

しかし彼らはその認識ができなくなっている。「勝ちたい、当たりたい」という動機によって認知が歪んでいるからだ。しかもタチの悪いことに、ゲームやギャンブルの多くは「当たりに近づいている」「あとちょっと」というメッセージをほのめかし、プレイヤーの希望をあおる設計になっている。

アニメ『ザ・シンプソンズ』シーズン1第10話で、一家の父であるホーマーが、コンビニ「クイックEマート」で、店主のアプーからスクラッチくじを買う場面がある。*15

ホーマー：ドーナツ1個、それとスクラッチ・ン・ウィン1枚。

（アプーがホーマーにスクラッチくじを渡す。ホーマーはその場で3マスのうち1マスを削りはじめる）

ホーマー：おっ、自由の鐘が出たぞ。

（2個目のマスも削る）

ホーマー：また自由の鐘だ！　あと1個で大富豪だな。よーし、来い、自由の鐘、頼む、頼む、頼む、頼む、頼む！

（3マス目を削ると、果実のイラストが出てくる）

ホーマー：おわっ、プラムじゃないか。なんで昨日出てくれないんだ。

毎週何百万人もの人が、スクラッチくじを買っては、ホーマーと同じがっかり感を味わっている。

前日のホーマーはプラムが2個そろって「あとちょっとで当たり」だった。そしてこの日も自由の鐘が2個そろって、「あとちょっとで当たり」だった。翌日も、その翌日も、彼はきっとスクラッチくじを買う。

なぜなら彼はまだ負けていないから――「あとちょっとで当たり」と思っているからだ。

第6章

〈3〉進歩の実感

――スマホゲームが心をわしづかみにするのは〝デザイン〟のせい

任天堂のレジェンド宮本茂が「マリオ」を生み出すまで

宮本茂は、遊ばずにいられないビデオゲームの作り方を知っている。[*1] 映画監督のスティーブン・スピルバーグ、ホラー小説家のスティーブン・キング、そしてアップル創業者のスティーブ・ジョブズと同種の才能をもつ芸術家だ。人が無意識に何を望むか心得ていて、誰もが欲しがる宝を作り出す。史上第2位の売り上げを誇るゲームは彼が生み出した。第5位、6位、8位、9位、11位、12位、19位、21位、23位、25位、26位、33位、34位のゲームにも携わった。宮本がもたらした影響がなかったら、ゲーム産業は今よりもずっと薄っぺらな世界だったに違いない。

おそらく宮本は、ゲームを成功させる秘訣を誰よりもよく理解していた。のめりこませるゲームにするためには、初心者とマニアの両方に何かを提供できるものでなくてはならないのだ。初心者のためだけにデザインされたゲームでは、すぐにつまらなくなってしまう。マニアのためだけにデザインされたゲームでは、まだ遊び慣れない初心者が入ってこられない。

宮本は24歳で任天堂に入社した。任天堂はそれまでの90年間、華やかとは言い難いカードゲームのビジネスを続けていたが、1970年代後半からビデオゲームの領域にも進出を始めていた。タイトーのアーケードゲーム「スペースインベーダー」が大好きだった宮本のために、父が友人である任天堂社長に引き合わせたのが入社のきっかけだ。余暇に作った玩具やゲームを社長面接で披露し、見事ビデオゲーム・プランナー助手として採用が決まった。

1980年代初期は任天堂にとって苦しい時期だった。アメリカのゲーム市場に参入を試み、惨憺たる結果に終わっている。倉庫に売れ残りが数千台も放置された状態で、エンジニアのリーダーが若き宮本に声をかけた。死に体になっている会社を救えるような新しいゲームをデザインできないか。いつでも謙虚な物腰を崩さない宮本は、当時を振り返って「他にやる人がいませんでしたから」という表現をしている。

このとき宮本が最初に作り出したゲームが、古典的名作「ドンキーコング」だった。ゲームの主人公は、口ひげをたくわえた配管工。のちに、任天堂アメリカ法人が使っていた倉庫の大家マリオ・シーゲルにちなんで、「マリオ」という名前がついた。このマリオが、ゲーム史を代表するベストセラー・シリーズ「スーパーマリオブラザーズ」で大活躍することとなったのである。宮本はこのゲームで、レベルを問わずすべてのプレイヤーの心をつかむゲームを作る才能を披露している。

実際、スーパーマリオブラザーズには初心者を引きつける力がある。何しろ最初のハードルが低いのだ。ニンテンドーというコンソールについて何も知らなくても、スタートした瞬間から楽しむことができる（日本における「ファミリーコンピュータ」は、欧米では「ニンテンドーエンターテインメントシステム（NES）」という名前で発売された。海外ユーザーは筐体《きょうたい》を指して「ニンテンドー」と言うことが多い）。やる気をそぐようなマニュアルを読む必要もないし、退屈なチュートリアルに付き合う必要もない。ただ自分の分身であるマリオが、ほとんど何もない画面の左側に登場するだけ。コントローラーのボタンを適当にいじっても特に困ったことにはならないので、とりあえず動かしながら、マリオをジャンプさせたり歩かせたりする操作方法を学習していく。進行方向も右と決まっているので迷わない。説明書を読まずとも、どのボタンが何に割り当てられているか操作しながら覚えていけるので、経験を通じて知識を獲得する達成感も味わえる。

つまり、ゲーム開始の最初の数分間が、「ユーザーに遊び方を教える」、そして「何も教えられていない（自分の力で学んでいる）という感覚を味わわせる」という、2つの難しい役割を同時に、そして見事に果たしているというわけだ。

20ドル紙幣をそれ以上で落札するなんて ――「フック」で釣り上げられる

スーパーマリオブラザーズに夢中になった子どもはいったい何人いることだろう。私もその1人だ。最初の出合いは10歳。家族と一緒に休暇でニュージーランドの親戚の家を訪ねたときだった。その家の子が私と同い年で、10歳の少年らしく私にアクションフィギュアを披露し、それからニンテンドーを見せてくれた。ニンテンドーを目にするのは、それが初めてだった。私の休暇は、親戚の少年がスーパーマリオブラザーズを立ち上げた瞬間、事実上終わってしまった。そのときゲームで遊んだのは30分だけだったが、休暇が終わって帰国する頃には、私の頭はもうゲームでいっぱいになっていた。

その体験から10年以上が経った今、私はニュージーランドから数千マイルも離れた大学で教壇に立ち、宮本茂およびイエール大学の経済学者マーティン・シュービックにヒントを得た講義を行っている。[*2] この2人はまったく違う世界に住んでいるが、どちらも、人の心をほぼ即座につかむ「罠」を考案した人間だ。

ゲームデザイナーである宮本はビデオゲームを開発したが、経済学者であるシュービックは、1971年に発表した論文で「ダラー・オークション・ゲーム」なる室内遊びを紹介している。シュービックいわく「極めてシンプルで、非常に楽しく面白みがあり、直感的に遊べるゲーム」だ。ルールも「単純そのもの」で、ほんの数行で説明できる。

出品者が1ドル札を競売にかける。

一番高い金額で落札した者が、その金額で1ドル札を入手する。

2番目に高かった入札者も、入札額を払う。

たとえば誰かが1ドル札に対して80セントを提示し、別の入札者が70セントを提示したとしよう。この場合、出品者には1ドル50セントが入る——50セントの儲けだ。1番目と2番目の入札者両方がお金を払わなければならないが、1ドル札が手に入るのは最高額で落札した人物だけ。この人にとってはおいしい取引である。何しろ80セントで1ドル入ったのだから。しかし2番目の入札者にとってはひどい損失だ。70セント払って、何も入ってこないのだから。

私は自分の講義で実際にシュービックのゲームをやってみた。ただし、出品したのは1ドルではなく20ドル紙幣だ。入札は1ドルからスタートし、1ドル単位で上げていく。教室にいた学生のうち、10数人が即座に「1ドル!」と叫んだ。当然だろう——1ドルで20ドル紙幣が手に入るなんて、こんな投資を見逃すわけにはいかない。続いて「2ドル!」、そして「3ドル!」という声がかかった。一部の学生は早々に入札から身を引いたが、残りの学生が参加を続け、金額は10ドルを超え、節目である20ドルに近づいていく。

この光景を観察していたら、参加者が「このゲームは罠だ」と察した瞬間の表情が見て取れるはずだ。入札を続ける人数が2人に絞られた時点で、どちらかは必ずムダ金を支払わされることになる。具体的に説明しよう。

A：16ドル!

B：17ドル!

……(沈黙)……

A：18ドル!

B：19ドル!

ふつうのオークションなら、入札はここで終わりだ。Aが「20ドル!」と言うわけがない。20ドル紙幣に20ドルを出すなんて、AがよっぽどBのことを嫌いで、何が何でもBに勝たせたくない場合だけだろう。

しかし、ここがこのゲームの巧妙なところなのだが、AにはどうしてもBより高く入札する理由がある。何しろ、これで負けたら、自分の最終入札額を無意味に支払わなければならないからだ。そういうわけで、入札はさらに進むことになる。

A：20ドル！

……（沈黙）……

B：21ドル！

……（さらに長い沈黙）……

A：22ドル！

……（もっと長い沈黙）……

B：（小さな声で）23ドル。

このゲームをやっていると、額面の3倍から4倍まで金額が上がることもある。大金になればなるほど、損失を出したくない気持ちがつのって、入札に必死になるからだ。寄付金集めに最適なゲームと言えるかもしれない。

シュービックが考案したダラー・オークション・ゲームは、最初に提示された小さな釣り針《フック》が大勢の心をつかみ、過剰なのめりこみを生むことを明らかにしている。最初のうちは無害な遊びに思える。続けているうちにロクな終わり方はしないと悟ったとしても、そのときにはもうやめられなくなっている。私の講義を受けた学生にとっては、20ドル紙幣を数ドルで手に入れられるかもしれない、というチャンスが最初のフックとなり、彼らをやすやすと釣り上げていた。

そして、ニュージーランドの親戚の家に行った10歳の私にとって、誘拐されたお姫様を探すマリオという配管工は、まさに心をがっちり釣り上げるフックだったのである。

おとり商法、ペニーオークション……ネットでの買い物にご用心

ダラー・オークション・ゲームが秀逸なのは、開始直後にすばやくプレイヤーの心を釣り上げる点、そして、その釣り針が巧みなおとり商法の役割を果たす点にある。

おとり商法というのは、一種の非合法な宣伝手法だが、家電量販店などがクリスマスセールに買い物客を呼び込むためによく使っている。たとえば、新しいＤＶＤプレイヤーの在庫が1台しかないのに、わざと「9ドル！　在庫限り！」という言い方で宣伝する。これに釣られた人々が開店前から列を作り、開店と同時に店内になだれこむ。ＤＶＤプレイヤーを9ドルで持ち帰るのは1人だけで、押し寄せた50人の客は当てが外れる。心理学的に言うと、彼らは開店を待っている時点で、もうお得なＤＶＤプレイヤーを所有している気分になっている。風が吹きすさぶ中で2時間並びながら、家族でポップコーンの入った巨大なボウルを抱えてハリー・ポッター8作品を楽しく視聴する体験を思い浮かべはじめているのだ。ところが店に入った彼らにつきつけられる選択肢は（9ドルで購入できた1人を除いて）、その家族団欒をあきらめるか、それとも2番目に安いＤＶＤプレイヤーを199ドルで買って家族団欒の夢を叶えるか、どちらかになっている。

ダラー・オークション・ゲームもそういう仕組みだ。いったん入札してしまうと、そのオークションで勝つことに対する心理的な執着が生じる。私の講義で最終的に60ドルまで値が吊り上がったことがあるのだが、このとき入札合戦を繰り広げた２人の学生を突き動かしていたのは20ドル獲得に対するスリルではなかった。むしろ、競争相手に負けてお金を無駄に失う可能性に怯えて、入札が止められなくなっていた。第３章で紹介した神経科学者ケント・ベリッジが「欲しい」と「好き」の違いを指摘しているが、ダラー・オークション・ゲームにのめりこんでいる学生たちの表情を見ると、本人たちが入札することを望んでいるにもかかわらず、彼らがその体験を好んではいないことが、はっきりと見て取れるのである。

いわゆるペニーオークション・サイト（QuiBids.com、HappyBidDay.com、Beezid.comなど）では、同様の「損失回避」の心理がより如実に見えてくる。[*3] たとえば最後に挙げたビージッドというサイトの場合、オークションを利用するにあたり、まずユーザーが入札権をまとめて購入することになっている。たとえば36ドル払って90セントの入札権を40本購入する、もしくは５５０ドル払って55セントの入札権を１０００本購入するといった具合だ。サイトでは、ノートパソコン、テレビ、ヘッドフォンなど、さまざまな商品がつねに数百種類もオークションにかけられている。新品のテレビに最初の入札が入ると、サイトは次ページの図のような表示になる。

最初の入札は１セント。50インチのテレビがたった１セントだ！　bidking999というハンドルネームのユーザーがこの入札を入れた。タイマーが５時間になっているので、仮に５時間後まで他に誰も入札しなければ、bidking999がテレビを破格の金額で手に入れることを意味している。その後の入札

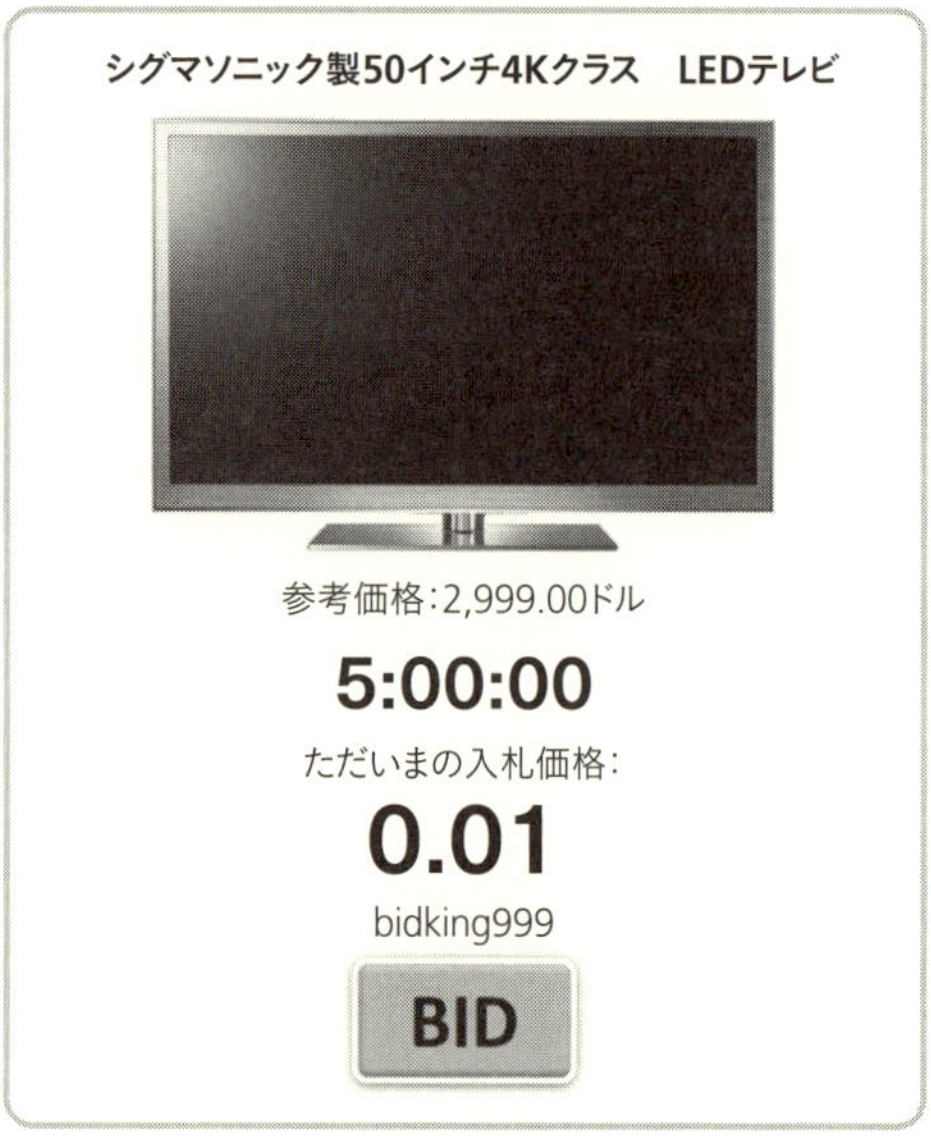
シグマソニック製50インチ4Kクラス　LEDテレビ
参考価格：2,999.00ドル
5:00:00
ただいまの入札価格：
0.01
bidking999
BID

はたいてい1セントずつ金額が上がっていく（1セント銅貨の通称が「ペニー」であることから、こうした競売の仕組みはペニーオークションと呼ばれている）。

最初のうちはパラパラとまばらに入札が入るが、残り時間がだいたい15秒を切ると「オークションタイム」となって、それ以降は新たに入札が入るたびに残り時間が15秒まで巻き戻る。特別に人気の商品の場合、この再スタートが何十回も繰り返されるのだ。レディットがエイプリルフールに導入したカウントダウン・ボタンが、60秒からゼロになるまで何週間もかかったのと同じ理屈である。非常に安く落札される商品もある一方で、定価とほぼ同じ値段で競り落とされる商品も多い。

ユーザーにとってこれの何が問題なのかというと、勝ち取るために何千回でも入札しなければならず、そのたびに事前購入した入札権が使用済みとなることだ。つまり入札するだけして、落札できなくても、そこまでに入れた金額は返ってこない。ユーザーは一度に数セントずつ投じて、最終的に競り負ければ大金を失う。サイトの運営側にとっては簡単に儲けが入ってくる。

ネットには、こうしたペニーオークションに参加したユーザーの不満の声があふれている。詐欺だと主張する意見もあるし、ギャンブルに近いという意見もある。ネットサービスの信頼性を検証するサイト「サイトジャバー・ドットコム」では、実際にペニーオークション・プラットフォームを試した専門家が、レポートでこんな本音を漏らしている。

「(自分は用心深い性格であるにもかかわらず)サイトにのめりこんでしまった。まったく勝てないスロットマシンにコインを入れつづける気分だった」

ペニーオークションへの入札に、これほど依存的になってしまう理由は、最初に入札権の代金を払っているからだ。そのため入札そのものには苦痛を感じないし、商品を信じられないほどお得に買えるという魅力――この場合は、3000ドルはするテレビを1セントで買えるかもしれない――には抗いがたい。入札した時点で、早くもお得に手に入れた気持ちを味わいながら、そのままオークションタイムに突入する。最初に入札したときの掛け金は確かに低いのだが、それを100回ほど繰り返し、カウントダウンが15秒までリセットされるのを何十回も目にしているうちに、気づくとかなりの大金をつぎこんでいるというわけだ。

信頼性検証サイトが、ペニーオークション・プラットフォームのことを「危険度が高い」と評したり、「詐欺」に分類したり、消費者に使用しないよう推奨しているのも、当然のことだと考えられる。

「あと1回、あと1回……」

——課金を迫るソーシャルゲームは詐欺とどう違うのか？

ペニーオークション・サイトの評判は散々だが、だからといって、人の心理を巧みに巻き込む体験のすべてが、ユーザーの熱中する心を搾取しているわけではない。不運な消費者を陥れる狙いでわざと依存性の高い演出にしている場合もあるが、単純に楽しく興味深くすることを狙った設計が依存性をもってしまう場合もあるからだ。

その2つを区切る境界線は極めて細く、基本的には設計者の意図にかかっている。ペニーオークションはスロットマシンと同じで、そもそもの設計《デザイン》がユーザーを食い物にすることありきで行われている（スロット依存症を調べている文化人類学者のナターシャ・ダウ・シュールは、著書に『デザインされた依存症（Addiction by Design）』（邦訳『デザインされたギャンブル依存症』青土社）というタイトルをつけた）。

だが宮本茂がスーパーマリオブラザーズをデザインしたときの第1の目的は、自分自身が楽しんで遊べるゲームにすることだった。[*4] 彼はフォーカスグループ調査をするかわりに、任天堂が最初のバージョンを発売した1983年の時点で自分で何時間もぶっとおしでプレイして、バグの発見や解消に努めた。1990年代と2000年代前半には、大ヒットゲーム「ポケモン」シリーズのデザインに携わったが、このときもゲームとしての完成度を最優先にした。「それが大事なんです」と宮本は語っている。

「売れるもの、人気になるものを作ろうとするのではなく、好きになるために作るんです。クリエイターである我々自身が愛せるものを作るんです。それがゲーム作りの根幹であるべきだと思っています」

スーパーマリオ・シリーズは、ゲームデザインのプロたちから史上最高のゲームに選ばれることが多い。宮本の手掛けた作品の違いは歴然としている。市場に出ている他の商品を調べてみれば、ユーザーに財布を開かせることを狙ったゲームも少なくない。

2009年に「カナバルト」というゲームを発表し大ヒットさせたゲームデザイナー、アダム・ソルツマンは、ゲームデザインの倫理性について積極的に啓蒙活動をしている。*5 ソルツマンいわく、「ユーザーの意欲を搾取するゲームは、もともと熱中する心につけこむことを意図した作りになっている」のだ。私が取材したとき、彼はこんなふうに説明している。

「過去5年間に発売されたその手のゲームは、たいてい『エナジーシステム』と呼ばれる手法を使っています。ゲームを始めて5分経つと、キャラクターのエナジーポイントが尽きて、それ以上遊べなくなるのです。そして、たとえば4時間後にメールが来て、ゲームを再開できると知らせてきます」

ありがたいシステムに思える。強制的に休憩を取ることになるし、子どもならゲームのあいだに宿題を済ませるよう促すことになるからだ。私はソルツマンにそう言ったのだが、実は、その先があくどいのだのだという。

「この待ち時間を短くするためなら人は1ドル払います。あるいは、ゲームが再開した時点でエナジーポイントを増やしておくためなら、すんなり財布を開きます。ゲームデザイナーはそのことに気づいているんです」

ペニーオークションや、シュービックのダラー・オークション・ゲームと同じく、こうしたゲームは巧みな罠で人を誘惑する。ゲーム再開をただ待つのか、それともお金を払ってさっさと再開するか、選ばせるのだ。私も「トリビア・クラック」というクイズアプリで、カモられるとはこういうことか、と感じる体験をした。クイズで何度か不正解を出してライフポイントが尽きると、画面にメッセージが出てきて選択を迫るのだ。ライフが増えるまで1時間待つか、それとも99セント課金してすぐに再開するか。

このように、明らかに課金制でありながら、それを隠しているゲームは多い。遊び始めはあくまで無料で、のちのち継続するためにはお金を払わざるを得なくなる。ソルツマンは「隠れた課金制は、プレイヤーに対する騙し討ちです」と表現している。

「昔のアーケードゲームに似ているかもしれません。最初は25セント硬貨1枚で、イージーレベルで始められるけど、そのうち手強いボスキャラが出てくる。全体としては簡単で楽しく遊べるようになってるのに、ところどころに強烈に強くて倒せない敵が出て、その先の楽しいレベルに行くために、追加の硬貨をたくさん入れなくちゃならない。『25セントで遊べる』という触れ込みで、実際には、1ドル以上使わないとラスボスを倒せない仕組みになってるんです」

数分、もしくは数時間もどっぷり没頭してしまったなら、ラスボスが強いからといって投げ出すなんて考えられない。せっかくがんばってきたのだから、ここで負けるわけにはいかないのだ。喪失や敗北に対する拒否感に押されて、あと1回、あと1回と課金せずにはいられなくなる。楽しみたいという理由で遊びはじめたはずだったのに、いつのまにか、悔しい思いをすることを避けたいという理由で、ゲームを続けているのである。

のめりこませる〝デザイン〟だって、データ分析があればお手のもの

デザインする側にとって、ゲームの依存性を高める方法は、開発して市場に出したあとから見つけることもできる。特定するのは簡単だ。本書第2章で紹介した元ゲーム依存症患者アイザック・ヴァイスバーグによると、「カラーコーディング」という巧みなテクニックを駆使すればいい。アイザックは、プレイヤーがギルドを組んでミッションを達成するオンライン・ロールプレイングゲームを例に、その仕組みを説明した。

「たとえば、そのゲームですでに200万人が遊んでいるとします。ユーザーが何に対して一番熱くなるか知るために、それぞれのミッションや、ミッション内の細かい要素に関連するプログラミングに、色を割り振るんです。それで、どれが一番依存性を発揮しているか見てみます」

カラーコード（タグ）をつけることで、プレイヤーがそれぞれの要素でどれくらいの時間をかけているか、何回同じミッションに挑戦しているか、可視化して把握しやすくなる。

「プレイヤーのサンプル数は膨大なのですから、それで実験や比較もできます。何かを救出するミッションAと、似ているけれど何かを殺すミッションBでは、どう反応が違うか、といった具合に」

同様に、早めに正のフィードバックを大量に与えるミッションCと、内容はほぼ同じだがフィード

バックをもたらさないミッションDを比べてみることもできる。救うよりも殺すミッションのほうがプレイ時間が3倍長いとか、マイクロフィードバックがこまめに入るミッションのほうが再チャレンジする回数が50％多いといったことが確認できる。それを踏まえてゲームを修正していくので、ゲームはしだいに最大限の依存性をもつようになってくるというわけだ。アイザックによると、「ワールド・オブ・ウォークラフトは、この点がすごく巧い」のだという。

「公開後にずっとゲームの修正を続けて、人が喜ぶものを手あたり次第に取り入れているんです」

バーチャルな農園を運営する「ファームヴィル」というゲームがある。これも実に依存性が高く、ピーク時にはフェイスブックユーザー数千万人が遊んでいた。

「ファームヴィルはフェイスブックで、特に女性に爆発的な人気がありました。ですからワールド・オブ・ウォークラフトの開発チームは、このファームヴィルをワールド・オブ・ウォークラフトの世界に埋め込んで、女性ゲーマーを取り込むことにしたんです」

ゲームに無関心だった女性ユーザーにつけこんだハリウッドセレブアプリ

昔はゲーマーと言えば男性だったが、ゲーム業界は少しずつ、女性など過去にはゲーマーとして重視していなかった層への訴求も始めるようになった。実は、２０１４年8月の時点で、18歳以上の女性が最大のユーザー層となっており、全ゲーマーに占める割合は36％。18歳以上の男性は35％だ。

これほど女性層が増えた一因として、たとえば「キム・カーダシアン：ハリウッド」というゲームの存在がある。[*6] 2014年6月にリリースされたゲームで、初年度だけで何千万ドルという収益をたき出した（ほぼ半分が、モデルのキム・カーダシアン本人の懐に入っている）。

ゲームのダウンロードは無料だが、ダウンロードボタンの下に小さな「アプリ内課金あり」の警告が表示されている。実際のところ、いったん始めてしまうと、課金せずに遊ぶのはほぼ不可能だ。無名モデルから一流セレブへのしあがっていくというのがこのゲームのテーマで、そのために頻繁に衣装を替える、世間の注目を集める、取り巻きを引き連れて歩く、大勢とデートする、そして絶対に男に振られないようにするなど、カーダシアンを見習った努力をしなければならない。セレブとしての評価が上がると、「Kスター」がもらえるが、大きく出世したいなら課金が必要だ。スモールパックなら5ドル、エキストラ・ラージパックなら40ドルで追加のスターが買える。ゲーム内で使う仮想通貨も、本物のお金を払って買い足すことが可能だ。

ワールド・オブ・ウォークラフトと同じく、カーダシアンのゲームも、スタート直後からプレイヤーを喜ばせる正のフィードバックをこまめに送ってくる。このゲームを開発したグルー・ゲームス社が膨大なテストを実施して、適切な間隔で確実に報酬が出るようにしているのだ。ビジネスニュースサイト「ビジネス・インサイダー」のコラムは、「独特の有害性と依存性がある。（……）もしかしたら、ドラッグに真に匹敵する唯一のゲームかもしれない」と評した。別のジャーナリストも同様の悪魔的な魅力を指摘している。女性向けニュースサイト「イゼベル」のライター、トレイシー・モリッシーは、このゲームに500ドル近く使っていると告白した。

「まじめな話、ちょっとやばいと思う。依存症の中でもすごく恥ずかしい部類だよね。アルコホーリクス・アノニマスに助けを求めるとしても、なんて言えばいいかわからないし」

MTV・ドットコムに「告白します：私はキム・カーダシアンのゲームの中毒です」というコラムを執筆したエミリー・リンドナーは、ときには徹夜でこのゲームで遊び、家族で共有するデータ容量をほどんと使ってしまったと明かしている。

こうした「依存症患者」の多くは、きちんとした仕事につき、家族に対する責任もしっかり果たしている、世間的に見ても能力の高い人々だ。かつてのステレオタイプな依存症患者像とはかけ離れている。だからこそ、こうしたプロダクトは狡猾なテクニックで彼女たちをつかまえる。たった1分、目新しい無料のゲームで時間つぶしを始めたゲーム初心者も、気づいたときには、家族のデータ容量を食いつぶして謝るはめになっているのである。

仕組まれた「ビギナーズラック」に気をつけろ

ハマりはじめた時期のビギナーズラックほど危険なものはない。たとえば私が8歳で弟が6歳のとき、両親に連れられて初めて近所のボウリング場に行った。ボウリングは大人にも難しい遊びだが、子どもにとっては実に難易度が高い。最近のボウリング場なら、両脇にガターのかわりにバンパーを設置して、投げた球がガターに落ちないレーンを作っている。球はバンパーに勢いよくぶつかってバウンドしながら転がっていくので、勝てるかどうかは腕ではなく運しだいだ。私と弟がボウリングを初体験した1980年代後半の時点では、まだこうしたバンパーレーンは存在せず、ビギナーに下駄をはかせる工夫は何もなかった。

2ゲーム分の料金を払い、私は弟と一緒に球が並ぶ棚の前を歩いた。手前の棚に12個ほど置いてある16ポンドの黒い球は、上級者が真剣勝負に使うものだ——一番重い球でも手首をひねって強烈なスピンをかけて投げられる、手が大きくて屈強な男性がこれを使う。私たち兄弟は15ポンド、14ポンドの棚を通り過ぎ、一番奥の小さな棚にあるキッズ用を取りに行った。これが子ども向けであることはすぐにわかった。色はピンクやブルーやオレンジで、手の小さい兄弟ですら狭く感じるほど穴が小さい。しかも重さは6ポンドだ。

私たちの初ボウリングは、特段素晴らしい成績というわけでもなかったが、弟のほうはこの日を境にすっかりボウリングにのめりこんだ。特大のビギナーズラックが出たせいだ。

私は終始おぼつかない手つきで、ピンを数本倒せるか倒せないかという程度。最終的に私と弟のスコアはほぼ同じだったが、弟は最初の投球で一気に8本倒した。その日の最高スコアが、一番最初に出たというわけだ。弟が足をもつれさせながら助走をつけ、不格好な両手投げで放った球が、ピンというより床に向かって激しく叩きつけられて転がっていく光景を、私は今でも思い出せる。何か奇跡でも起きたらしく、球はレーンをふらふら転がり、ガターに落ちず、ゆっくり10本中8本のピンを倒した。私たちは歓声を上げ、本人も大喜びした。

その日はもう高いスコアは出なかったが、弟はその後何年もボウリングにハマりつづけた。腕はたいしたことはなかったのに、最初に味わってしまった成功が弟ののめりこみを後押ししたに違いない、と私は思っている。

ビギナーズラックには人を依存させる力がある。成功の喜びを教え、次にその喜びを奪い取ってしまうからだ。ビギナーズラックを体験したせいで、人は非現実的な野心を抱き、本来ならば熟練者にこそふさわしい高すぎる期待を抱く。2度目の成功もすぐに来るような気になるが、それは自分が思った以上に遠くにある、いわば陽炎《かげろう》のようなものだ。期待が外れるたび、手に入るはずのものが入らないという喪失感のほうが蓄積し、最初の（不釣り合いな）栄光を取り戻すためになおさら激しくのめりこむ。

奇跡の1球目のあと、弟の投げる球はひたすらガターに落ちつづけた。その後何年も、一緒にボウリングに行くたびそんな様子だった。私は20年以上経ってから、大学の研究室で、あのときの弟の体験を再現する実験をしている。[*7] 研究仲間であるヘザー・カッペス、デイヴィッド・ベリ、グリフィン・エドワーズとともに行った実験だ。

まず、成人の被験者を研究室に呼び、ダーツをするよう指示する。被験者は全員ダーツの経験がないので、本番前に練習してよいことにする。被験者の半分は、的の近くに立ち、ほぼ確実に成功する状態で練習する。残りの半分はもっと遠くから練習するので当たりにくく、より現実的な手ごたえを感じる。本番が終わった後、ダーツをどれくらい楽しめたか、またやりたいと思うかどうか尋ねると、最初に有利な練習をしたラッキーな被験者は、ぜひ続けたいと答えた。ラッキーではない被験者も、完全に意欲を失ったわけではなかったが、最初に現実的なフィードバックがあったことで、ダーツゲームに対する熱意はさほど強くなかった。

ビギナーズラックがこのような強烈なフックになることを、ゲームデザイナーの多くは実によく心得ているのだ。スタンフォード大学でコミュニケーション論とゲームの影響について研究するニック・イーは、オンライン・ロールプレイングゲームで早期に報酬が出ることの意味について論文を発表している。*8

「人がオンライン・ロールプレイングゲームに惹きつけられる要因の」1つは、内在する複雑な報酬サイクルが、ぶらさがったニンジンの役割を果たすことだ。報酬はゲーム開始直後にすぐさま与えられる。たとえば2、3発撃って怪物を倒すと、5分から10分ほど、一定のレベルを保つことができる。特別なスキルも発揮できる。だが、こうした報酬と報酬のあいだのインターバルが、加速度的なスピードで広がっていく。ほどなくして、次のレベルに到達するまで5時間、その次は20時間とかかるようになる。最初に瞬間的な満足を与え、のちに間隔をあけることで、ずるずると続けずにいられなくさせるのだ。

アイザック・ヴァイスバーグが「カラーコーディング」という言葉で説明したように、ゲームデザイナーたちは膨大なデータを分析してこうしたツボを特定し、意図的に盛り込んでいる。私の弟のビギナーズラックは本当に偶然だったが、初心者ゲーマーを迎える「幸運」は、最初から仕込まれているというわけだ。

「単純でばかばかしい」ゲームほど心をわしづかみにする

体験そのものが初心者にフレンドリーに作られていて、ビギナーズラックで喜ばせる必要がないこともある。ゲーム・ショー・ネットワークCEOのデイヴィッド・ゴールドヒルに取材した際、彼は自分の携帯電話を私に差し出して「すごいゲームアプリがあるんです」と切り出した。

「うちの7歳の子どもも大好きでね。とても単純でばかばかしいんですが。『クロッシーロード』です。知ってますか？」

私は知らないと答えた。

「見てみてください。遊び方をマスターするのにどれくらいかかると思います？」

私は教えられたアプリを触ってみた――遊び方のコツを飲み込むのにかかった時間は、たった3秒。車に轢かれないようにキャラクターに道を渡らせる、それだけだ。操作もスクリーンをタップするだけ。この「単純でばかばかしい」ゲームは、スーパーマリオブラザーズと同じく、最初のハードルがとても低く設計されている。画面を見た瞬間から、どう進めていけばいいのかわかる。

「これを見てると、他のゲームを思い出すんですが……」と私が言いかけると、ゴールドヒルはその言葉をさえぎって、「誰もが過去にやった別のゲームを思い出すようなゲームなんですよ」と言った。クロッシーロードは、実にさまざまなゲームの要素を取り入れているので、過去に1つか2つほど思い当たるゲームがあるなら、その感覚で遊べてしまうというわけだ。

ゴールドヒルがCEOを務めるゲーム・ショー・ネットワーク（GSN）という会社は、オンラインゲームのプロデュースやホスティングのビジネスを行っているが、ゲームやクイズ番組専門のテレビ局として一番知られている。ゴールドヒルに言わせると、クイズ番組にも前述の特徴が当てはまる。

「よくできたクイズ番組は、過去に一度も見たことがなくても、数分ほど眺めていればルールが飲み込めるようにできています。もしくは、冒頭ではっきりルールの説明があります。よいクイズ番組の一条件は、とっつきにくさを徹底して排除することなんです。それから、クイズ番組には万国共通の専門用語みたいなものがあります。どの国のクイズ番組でも基本要素は同じです。ユーチューブを見れば、10代のユーチューバーたちが自分で作ったクイズ番組を披露していますが、みな同じ用語を使っていますよね」

私は、自分が最近のめりこんだゲームをいくつか思い出してみた。時間と注意力を注いでしまったゲームは、いずれも例外なく、驚くほど単純だ。アダム・ソルツマンが開発した「カナバルト」もまさしくそうだった。近未来的な都市風景の中を、主人公が漠然とした敵から逃げて疾走していく。ビルからビルへ飛び移り、どんどん速度を上げながら走りつづける。走る速度はゲーム側が決めているので、プレイヤーがすることは、画面をタップしてキャラクターにジャンプさせるだけだ。

私は先日、大西洋を渡る飛行機に乗っていたとき、乱気流で機体が揺れて不安になったので、ずっとこのアプリで遊びながら気をまぎらわせていた。ゲームの単純さにのめりこむことで、外の世界を遮断した一種の瞑想状態に入っていたのである。たぶん周囲からは奇異に見えていたことだろう——私自身、友人がカナバルトで遊んでいる光景を目にしてそう思ったのだから、よくわかる。友人は集中するあまり、無意識のうちに変な顔になったまま、一切身じろぎせず、ただ人差し指だけを大忙しで上下に動かして、キャラクターをジャンプさせていた。最初はゆっくり、しだいに猛烈な勢いでタップしまくる姿は、友人自身がアニメのキャラクターか何かのようだった。このゲームには終わりがないので、超人的な体力があるなら、永遠に遊びつづけることもできる。

実際、この作品がきっかけになって、「エンドレスランナー」と呼ばれる新しいゲームジャンルが生まれた。ゲームデザイナーのルーク・マスカットは、『ニューヨーカー』誌のインタビューで、「僕自身、カナバルトをプレイしながら『どうして誰もこれを思いつかなかったんだ？』と思っていた」と語っている。[*9] それほど単純なゲームなのだ。奇妙な名称自体がその単純さを象徴している。ソルツマンは、6歳になる甥が「キャノンボール」と「カタパルト」という2語をくっつけて面白がっている様子から、それをゲーム名に採用したのだという。

スマホが、老若男女を問わずゲーム依存症にする

ビデオゲームというものは、これまで数十年ほど、ずっと男子の遊びだった。ゲームをするのは10代の少年か、大人になりきれない20代の青年たち。だが今はもうそうではない。ゲーム人口が爆発的に増加し多様化した理由は、専用のコンソールを所有しなくても、暇な時間が膨大になくても、誰でも遊びやすくなったからだ。

スマートフォンの登場がゲームという世界の地形を一変させた。農園経営シミュレーションのファームヴィルの例がそれをよく説明している。ニューヨーク大学ゲーム研究所所長のフランク・ランツの言葉を借りると、「ファームヴィルの人気ぶりはすさまじかった」。一時期はアメリカ人のだいたい10人に1人はファームヴィルで遊んでいた。フェイスブック上でできるゲームとしては、2年間ほど人気ナンバーワンの座を守りつづけた。

このゲームのテーマは、バーチャルな作物や家畜を育てて自分の農園を運営していくことだ。ユーザーを依存させ、そののめりこみにつけこんで搾取するという点で、このゲームはずば抜けて巧みだった。自分の農園を立ち上げたプレイヤーは、作物に水をやるために、あらかじめ設定した間隔でゲームにログインしなければならない。ふつうに生活し睡眠時間をとっていると、そう都合よいタイミングでゲームをしているわけにはいかないので、たいてい作物は枯れてしまう。その場合は課金することで作物を「よみがえらせる」ことが可能だ。放置してしまった失態をなかったことにするために、多額の課金をするはめになる。

『タイム』誌は、「頭を使わない無意味な作業」にのめりこませるという理由で、このゲームを史上最悪の発明ランキング上位50件に含めた。[*10] ニューヨーク大学ゲーム研究所のランツは、牧場経営をシミュレーションするゲーム「ハーベストムーン」シリーズに言及し、「あれもファームヴィルに似ていた」と評している〔日本でのタイトルは「牧場物語」〕。

「だが、ハーベストムーンの場合は、遊ぶのにスーパーニンテンドー〔スーパーファミコンのこと。『牧場物語』シリーズはスーパーファミコンの他、さまざまなコンソールに対応している〕が必要だ。その点ファームヴィルならコンソールは要らない。テレビの前にどっかり陣取る必要もない。仕事中の5分間など、いつでも好きな場所で遊べるゲームだ。既存ゲームに酷似していながらも、現代人の生活にしっくり来る新しいリズムを備えている。それまでゲームなんかしたこともない、自分をゲーマーとは考えたこともない人たちが、ファームヴィルを知って、ゲームを楽しいと感じるようになっている」

一部の専門家は、ゲームとは根本的に女性より男性に訴求するものだと信じているかもしれないが、その違いは性差というより文化的なものだったようだ。スマートフォンがゲーム機器となった今、ファームヴィル、キム・カーダシアン：ハリウッド、そしてキャンディークラッシュといった人気ゲームの多くは、男性よりも女性のほうが多く遊んでいる。ゲームをしやすい状況を整え、初心者の最初のとっかかりを阻む壁を取り除いてやれば、昔のヘビーユーザーとは似ても似つかない新手の「常習者予備軍」を掘り起こすことが可能なのである。

ペンシルベニア州ブラッドフォードの小さな地域病院で診療に当たっている心理学者、キンバリー・ヤングは、1994年に「インターネット依存症（Internet addiction）」という名称を考案した。そして2010年に、国内で初めてネット依存症を専門とする病院ベースの治療施設「インターネット依存症センター」を立ち上げている。[*11] 患者の大半はネットゲームが原因で、治療を要する状態となった。

「ネットインフラが整ってきた2000年代半ばから、ネット依存症は顕著になりはじめました」とヤングは語っている。

「しかし、過去最大の変化と言えるのは、iPhoneの登場、そして2010年のiPadの登場です」

スマートフォンを所有する人にとって、ゲームはつねに携帯《モバイル》できるものとなった。それまでヤングの診察を受ける患者は10代の少年ばかりだったが、この頃から急にあらゆる年齢層、そしてあらゆる性格の男女両方が患者として訪れるようになった。彼ら・彼女らがそれまで発症しなかった理由は、もっぱら、始めるまでのステップが面倒だったからだったのだ。かつては遊ぶためにはコンソールを購入する判断をしなければならなかったし、自由時間がたっぷり必要だった。10代の少年たちを除くほとんどの人には、そうした条件がそろっていなかった。

ヤングは私の取材に対し、「今は誰もがタブレットやiPhoneや、その他のスマートデバイスをもっています。一部の世代に限定せず、あらゆる年齢層に当てはまります」と、語った。

「この時期を境に、ネット依存症専門家としての私の仕事は、急に忙しくなったんです」

ヤングの説明によると、こうしたゲームには初心者を誘い込む入口だけでなく、その先にも罠を仕掛けている。ゲームの一番面白い部分が長期的に魅力を放つことで、慣れたゲームファンも喜ぶようになっているのだ。

宮本茂がデザインしたスーパーマリオブラザーズも、初心者にとって魅力的なゲームでありながら、ゲーム慣れしたプレイヤーのためにもさまざまな仕掛けが隠されていた。

たとえば1面には隠しトンネルがあるので、コインがいっぱいの地下土管を通ってゴールへショートカットできる。慣れたゲーマーは、このトンネルを通って、初心者がゲームの使い方を練習するプロセスを飛ばすことができるというわけだ。長く遊びつづけていることをねぎらうかのように、マリオが地下のコインをつかむたびに「チャリン」という音が鳴り響く。

宮本の巧みなデザインによって、宝の一部は熱心なファンでなければ見つからないようになっている。最初に発売してから30年が経つ今でも、初期から始めたファンの多くがいまだにこのゲームをやりつづけているのは、こうしたフックにがっちり心を奪われているからなのだ。

第7章

〈4〉難易度のエスカレート

――テトリスが病的なまでに魅力的なのはなぜか

退屈するくらいなら電気ショックを選ぶ？

グーグルの書籍検索で調べると、「人生をスムーズで容易にする方法」を指南する本は、現時点で3万冊以上あるようだ。

恋愛、資産管理、キャリアアップ、ネットオークションでの儲け方、人脈形成、現代の女性としての生き方、現代の男性としての生き方、育児、減量・増量・体重維持、筋肉のつけ方、脂肪の落とし方、試験に合格する方法、アニメーション制作のコツ、プログラミング、新商品の発明、短期間で金持ちになる方法、ダンス、健康維持、幸せになる方法、意義のある人生を送る方法、よい習慣のつけ方、悪い習慣の捨て方などなど、テーマは数えきれない。人生は厳しい、でも苦労を取り除けば幸せでよい人生になる――と、どの本も示唆している。

だが、こうした本の大半は、もっぱら小さな悩みを解決するものだ。本当に大きな苦しみに耐え忍んでいる人を対象読者としていない。また、人生は容易なほうが幸せだという証拠もない。むしろ人間は、選択肢を与えられたとき、容易なほうを選ばない傾向があるらしいのだ。

2014年夏、権威ある科学専門誌『サイエンス』に、心理学者8人による共著論文が掲載された。[*1] 容易な行動をする機会を与えられた人間の反応について考察した論文だ。著者たちが行った実験の1つでは、被験者となった大学生に、10分または20分間ただ静かに座っているという指示を出した。「頭の中でできるだけ楽しいことを考えていてください。用事やネガティブな事柄は意識せず、心地よい気持ちでいてください」

こんなに気楽な心理実験があるだろうか（私が約15年前に初めて実施した実験は、悲しい気持ちになったときの被験者の行動を測定するというものだった。１００人の学生に、映画『チャンプ』〔１９７９年版〕の１シーン――ジョン・ヴォイト演じる主人公が息を引き取り、そばで息子が涙にくれる場面だ――を鑑賞させた。「映画史上もっとも悲しいシーン」と言われる映像を見て、とびぬけて陽気な学生ですら、研究室を出るときには心が乱れた様子になっていた）。静かに座って楽しいことを考えていればいいのだから、かなり簡単だ。

ただし、これを行った研究者たちは、２つの要素を加えた。第１の要素は、被験者を電気ショックの機械とつなぐこと。最初にお試しとして電気ショックを味わわせる。電気ショックを受けるという体験は心地よくない。もだえ苦しむほどではないが、注射か歯痛くらいの不快感がある。

それから第２の要素として、被験者にこう告げる。

「思索しているあいだ、もし気が向いたら、この電気ショックを体験できます。でも、それは完全にあなたの意志しだいです。あなたが決めて構いません」

すると、被験者の１人――ちなみに男子学生だった――は、なんと１９０回も電気ショックを求めた。20分のあいだに、６秒に１回の頻度だ。この学生は極端な例だったが、男性被験者の３分の２、女性被験者の３分の１は、少なくとも１回、多くが２回以上の電気ショックを選んだ。全員、本番前に電気ショックの痛みを体験しているので、単純な好奇心でそうしたわけではない。しかも数分前に質問票に記入したときには、電気ショックは心地よくないという感想を示していた。それなのに彼らは、思索しながら静かに座っているあいだに、あえて不快なショックに耐えることを自分から選んだというわけだ。

実験を行った研究者たちは、「ほとんどの人間は、何もしないより何かをするほうがよいと考える。たとえそれがネガティブなことであっても」と考察している。3万冊の書籍が表しているとおり、私たちはある面では楽な人生を探しているはずなのに、おだやかな心地よさが一定期間続くと、それを適量の苦痛で打ち破りたいと考える人が多いのである。

前章でも紹介したGSNのCEOデイヴィッド・ゴールドヒルは、適度な苦痛が必須である理由をこう語っている。

「映画スターが虚しさを訴える話をよく聞きますよね。遊び相手にも困らず、レストランの支払いだって気にする必要のない生活なのに、なぜ不満を感じるのか、一般人には理解しづらいかもしれません。でも、勝ちつづけるだけのゲームなんて、ほとんどの人にとっては退屈なものなのです」

順風満帆《じゅんぷうまんぱん》な生活は表面的には魅力的に思えるが、その魅力はすぐに色あせる。人間は誰でも、ある程度の範囲で、敗北や困難や試練を必要としているのだ。それが一切ない状態では、成功のスリルや喜びも、勝ちを重ねるたびに薄くなる。だから貴重な自由時間を費やしてわざわざ難しいクロスワードパズルを解いたり、危険な山に登ったりする。ずっと成功するとわかりきって過ごすよりも、試練に伴う苦労を味わうことのほうが、はるかに魅力的なのだ。

こうした苦労の感覚は、依存体験を形成する重要なカギとなりやすい。単純ながら史上もっとも依存性が高いと言えそうなゲーム、「テトリス」が、その代表的な例である。

世界中を興奮の坩堝《るつぼ》にたたきこんだ伝説のゲーム

1984年、モスクワにあるソ連国立科学協会（現在のロシア科学アカデミー）のコンピューターラボに、アレクセイ・パジトノフという研究者がいた。[*2] このラボで研究する科学者の多くは、メインテーマの他に副プロジェクトにも取り組んでいたので、パジトノフもビデオゲームを開発してみることにした。テニスと、正方形を4個つなげるパズル「テトロミノ」から、少しずつ特徴を拝借したゲームを作り、2つの名称を合わせて「テトリス」と名づけた。

開発に予定より長い時間がかかった理由は、パジトノフ自身が遊ぶのをやめられなかったからだ。同僚たちは、彼がひっきりなしにタバコを吸いながらイライラと研究室内を行ったり来たりする姿を記憶しているという。

本人も、ゲーム公開から10年後に受けたインタビューで、「想像もつかないと思うよ。試作品すら完成させられないんだから。プログラミングそっちのけで遊んでしまうせいだ」と語っている。しかし最終的には、ラボの同僚に試してもらえる状態まで仕上がった。

「他の人にもプレイさせたら、はっきりわかった。やめられないのは僕がおかしいんじゃない、ってね。このゲームに手を出した人は、みんなやめられなくなった。ずっとプレイしっぱなしだ。僕の一番の友人なんか、『もう、お前のテトリスなしじゃ生きていけない』と言ったくらいだ」

一番の友人というのは、心理学者だったウラジミール・ポコヒルコのことだ。ポコヒルコが自分の研究所にパジトノフのゲームを持ち込んだところ、「全員仕事をしなくなったので、すべてのコンピューターからソフトを削除しなければならなかった」という。「それでみな仕事に戻ったが、新しいバージョンが来たら、元の木阿弥だった」

パジトノフの上司で、ソ連国立科学協会のコンピューターラボを統括していたユーリ・エフトゥシエンコの話によると、テトリスはこちらのラボの生産性もガタ落ちにしたらしい。

「あまりに面白かったので、大勢が仕事を投げ出して夢中になってしまった」

テトリスは研究所からモスクワ全域へ、そしてロシア全域へ、東欧全域へと広まった。2年後の1986年には西側諸国にも到達していたが、大ブレイクが来たのは1991年のこと。任天堂がパジトノフと契約を結び、任天堂のゲームボーイに付属する無料ゲームカセットに、ゲームボーイ専用に設計したテトリスが含まれることになったのである。

まさにその年、私は貯めたお金でついにゲームボーイを買い、テトリスに出合った。他のお気に入りのゲームと比べると派手さには欠けたが、開発者のパジトノフと同じく、子ども時代の私も何時間もぶっとおしで遊んだ。ときには、うとうと眠りかけているときに、ブロックが落ちてきて列を作る光景が目に浮かんできたこともある――「テトリス効果」と呼ばれる、驚くほど一般的な症状の典型だ。アニメ映像のゲームを長時間プレイした人は、多くが同じ症状を体験する。

任天堂がこのゲームを、ゲームボーイという新しい携帯型ゲーム機器に同梱したのは、実に賢い判断だった。テトリスは簡単に遊べて、切り上げづらい。そのうち飽きるだろうと思っていた私も、初めて触ってから25年以上が経つ今でさえ、ときどき遊んでみることがある。

上達すると、心地いい ——テトリスが脳に効く理由

テトリス遊びが長続きする理由は、テトリスが自分と一緒に成長していくからだ。最初は易しいが、こちらが上達して上のレベルに行くにつれ、ゲームの難易度も増していく。ブロックが上から落ちてくる速度が速くなり、より短い時間で反応しなければならなくなる。難易度がエスカレートしていくというのは、基本操作をマスターした後も長く遊びつづけたくなるための重要なフックなのだ。

上達すると脳が効率的になるので、それも快感と感じる一因である。実際、テトリスは「脳の機能と効率性を向上する初めてのビデオゲーム」として、1991年にはギネス世界記録に承認された。この評価の裏付けとなったのは、カリフォルニア大学の心理学者リチャード・J・ヘアーの研究だ。

脳も練習すれば難解な知的作業が得意になるか——ヘアーは1991年にそんな疑問を抱き、ビデオゲームの習得過程を観察しようと考えた。だが彼自身はゲーム世界の最新情報に明るくなかった。数年後に受けたインタビューでは「1991年の時点では、テトリスなど聞いたことがなかった」と語っている。

「コンピューターショップに行って、どんなものがあるか見ていたら、店員が『これはどうですか。ちょうど入荷したばかりなんです』と言った。それがテトリスだったというわけだ。探していたとおりのものだった。単純でわかりやすいが、巧くなるには練習しなければならない。ちょうどいい学習曲線をたどることになる」

ヘアーはテトリスのソフト数本を購入して研究室に持ち帰り、被験者がプレイする様子を観察した。すると確かに神経学的変化が確認された――脳の一部の領域で厚みが増し、活動が低下していたのだ。これは操作を習得したことによって脳が効率的に機能するようになったことを意味するのだが、より本書に関係のある発見として、被験者たちがゲームを楽しんでいることも明らかになった。自宅で1日45分、週5日、8週間にわたって遊びつづけ、研究室に来て検査を受ける（参加した謝礼として現金も受け取る）のが被験者の役割だったのだが、彼らはその義務を果たした後も、まだゲームで遊びつづけていた。

行動嗜癖がまとう創造や進歩という名の「マント」

テトリスが充実感をもたらす要因の1つは、はっきりした手ごたえの感覚があることだ。自分の努力によって、カラフルなブロックが楽しげな列になる。テトリスを開発したパジトノフいわく、「ランダムにブロックが降ってきてカオスになるから、それを整理する」という任務を与えられ、それをこつこつとこなしていく。「列を作ったらブロックは消滅する。つまり、残っているのは自分が整理しそこなった分だ」

パジトノフの友人で、プログラマー仲間でもあったミハイル・クラーギンは、テトリスをやっていると自分の失敗を正したいという強い衝動を感じた、と語っている。

「テトリスは、強いネガティブなモチベーションを抱かせるゲームだ。巧くやれるのはまれで、もっぱら自分の失敗を画面上で見つづける。それを片付けたくてたまらなくなる」

パジトノフもその見解を肯定している。「目に飛び込んでくるのは、みっともない失敗の跡だ。つねに『なんとか攻略したい』という思いへと駆り立てる」

そろったブロックは一瞬光って、見る者に高揚感を味わわせる。だが列が消滅すると、目に入ってくるのはそろえられなかったブロック、つまり自分の敗北の証拠だ。だからもう一度、また別の列でやっつけたくなる。その一方でゲームのスピードは速くなるので、より迅速に反応するために、指先がますます複雑に動きつづける。

パジトノフとクラーギンを突き動かしていたのも、こうした手ごたえの感覚だった。課題を片付けているという感覚や、自分がこれを成し遂げているんだという気持ちは、大きなモチベーションになる。

『予想どおりに不合理』（早川書房）を書いた心理学者ダン・アリエリーと、マイケル・ノートン、ダニエル・モションというビジネススクール教授らが行った実験では、被験者となった大学生に、研究室でイケア製の黒い収納ボックスを組み立てるか、もしくはすでに組み立て済みのボックスを見るという体験をさせた。[*3] そしてボックスにいくら払ってもよいと思うか尋ねたところ（実際にその金額を払わなければならないという設定で）、組み立て作業をした被験者の提示した金額は、既製品を見ただけの被験者の金額に比べて、なんと63％も高かった。まったく同じ品物だったにもかかわらず、前者が平均78セント、後者が48セントの値をつけたのである。この差は、人間が自分の作ったものに対して高い価値を感じることを表している。

別の実験で、一部の被験者に折り紙で作品を制作させ、別の被験者には他の初心者が作った折り紙作品を見せたときは、前者のほうで1個23セントの値がついた。どちらも素人作品なのに、それが自分で作った作品だった場合は、感じる価値が4倍も高かったのである。それどころか、折り紙制作のプロが作った精度の高い作品につけた金額は27セント。優劣の差は歴然としているにもかかわらず、自分の作品と4セントしか違わないと評価していた。

類似の実験でレゴを用いた例では、組み立て作業の成果が目の前に積みあがっていくようにすると、作ったそばから作品を撤去していく場合と比べて、より多く組み立てたい欲求に駆られることが確認された。労働と努力、そして専門知識や技術を要する「何か」を「自分が作っている」という実感が、ともすれば色あせがちな熱意やのめりこみを維持する大きな要因になるのだ。

物質への依存と、行動への依存の違いも、ここにありありと浮かび上がってくる。物質依存はあからさまな威力をもつのに対し、行動嗜癖の多くは、創造や進歩というマントに身を包んで、ひっそりと影響力を振るう。ハイスコアを達成する、フォロワーが増える、あるいは仕事に膨大な時間を注ぐといった体験を続けていると、自分は進歩しているという幻想が離れなくなる。そして、「自分はこれをせねばならない」という強迫観念を振り落とすことがしだいに難しくなっていくのである。

テトリスに人がハマる学問的説明――「最近接発達領域」

パジトノフがテトリスを開発する60年前のこと。レフ・ヴィゴツキーというロシアの心理学者が、子どもが新しいスキルを習得する過程について研究をしていた。パジトノフと同じく、ヴィゴツキーも研究キャリアの大半をモスクワで過ごしている。頭脳明晰で志の高い青年だったが、ユダヤ人だったことが大きなハンディキャップになっていた。幸い、モスクワ大学の「ユダヤ枠」――年間に「全体の3％を超えない」割合でユダヤ人学生の入学を認める――に入れたので、同大学で学ぶことになる。残念ながらのちに多くの病気に苦しみ37歳でこの世を去るのだが、その短い人生を大胆かつ精力的に研究活動に注いだ。

ヴィゴツキーの説によると、子どもは現時点の自分の能力より少しだけ先の素材を学んでいるとき、もっともよく学び、もっとも強いモチベーションを抱く。[*4] 教室で言うならば、教師が生徒に対して越えるべき明確なハードルを示し、なおかつ、それが既存の能力に対して過酷すぎない（完全に歯が立たないほどではない）ようにするのが効果的、というわけだ。ヴィゴツキーはこの一番いい状態を「最近接発達領域（ZPD）」と呼び、シンプルな図で解説している。

この理論は、パジトノフたちがテトリスにあれほど夢中になった理由を説明している。一般的に大人がゲームで遊ぶときは教師の助けを伴わない。だが、巧みに設計されたゲームはユーザーが気づかないうちに教師役を果たし、ちょうどいい学習目標を与えている（宮本茂がデザインしたスーパーマリ

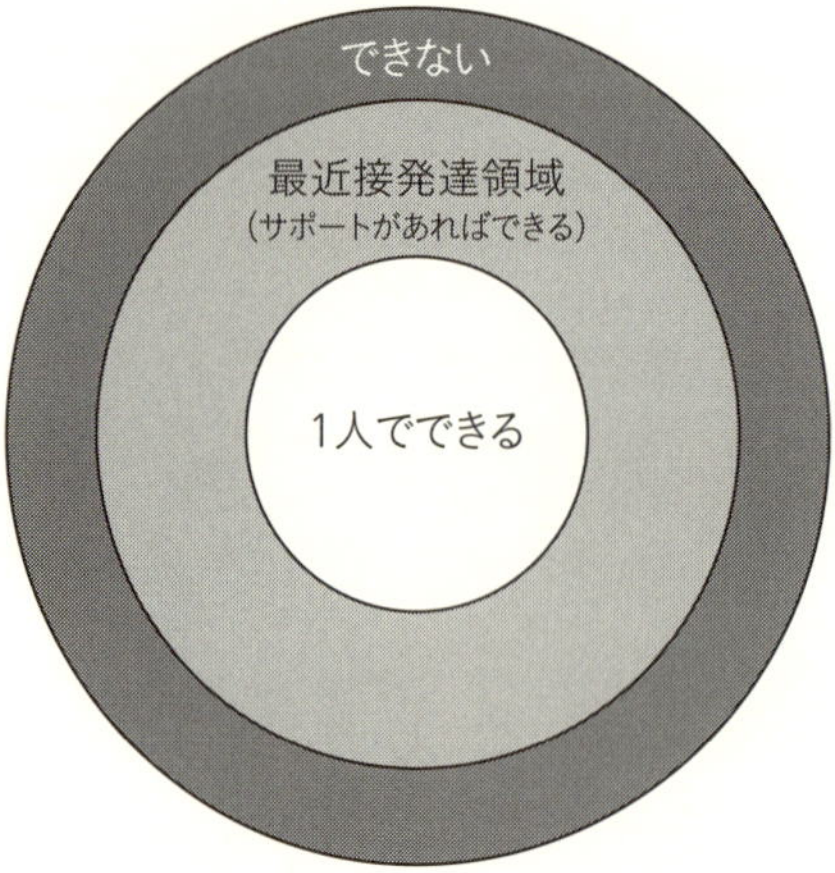

オブラザーズの1面が、初心者に基本操作を教えるプロセスになっていたように）。

そしてテトリスの場合は、熟練度の差にかかわらず、誰もがずっと最近接発達領域で遊びつづけることになる。リチャード・ヘアーの被験者がそうだったように、最初は一番ゆったりと遊べるレベル1でも苦戦するが、だんだんとコツを飲み込んで、少し難しいレベル2、レベル3と進んでいく。プレイヤーの腕が上がっていくのと同時進行で、ゲームの難易度が少しずつエスカレートしていくのだ――最難関をあと少しで攻略できる、という状態がつねに維持されるというわけである。

フローに入るために必要な2つの要素とは

最近接発達領域は強いモチベーションをかきたてる。効率的な遊び方を習得するだけでなく、その過

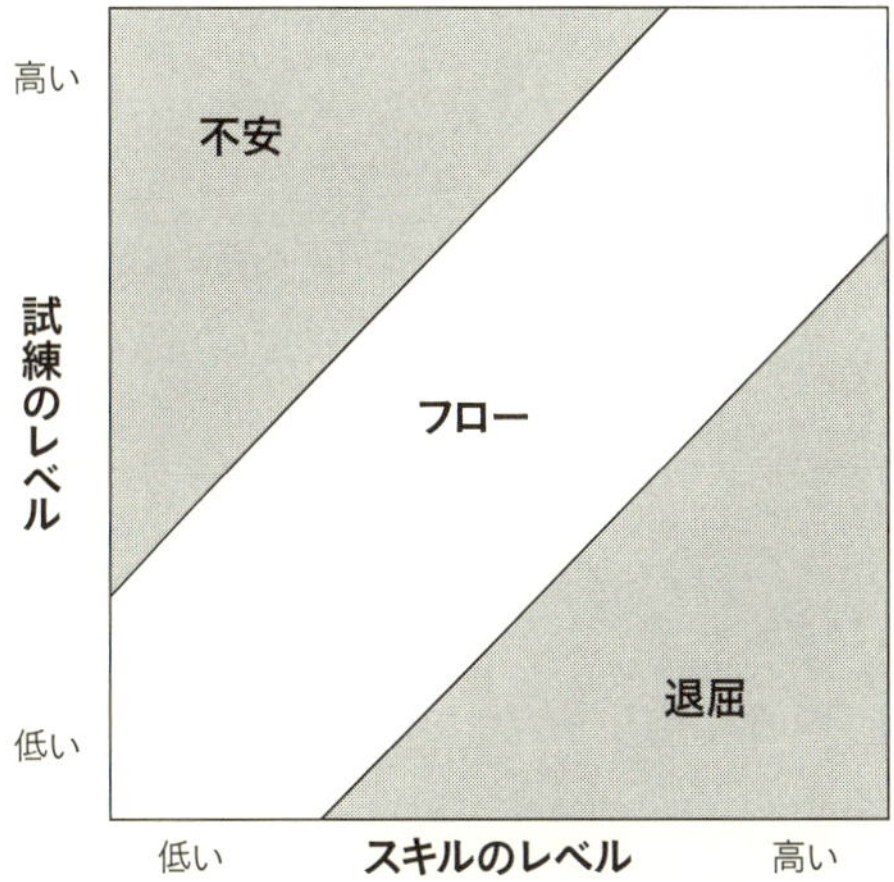

程に対して楽しさも感じるからだ。こうした感覚を「フロー」と呼び、1990年に同名の画期的著書を発表したのが、ハンガリーの心理学者、ミハイ・チクセントミハイである（私の指導教官の1人が、苗字の発音を「チックが僕をハイにした（chick-sent-me-high）」という言い方で説明したことを、私はいつも思い出してしまう）。

チクセントミハイは、多くの芸術家が創造活動にどっぷり没頭することに注目した。あまりにも深くのめりこむので、飲食もせずに何時間でも作業を続けられてしまう。チクセントミハイの説明によると、この「フロー」を体験しているとき――「ゾーン」に入るという言い方もする――の人間は、目の前の作業に深く入り込んでいて、時間の感覚を失っているのだ。おおいなる喜びや歓喜を味わうという報告もある。試練と、その試練をちょうどぎりぎりで克服する能力、その2つが組み合わさった貴重な状況で、人は強烈で持続的な幸福感を感じるのである（チクセントミハイ自身が認めるとおり、東洋の哲学や宗教は何世紀も前からフローの感覚を重視していた。彼の功績は、その概念を精緻化し、新しい聴衆に新しい言葉で提示してみせたことだ）。

チクセントミハイは、難易度のエスカレートがフローに大きく貢献する様子を、わかりやすい図で示している。

フローの状態――図の左下から右上にかけての帯の部分――は、必要なスキルを備えて適度な試練に立ち向かっていることを指す。必要なスキルと適度な試練、その両方がそろっていなければならないのだ。試練の水準が高く、しかしスキルが足りないと、人は不安になる。スキルはあり、しかし試練の水準が低いと、退屈になる。

ゲーム依存症を生み出す「ルディック・ループ」は断ち切れるか？

ゲームの世界では、こうしたフローの感覚を「ルディック・ループ（ludic loop）」と言う。ラテン語で「遊ぶ、ふざける」を意味する*ludere*から来た言葉だ。謎を1つ解いて、つかのまの興奮を味わい、また新たに解くべき課題と出合うとき、人はルディック・ループに入る。挑戦しがいのあるビデオゲーム、難しいクロスワードパズル、繰り返しだが刺激のある仕事、ハズレの合間に小当たりを出すスロットマシン、その他さまざまな没入型の体験に挑戦しているときも、ルディック・ループになりやすい。フロー体験と同じく、このループも非常にパワフルな魅力をもつ。

アメリカ初のゲームおよびネット依存症患者療養施設「リスタート」の話は前半の章で紹介したが、私は実際にこの施設を見学しに行った。設立者の1人コゼット・レイに会い、彼女自身もゲーム依存症だったのかという質問をぶつけてみた。すると彼女は、「私は幸いにも、今この施設にいる子たちより数年早く生まれましたからね」という言い方で、私の問いを否定した。

「生まれるのが10年遅かったら、私も依存症になっていたかもしれません。実際、『ミスト』というゲームには夢中になりました。でも、当時のゲームはすごく遅くて、すぐにフリーズするので、『そういえば、やることがたくさんあるんだった』と我に返ることができるのです」

ミストのことは私もよく覚えている。さまざまに分岐するロールプレイング型の冒険ゲームなのだが、操作がひどくもどかしかった。1990年代初期のコンピューターでは、このゲームのメモリーチップの指示やグラフィックやサウンドカードに対応しきれなかったからだ。2000年に『IGN』という雑誌が、「世界的ベストセラーになったゲームは、今も遊ぶに値するか」というタイトルの記事で、ミストに言及している。[*5] タイトルに掲げた問いへの答えはNOだ。ミストはひどく古臭いものになってしまった。これで遊ぶのは、「まるで70年代のテレビ番組を観ているよう」で、「『昔の人はほんとにこんなの観てたの？』とあきれてしまうくらいだ」と記事は指摘していた。

リスタートの入所者たちが依存症状をこじらせるゲームは、本質的にはミストとさほど変わらない。ただし、現代のゲームはミストと違って、もっとスムーズで、グラフィックもシームレスで、コンピューターがフリーズすることもない。

ゲームで遊ぶ側から見れば、それは「進化」だ。だがレイは、それを「危険」と見る。15年前にミストで遊んだときの体験を参考に、ルディック・ループを断ち切る強制的な障壁として、彼女はリスタートを設立した。フロー体験自体は決して悪いものではないが、ゲーム、スマートフォン、メール、インターネットに関する限り、フローは避けるべきだと彼女は考えている。

「もどかしく感じるガジェットには、人はのめりこみません。つまり、面倒くささがあれば、多用しすぎないんです。昔の私はいつでも最先端の一番いい機種を買い、コンピューターソフトも最新のものを買うようにしていましたが、害を減らすための戦略として、発売から2、3年は買わないということを学びました。自分の中の依存症患者の部分が、よりパワフルなもの、より速いもの、よりアクセスしやすいもの、最新で最高のものを欲しがるんです。ですから、新しいｉＰｈｏｎｅを買いに走らず、コンピューターのアップグレードもせずに、そうすることで依存症ではない自分を褒めてやることにしています」

難しすぎるゲーム「スーパーヘキサゴン」がもつ病的な魅力

とはいえ、誰もがそんなふうにストイックに誘惑を退けられるわけではない。

テトリスを開発したアレクセイ・パジトノフは自分自身テトリスにのめりこんでいたが、30年後の時代にも、同じように自分のゲームで延々と遊びつづける人物が登場する。アイルランド人のゲームデザイナー、テリー・カバナーだ。[*6]

カバナーは多くのゲームを生み出しているが、なかでも一番有名なのは「スーパーヘキサゴン」という作品である。超人的な反射神経で指を動かさなければならないゲームのことを、痙攣を意味する「ツウィッチ」という名で呼ぶことがあるが、スーパーヘキサゴンはまさにツウィッチだった。プレイヤーのミッションは、小さな三角形を走らせること。画面中央の六角形の周りを、迫ってくる壁を避けながら、最低60秒間ぐるぐる走らせる。

他の多くのゲームと違って、このスーパーヘキサゴンはプレイヤーを甘やかさない——最初から非常に難しいのだ（テトリスをレベル1ではなくレベル8から始めると考えてほしい）。全部で6つのレベルがあるが、一番スローなレベルでも容赦ない。私もそこをクリアするのに何時間もかかってしまい、今でもレベル3より先へは進めていない。あまりにも難しく、マゾヒスティックと思えるほどの苦労を強いられることから、一部のゲームデザイナーはスーパーヘキサゴンを「マゾコア」と呼んでいる。

カバナーは、2011年から2012年にかけて、このスーパーヘキサゴンの開発を進めながら、ずっと自分で繰り返し遊びつづけていた。パジトノフがテトリスの初期バージョンで感じたのと同じく、遊べば遊ぶほど、急速に腕が上がる実感を味わっていた。当初はハードに思えたものが、練習するうちにイージーになる。その達成感には病的な魅力があった。

インタビューを受けたときのカバナーは「レベル1をフィニッシュできて、このゲームに熱中したなら、その先にも必ず進むと思います」と語っている。

「ベータ版のテストで遊んだ人たちがそうでしたから。最初は『うーん、これは自分には難しすぎるな』と思うんですが、そのうち反射神経が慣れてきて、ゲームのコツがわかってくる。そうなればフィニッシュできます。そういうゲームなんです。つねにチャレンジしていかなきゃならないんです」

スーパーヘキサゴンは同人《インディ》ゲームの世界で大ヒットし、2012年と2013年にいくつか大きな賞を受賞している。だが、大勢がこのゲームのファンになったにもかかわらず、勝者が入れ替わることはなかったらしい。誰よりも先に遊びはじめたカバナーが、ずっと世界最高のスーパーヘキサゴン・プレイヤーの座を維持していたからだ。

2012年9月に開催された「ファンタスティック・アーケード」というゲーム・カンファレンスでは、詰め寄せた観衆の前でカバナーがスーパーヘキサゴンの最難関レベルをクリアしてみせた。その驚くべきプレイはユーチューブで見ることができる。78秒間にわたり、人には真似できないどころか、見ている目も追いつかないほどすばやい動きを披露した。ステージに設置されたスクリーンに、カバナーが操作する三角形が飛び回る様子が映し出されるのを、観衆はただただ息を呑んで見守った。フィニッシュしたあと、カバナーは静かに、そしてかなり照れくさそうに、「これで、このエンディングを見たことのある人が増えましたね」と言った。

難しすぎるスーパーヘキサゴンはとっつきづらくも思えるのだが、実はカバナーは、初心者が投げ出さないためのフックも考慮していた。最初のうちはほんの数秒で勝敗が決まり、1分以上続けられることは滅多にないので、1回のプレイに時間とエネルギーを注ぎすぎることがないのだ。「すごく短いから、やってみたくなるかなと思って」とカバナーは言っている。

「それが吉と出たんだと思います。59秒で結局失敗しても、『自分は成長していない』という感じがしません。負けたと感じさせない作りになってるから、またすぐに戻ってやりはじめればいいんです」

ゲームが1回終わると、すぐに次のゲームがスタートする。敗北感に浸る時間を与えられず、気づいたときには新しい挑戦に集中しているので、そこまでの失敗の連続がなかったような気分になる。ルディック・ループがずっと続き、フロー状態から引きずり出されることがない。カバナーいわく、「再開すると、音楽がランダムな場所で始まる」のも、同じ効果をもたらしている。「音楽が毎回最初から鳴りはじめると、負けるたびに、『ああ、負けちゃった。また最初からやり直しだよ』という気持ちになります。そう感じさせないことがとても大事なんです。負けたという気持ちを抱かせないことが」

「あとちょっと」は成功への道しるべなのか、依存への最短ルートなのか

私にとっては、スーパーヘキサゴンにがっちり心をつかまれた理由は他にもあった。勝利がすぐ目の前にある、という感覚を味わえることだ。確かに最初の数百回は惨敗だったが、「あとほんのちょっとだけ早くクリックすれば、迫ってくる壁を避けられる」という感覚をつねに感じていた。レベル1はいずれフィニッシュできるという確信もあった。第5章の終わりに『ザ・シンプソンズ』の例で説明したように、そうした「すぐ近くにある勝利」——負けつづけているにもかかわらず、勝ちは目の前だと信じている状態——は、非常に依存性が高いのだ。むしろ本当の勝ちよりも魅力的になる例も少なくない。

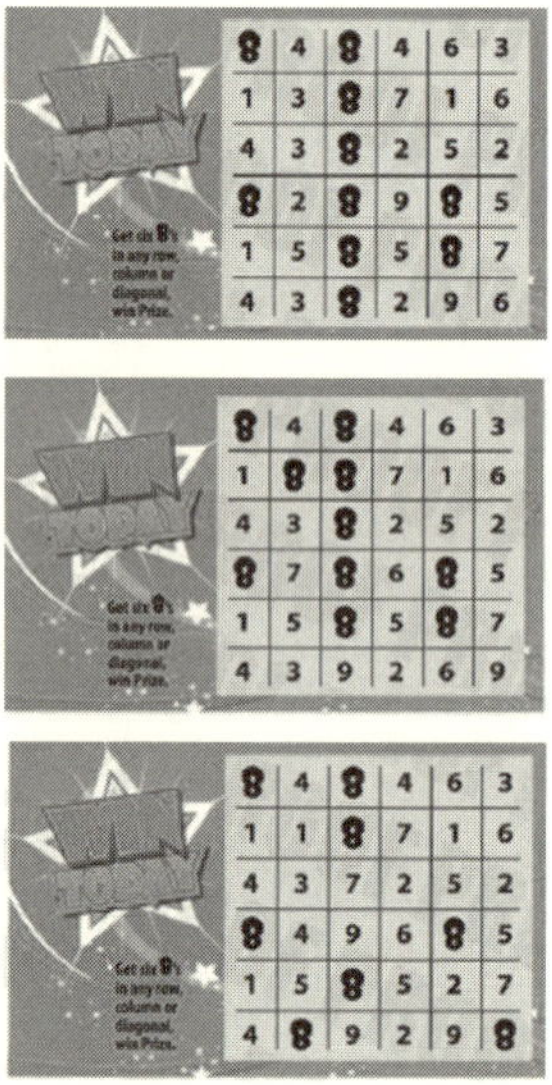

２０１５年に発表された、マーケティング学教授2人による論文が、このことを裏付けている。[*7] 論文著者らは、被験者がスクラッチくじを削る様子を観察した。数字の8が6個並んだら20ドルがもらえるというくじだ。くじは「当たり」（図の一番上）、「惜しい（あとちょっとで当たり）」（図の中央）、そして「明らかにハズレ」（図の一番下）の3種類にデザインしてあった。

被験者の大半は、スクラッチくじのマスを左上から右下にかけて削っていった。そのため「明らかにハズレ」である場合、削りはじめた直後にそれが判明する。しかし「当たり」と「惜しい」の場合は、削りはじめは同じように好調に見えて、最後の最後に勝敗が分かれる。研究チームは、スクラッチくじを終えた被験者に別の作業を指示し、その行動をこっそり観察した。すると、くじが「惜しい」だった被験者のほうが、その後の作業に対して意欲的だったのだ（別の実験でも同じ効果が確認された）。指示した作業が買い物であれば、より多く商品を買った。数字を振ったカードを並べ替える作業であれば、より迅速かつ効率的に並べ替えた。くじの賞金とは関係のない報酬を取りに行く際の足取りも軽く、速かった。他にも、「明らかなハズレ」の被験者よりも「惜しい」だった被験者のほうが唾液の量が多かったことまで確認されている。

あとちょっとで勝てるという体験が、人の心に火をつけるのだ。それなのに最後の最後で味わわされた敗北感をまぎらわせるため、何かの行動を——なんでもいいから——せずにいられなくなる。別の研究でも同様のパターンとして、ギャンブルをする人も「惜しい」ゲームを好むことが確認されている。まったく箸にも棒にもかからないギャンブルや、15%の割合で「惜しい」が出るギャンブルと比べると、全体の30%の割合で「惜しい」が出るギャンブルのほうが、より遊びたい気持ちになるのだという。

「惜しい」は、成功が間近にあるというシグナルを送っている。私が繰り返し失敗しながらスーパーヘキサゴンを続けてしまったのも、それが理由だ。あと少しで勝てる、練習とガッツさえあれば達成できるというメッセージを受け取った気になっている。

ただし、このシグナルが信用できるとは限らない。ゲームが完全に運しだいの場合は特にそうだ。スロットマシン依存症について研究している文化人類学者のナターシャ・ダウ・シュールが指摘したとおり、カジノはまさにこの手法で客の心をがっちりとつかむ。スロットマシンの「惜しい」と「ハズレ」に実質的な違いは何もないというのに、「惜しい」を見せることで、大当たりはすぐそこだと思わせるのだ。特定の回転に対する意図的な勝率変更は非合法なので、「惜しい」だろうが「ハズレ」だろうが、それで大当たりが近づいている証拠にはならないというのに。*8

スロットマシンのもう1つ大きな問題点は、誘い込む力をもっていることだ。よくできたスロットマシンの前を通ると、少なくとも一瞥《いちべつ》くらいはマシンを見ずにはいられない。しかもさらにタチが悪いことに、いったん始めてしまえば、今度はやめさせない力を発揮する。遊びを切り上げるための心のルール、すなわち「停止規則」を破らせる方向へ、スロットマシンは全力で罠を仕掛けてくるのだ。

「尻ぶつかり効果」VS最新テクノロジー——「停止規則」をめぐる争い

心理学者のパコ・アンダーヒルは1990年代に、小売店の依頼を受けて、店内セキュリティカメラの映像数千時間の観察と分析をした。[*9] カメラがとらえるすべての買い物行動のうち、大半はごく当たり前の購入だったが、一部に興味深い行動が見られていた。

このときの有名な発見の1つに、アンダーヒルが「尻ぶつかり効果（butt-brush effect）」と呼んだ現象がある。雑然とした店内で、陳列棚が狭い間隔で並んでいると、客はお互い身体をひねりながらすれ違わなければならない。アンダーヒルが調べた映像でも、客同士の尻がぶつかりあう光景が何百回も映っていた。彼はそこに興味深い行動パターンを見つけ出す。他人と身体がぶつかると、女性の場合は特に——男性の場合も少なからず——商品を眺めるのをやめてしまうことが多い。そしてたいてい何も買わずに店を出て行く。つまり、客の身体がぶつかることが、店に多額の損失をもたらしていたのである。

アンダーヒルは調査チームを店舗に派遣して、理由の解明を試みた。客は身体がぶつかることへの抗議行動の一環として、買い物自体を放棄してしまうのだろうか。他人と接触したという認識に嫌悪感をもったのだろうか。

だが実際には、ぶつかった結果として買い物をやめていることを、客本人はまったく意識していないことがわかった。店を出たことは認めているが、ほぼ例外なく、他の客の存在とは関係ないと答えている。ときには、待ち合わせに遅れそうだとか、子どもを学校に迎えに行かなきゃならないとか、店を出た妥当な理由を持ち出す場合もあった。

それでも、身体がぶつかって店を出るというパターンがあったのは事実だ。アンダーヒルが見つけたのは「停止規則」だった。尻が当たることが客に買い物をやめさせる合図となっていたのだ。客自身には説明できないが、明らかに、その合図に従って動いていたのである。

停止規則のことは軽視されやすい。していることを止める理由を解明するよりも、始める理由を追究するほうが、差し迫って重要だと思える場合が多いからだ。小売店として商品を売っているなら、客が買うのをやめて他の店に行ってしまう理由を探るよりも、今その商品を買わせる方法を知りたいと考える。医者として患者に運動をさせたいなら、運動を止めてしまう要因を解明するよりも、まずは始めさせる方法を特定するのが先決だ。教師として生徒に勉強をさせたいなら、勉強の習慣を継続させる方法よりも、とにかく机に向かわせる方法を知りたい。「なぜやめるのか」ではなく「どうすれば始めるか」を問うほうが先というわけだ。

人間の依存症や強迫行動を考えるにあたっても、本当は停止規則――「どうすれば止めるのか、なぜ止められないのか」――が大きな意味をもっているのだが、そのことは往々にして見逃されている。

実のところ、人生を容易にする新しいテクノロジーは、停止規則を反故《ほご》にする力があるのだ。アップルウォッチやフィットビットのようなウェアラブル端末は運動の履歴を追跡してくれるが、その一方で、身体が示す疲労のサイン（停止規則）に気づく力を阻害する。以前の章で紹介した運動依存症の専門家、キャサリン・シュレイバーとレスリー・シムは、ウェアラブル端末が依存症状を悪化させると考えている。

シュレイバーは私の取材に対し、「テクノロジーは、人にものごとを数字で考えさせるのです」と説明した。

「何歩歩いたか、レム睡眠は何時間とったか。そうした数字に着目するよう促すのです。私はこうしたデバイスを1個も使っていません。私の性格から言って、数字が気になって気になって精神的に追い詰められるに決まっていますから。それが依存行動の引き金になるんです[*10]」

シムは、フィットビットをカロリー計算にたとえている。

「カロリーを計算しても体重は減りません。カロリーの数字に対する執着が生まれるだけです」

カロリー計算をしていると、食べているものに対する勘や感覚が働かなくなる。ウェアラブル端末も同様で、シムに言わせれば、それを着用することで身体活動に対する感覚が鈍くなる。彼女が受け持つ患者たちは、たとえば「今日は1万4000歩しか歩けなかった。すごく疲れているし、休息が必要だけれど、あと2000歩を稼ぎに行かなければならない」というような考え方をしている。

適度な運動と節度ある食事を守る一番健康的なアプローチは、それを楽しむことだ。サラダを味わうとか、ハンバーガーを食べて自宅でごろごろするよりも30分の散歩をするとか、そうした行動を自主的に好む習慣を育てることだ。ところがカロリー計算や歩数計算は、この内発的動機を曇らせる。

数値目標を達成することでしか健康になれない、というシグナルを送っているからだ。

オフィスレスが長時間労働と過労死を招く ——仕事をやめられないメカニズム

同じことが長時間労働にも当てはまる。[*11] ほんの少し前まで、オフィスを離れるときには仕事もそこに置いて帰るものだった。しかし現在ではスマートフォン、タブレット、リモートログイン、メールといった技術が、どこにいようと働く者をつかまえるので、退社が停止規則の役割を果たさない。

日本では1960年代後半から、「働きすぎで死ぬ」を意味する〝カロウシ（過労死）〟という言葉が広まっており、特にここ20年ほどは問題が深刻化している。主に中間管理職や、それより上の階級の幹部などが、日付が変わる前に職場を離れることをいやがり、結果的に心臓発作や心臓麻痺、その他ストレス関連の病気で命を落とすのだ。

これは日本に限ったことではない。たとえば2011年に、南亜科技という台湾のコンピューター会社でエンジニアがデスクで死んだ事件が報じられたことがあった。そのエンジニアは1日16時間から19時間、ときには自宅でも仕事をしていたという。検死・解剖の結果、死因は「心原性ショック」だったことが明らかになっている。

過労死事件の共通点は、犠牲者が過剰に長い時間を労働に捧げてしまっていることだ。たいていは成功したキャリアを築いており、収入も多い。生活費を稼ぐために長時間労働をせざるを得ないわけではないのに、さまざまな理由で働くことをやめられなくなっている。

2013年には、シカゴ大学ビジネススクールの教授クリストファー・シーが、同僚3人との共著論文で、仕事となると人間の停止規則が弱くなる理由を考察している。彼らはチョコレートを労働賃金に見立てた実験を行った。被験者となった大学生には、選択肢が2つ与えられる。心地よいおだやかな音楽を聞くか、それとも、耳障りでやかましい音を聞くか。騒音を聞く被験者には、20分で1個のチョコレートが与えられる。不快な思いをすると報酬が出るので、これは仕事であるという想定だ。

被験者が獲得したチョコレートの数は平均10個。その数字に問題はないように思えるが、実は、被験者たちは最終的にチョコレートを平均4個しか食べなかった。つまり、もう銀行口座にお金がいっぱいなのに（チョコレートを充分にもらっているのに）、賃金を稼ぐ線路に乗ってしまったからには、そこから降りることができなかったのだ。

「もう充分に稼いだ」という停止規則を無視して、労働に過剰な時間を注ぎ、余暇を犠牲にする。第3章にも登場した神経科学者のケント・ベリッジが発見したように、人間は行動に対して喜びを感じなくなっても、同じ行動を続ける場合があるのだ。チョコレート実験の被験者になった学生たちも、いったん「仕事」のモードになったからには、それをすることのメリットが減少しても、やめられなくなっていた。クリストファー・シーらは、論文の最後でこう記述している。

報酬の過剰追求という問題は、深刻な広がりを見せている。本来、人類の歴史を振り返れば、報酬率というのは基本的に低いものだった。できるだけ多く稼ぎ貯めこむのは生存のための単なる実用的ルールであって、稼ぎすぎることを心配する必要はなかった。稼ぎすぎることが不可能だったからだ。(……)過食と同じで、報酬の過剰追求は、生産性向上がもたらす現代病である。それは、むしろ人類にコストを強いている可能性がある。

財布に備わる「停止規則」をクレジットカードが反故にする

停止規則の反故は、他の場面でも生じる。スロットマシンもそうだ。以前はスロットマシンには紙幣を入れなければならなかったが、最近では専用のカードを挿入し、そこに当たりとハズレが登録される。ふつうの買い物でも現金ではなくクレジットカードを使うことが一般化した。失う金額がはっきり見えていると、それが停止規則の役割を果たすが、スロットカードやクレジットカードでは負債の蓄積が追いづらい。財布の中で紙幣が減っていく事実と直面せず、ぺらっとしたカード1枚に損失や支出が見えない形で記録されていくだけだ。

マーケティング学教授ドラーゼン・プレレックとダンカン・シメスターが発表した有名な論文は、現金ではなくクレジットカードを使うと人は同じ商品が2倍高くても払ってしまうことを明らかにしている。*12 クレジットカードは、スロットマシンのカードと同じく、出費によるフィードバック(もっている紙幣が減るという反応)を見えなくするので、かわりに自分で収支を追跡しなければならない。

かつてアメリカン・エキスプレスは「出かけるときは忘れずに」というキャッチコピーを使っていた

が、プレレックとシメスターはそのコピーをひっくり返して、論文に「出かけるときは自宅に置いて」という巧みなタイトルをつけた。

やめられない止まらない――エスカレートする難易度が、ユーザーをがんじがらめにする

ゲームデザイナーが倫理的なゲームデザインについて説明をするときも、これと同種の理屈を持ち出すことが多い。ニューヨーク大学ゲーム研究所のフランク・ランツは、ファームヴィルなどフェイスブックで遊ぶゲームがヒットした一因として、一度ゲームに誘い込まれたら逃げにくくなる仕組みを指摘している。

「ソーシャルゲームは、いわば1日24時間営業だ。セッションを開始して、遊んで、セーブして、またのちほど立ち上げてセッションを再開するという必要がない。プレイしたいときにはいつでもそこでゲームの世界が進んでいる」

ひと区切りの始まりと終わりを告げるチャプター、セッション、レベルもない。ゲームが強制的な停止規則をつきつけてこないので、楽しみは終わることなくずっと続く。

同じくニューヨーク大学ゲーム研究所のベネット・フォディも、ランツと同様の見解を示した。「一部のゲームデザイナーは、テトリスのような無限型のゲームを強く否定している。人の動機付け構造の弱点、つまり『やめられない』という部分につけこんでいるからだ。そうした手口を否定する

デザイナーは、ユーザーを引きつけながらもいずれかの時点でゴールが来るようなゲームを作る。いったん終わって、ユーザーを解放するというわけだ」

「長時間遊んだら休憩しましょう」という警告を入れるだけで、ユーザーを解放したことにしているゲームも少なくない。だが、そんな警告に強制力はないし、むしろその警告自体が「もっと遊べ」と誘い込んでいる場合もある。私は一時期「２０４８」というパズルゲームで遊んでいた（2年間ほどとても流行っていたゲームだ。ニューヨークの地下鉄車内でそのゲームをしている人を頻繁に見かけるようになったので、10人目に思いきって声をかけ、何で遊んでいるのか尋ねてみたのがきっかけで、私はこのゲームと出合った）。

２０４８を立ち上げると、最初のほうの画面にこんなメッセージが表示される。

「ダウンロードありがとうございます。どうぞお楽しみください。必要に応じて休憩をとるのも忘れずに！」

だが、その警告の下にはボタンがあり、そこからアップルのアプリストアに飛ぶようになっている。飛んだ先の画面では、２０４８と同じゲーム会社が作ったアプリゲームを含め、似たようなゲームをいろいろと推薦している。つまり、このゲームデザイナーたちが考える「やりすぎ防止策」は、別のゲームに交代させることというわけだ。

テトリスや２０４８がそうだったように、人間は「簡単すぎる」と「難しすぎる」の中間にある「ちょうどよい」領域に対し、抗いようもなく魅力を感じてしまう。チャレンジしがいのあるコンピューターゲーム、資産目標、キャリアの夢、ソーシャルメディアでの数値目標、運動や体重管理のための努力などは、まさにその絶妙な領域に依存させることとなりやすい。

強迫観念的な目標設定を前にすると、停止規則は反故にされる。そして、さまざまなデバイス、サービス、ゲーム、商品は、ユーザーが知識と能力を高めるにつれ難易度がエスカレートするよう、最初からその狙いでデザインされているのである。

第8章

〈5〉クリフハンガー

――ネットフリックスが僕たちに植えつけた恐るべき悪癖

ある映画の〝崖っぷち〟の結末

崖の先端に1台のマイクロバスが止まっている。山道のカーブを曲がり切れずにスピンしたのだ。バスの後ろ半分が崖から宙にはみ出し、不安定に揺れている。座席のない車体の中にいるのは、11人の泥棒と、彼らが盗んだ金塊。泥棒たちは運転席側の壁に固まっているが、金塊が後方へ滑っていくので、今にもバランスが崩れてバスはまっさかさまに落ちかねない。男が1人、腹這いで、ゆっくりと金塊のほうへ近づく。聞こえるのは彼が這いずる音、バスのきしみ、そして山間を吹き抜ける風の音だけ。あと少しで金塊に手が届く距離まで近づいたが、そのときバスがまた傾いて、金塊は手が届かない位置まで滑って行ってしまった。男は寝そべったまま身体を反転させ、固唾をのんでいる仲間たちに顔を向けて、落ち着いた声でこう言う。「待ってろよ。いいアイデアがあるんだ」。そこで映画は終わっている。

1969年夏公開の映画『ミニミニ大作戦』〔2003年にも同タイトルでリメイクされている〕に、多くの映画ファンが夢中になった。[*1]

だが、彼らが喜んだのは最初の94分で、このラスト1分には批判が殺到した。あのエンディングは「ふざけている」「大げさすぎて最低」「ひどい」「くず」「イライラする」「面白くない」「けじめがない」「心がこもってない」「くだらない」「気の抜けた炭酸みたい」「ロボトミー手術を受けた人なら面白がるかも」……。これほど辛辣な批判を引き出すのだから、むしろ特別なエンディングだったと言えるのかもしれない。

いや、『ミニミニ大作戦』の終わりはエンディングではなかった。これは「クリフハンガー」だ。崖《クリフ》に引っ掛かって落ちる寸前の場面なので、文字どおりの意味でも、また手に汗握る緊迫のシーンという映画用語としても、クリフハンガーそのものである。クリフハンガー自体は悪くない。問題は、観客はそこまで1時間半にわたって映画にのめりこんできたので、ここあたりで終息を望んでいたことだった。

ラストがわからないストーリーを聞かされるくらいなら、何も聞かされないほうがマシだ――ジョークのオチを内緒にされた経験があるならおわかりだろうが、人はそんなふうに感じてしまうものなのである。

心理学者がウィーンのカフェで発見した「クリフハンガー」の力

人の心をつかむクリフハンガーの力を発見したのは、ブリューマ・ツァイガルニクという名前のリトアニア人心理学者だ。[*2]『ミニミニ大作戦』が公開される40年前のことである。

ツァイガルニクは、ウィーンの小さなカフェでコーヒーを飲んでいたとき、ウェイターが客の注文を超人的な記憶力で覚えていることに気づいた。オーダーを受けて厨房に戻ると、「7番テーブルにエッグベネディクト」「12番テーブルにハムとチーズのオムレツ」「15番テーブルにはスクランブルエッグ」などと正確に伝えている。

ところが、オーダーされた料理が7番テーブル、12番テーブル、15番テーブルに届くと、彼の記憶はそこできれいさっぱり消えるらしい。ウェイターにとって個々のオーダーは小さなクリフハンガーだったのだ。正しい客に正しい品が運ばれれば、手に汗握る緊迫感は解消される。彼はあくまで「仕掛かり中のオーダー」を記憶している。まだ途中であるということは、すなわち安心できないという意味だからだ。

『ミニミニ大作戦』の終わらないエンディングが観客の意識を逆撫でしたように、完了していないオーダーはウェイターの意識に引っ掛かっている。けれど料理を届けてしまえばクリフハンガーは終わるので、意識が解放され、また新しいオーダーによる新しいクリフハンガーに集中するというわけだ。

ツァイガルニクは実験でこの効果を追究することにした。成人被験者を研究室に集め、20種類の簡単な課題に取り組ませる。粘土で人形を作る、箱を組み立てるといった手作業と、計算をする、パズルを解くといった頭を使う作業があった。被験者は指示された内容を完了しようとするが、一部の課題は途中で遮られ、終わらないまま次の課題へ移らなければならない。被験者たちは中断をいやがった。強い言葉で異を唱えたり、激しく腹を立てたり、邪魔が入ったことに対して緊張感を抱いている様子がうかがわれた。

課題を終えた被験者に、こなした内容をできる限り思い出すよう求めたところ、驚くべき結果が出た。ウィーンのカフェにいたウェイターと同じく、被験者たちは、完了した課題よりも未完了の課題のほうを2倍も明確に記憶していたのである。邪魔されたことで小さな「衝撃」を感じ、そのせいで未完了の課題が記憶に残っているのではないか——と当初のツァイガルニクは考えた。

だが同様の実験を再現し、今度は中断した課題をあとから完成させる時間を与えたところ、前述のような記憶の差は消えていることが確認された。強く記憶していた理由は「邪魔が入ったから」ではなく、「やり終えなかったから」だったのだ。むしろ、中断された課題をのちに完了したあとは、最初から中断なくやりとげた課題と同程度にしか記憶に残らないことがわかった。

ツァイガルニクは実験結果を、こう考察している。

「課題に要する作業に取り組みはじめた被験者には、それを完了せねばならぬという疑似的なニーズが生じる。緊張し、その緊張を解決したいと感じる。課題を完了すれば緊張が解消する、すなわち疑似的なニーズが消える。課題が未完了だと緊張状態が維持され、欲求もそのまま残っている」

人間は完了した体験よりも、完了していない体験のほうに、強く心を奪われる。これが「ツァイガルニク効果」と呼ばれる現象だ。

なぜあるメロディが頭から離れなくなるのか——不朽の名曲に共通する仕掛け

ツァイガルニク効果は日常のあらゆる場面に見つかる。たとえば、頭の中で同じメロディが何度もしつこく流れて止められなくなる経験は、誰でも覚えがあるだろう。ギタリストでニューヨーク大学音楽教授のジェフ・ペレッツの説明によると、頭から離れないメロディは解消されないクリフハンガーになるので、そのせいで曲がカルト的な人気になることがあるという。

ペレッツは、アース・ウィンド・アンド・ファイアーの1978年のヒットソング「セプテンバー」を例に挙げた。[*3] パーカッションの軽快なリズムと、「9月21日の夜を覚えてる?」で始まる底抜けに明るい歌詞の組み合わせが、実に印象的な曲だ。発売から36年が経った2014年に、アース・ウィンド・アンド・ファイアーの結成初期からのメンバーであるヴァーダイン・ホワイトが、インタビューで「セプテンバー」について語っている。

「今でも9月21日を選んで結婚する人がいる。株式相場も9月21日には上昇する。誕生日が9月21日だっていう若い人からもしょっちゅうあの曲のことで感謝される。音楽史を代表するヒットソングだって言われるよ」

70年代後半はディスコ音楽全盛期だったし、「セプテンバー」は多くの意味でまぎれもないディスコソングだった。だが、別の面から見ると、この曲は非常に異質だ。一般的にヒットソングは「循環コード進行」という構成になっていることが多い。盛り上げて、印象的なメロディを繰り返し、そして最終的にループを「閉じる」形で曲が終わる。ツァイガルニクが観察したウェイターのたとえで言うならば、こういう曲はオーダーされたメニューをテーブルに届け終えているわけだ。聴いているほうは満足し、そこで区切りがついて、思考は次の曲へと切り替わる。

ペレッツの説明によると、「セプテンバー」はそうではない。

「あの曲のコード進行の面白い点は、着地しないまま終わっていく点だ。ループが開きっぱなしなので、まだ聴き終えていない気がしてくる。今でもこれほど人気なのはそのせいだ。メインテーマとコーラスとサビにそのアプローチが使われていて、それが長寿の一因になっているのは間違いない。耳について離れなくなる条件を完璧に備えている。いったん頭の中にしみつくと、延々と流れて止まらなくなる」

他の歌はとっくに忘れてしまっても、あのエンドレスのループは脳内に残りつづける。リリースから40年以上経つというのに、「セプテンバー」は今もパーティや結婚式の定番曲だ（まったくの偶然なのだが、私と妻は2013年9月21日に結婚した。結婚パーティに来てもらったDJは、当然と言わんばかりに、この曲を会場で流していた）。

「セプテンバー」はクリフハンガーが解消されないのが特徴だが、逆に、クリフハンガーが予想を裏切る形で終わるせいで頭から離れなくなる曲も存在する。

たとえば、ロックバンドのレディオヘッドが1997年夏にリリースした「カーマ・ポリス」。レディオヘッドの高度な音楽センスがはっきりと表れた作品だ。同じメロディを微妙に異なる2パターンで繰り返すので、聴いているうちに、どちらのバージョンを聴いているのかわからなくなってくる。歌詞もヒントにならないし、理屈で解釈することもできない。ペレツの説明によると、聞き手はずっと気を張り詰めながら耳を傾けていることになる。

「どっちのループを聴いているのかわからなくなる。偶然にしては高度すぎるので、おそらく「リードシンガーの」トム・ヨークが曲を書いたとき、『カーマ（カルマ、業）』は輪廻するということを想定していたのだろう。まさにそれを表現することに成功している。非常に特徴的な曲だ。スティーヴィー・ワンダーの『悪魔』もこれに近い。Cメジャーで始まるシークエンスがあるのだが、同じ節に戻るように思えて、実はまったく違う場所へ聴く者を連れていく。ホームベースに戻らずに曲が終わるのだ」

「セプテンバー」や「カーマ・ポリス」、そして「悪魔」のような曲は聴く人の心をつかむ。だが音楽は短い。「セプテンバー」はせいぜい3分35秒だ。

オーディエンスの心を一度に数か月つかんで離さない、依存性のある体験として、さらに上を行く娯楽が、他にある。

「真犯人は誰？」——開いたままのループが生み出した信じられないほどの熱狂

2014年10月に、アメリカの公共放送局ナショナル・パブリック・ラジオ（NPR）で、「シリアル」というポッドキャストの番組が始まった。[*4] 12話完結で2か月半にわたって配信されたドキュメンタリーだ。ジャーナリストのサラ・ケーニヒ率いるチームが、ボルチモアで1999年に実際に起きた殺人事件を調べていく。当時高校生だったアドナン・サイードという男性が、元恋人のヘイ・ミン・リーという女性を殺害した事件だった。サイードは有罪となり服役しているが、ケーニヒの取材で、これが誤認逮捕だった可能性が明るみに出たのである。

似たような番組は他にもあったが、「シリアル」は絶大かつ独特な人気を博した（私はケーニヒにメールで取材を申し込んだが、丁寧な返事で断られてしまった。『申し訳ありませんが、お応えできません。取材が殺到していて』とのことだった)。私自身、このポッドキャストが配信されていた約3か月のあいだに、いったい何回「『シリアル』っていう番組を知ってますか?」という会話を人と交わしたことだろう。友達とも、たまたまお喋りをした赤の他人とも、この番組の話をした。

そうなったのは私だけではない。さまざまなメディアが、「シリアル」のヒットについて何度も取り上げていた。タイトルや書き出しで、番組の依存性の高さに言及する記事も多く、たとえばこんなふうに書かれていた。

のめりこまずにいられないノンフィクションミステリー。番組を進行するケーニヒは、発端となった殺人事件について語り、聞き手に容疑者たちへの好感を抱かずにいられなくさせる。

――『ローリング・ストーン』

「シリアル中毒」になるまでの13のステップ。

――『エンタテインメント・トゥナイト』

「ディス・アメリカン・ライフ」のスピンオフ、「シリアル」は、ハマらずにいられない魅力をもっている。

――NBC『ニュース・オンライン』

ラジオ番組「ディス・アメリカン・ライフ」のスタッフによる、ポッドキャスト版スピンオフ「シリアル」。身の毛もよだつ殺人事件と、その犯人として逮捕された17歳の青年の裁判をめぐる内容で、リスナーの心をつかんで離さない。法廷ドラマ『ロー&オーダー』のベストエピソードをも上回る出来栄えだ――何しろ、この悲劇を体験した実在の人たちを登場させているのだから。しかも、終わりがどうなるのか、まったく読めない。

――『エンタテインメント・ウィークリー』

最後に引用した紹介文が、「シリアル」の魅力を特に的確に解説している。番組制作側が開いたツァイガルニク効果のループが、いったいどの時点で閉じるのか（そもそも結論が出てループが閉じるのかどうか）、リスナーにはまったく予想がつかないのだ。第3話あたりで真犯人が明らかになるのか、それとも第9話か。最終話でやっと明かされるのか、もしかしたら謎に包まれたまま終わるのか。

ケーニヒ自身、シリーズの中ほどで、このポッドキャスト番組をどう終わらせればいいか見当もつかないと認めている。1年にわたり取材と慎重な調査を重ねてきたが、一番大事な疑問を解決するに至らなかったからだ――被害者を殺した真犯人は誰だったのか。

答えが見えそうで見えない、もどかしい状態が続くせいで、リスナーはすっかり引き込まれた。毎回のエピソードで必ず1回か2回ほど、逮捕されたアドナン・サイードへのインタビュー音声が流れるのだが、彼はいつも何か自分に不利なことを言いかけたり、反対に間違いなく無実だと確信させるようなことを言ったりする。他の人々へのインタビューも同様だ。知人が話したアリバイ情報で、殺人が行われたと思われる時間に、サイードは数マイル離れた図書館にいたことが明らかになる。その証言にも穴があり、疑問のループは結局開いたままになる。

2014年12月18日に配信された最終話を、数千人のリスナーが期待に胸を高鳴らせてダウンロードした。だが、待ち望んでいた答えは出なかった。ケーニヒはサイードの無罪を信じているものの、完全には確信できないと認めている。

番組はこうして終了したが、クリフハンガーは残った。リスナーたちはこれで幕引きとするのをいやがって、ネットのあちこちで活発な討論を繰り広げた。サイード有罪派は、無罪派の主張を「無邪気すぎる」となじり、無罪派は有罪派のことを「疑り深すぎる」と非難した。レディットに開設された「シリアル」のページでは、およそ5万人のシリアル・ファンが意見を戦わせた。

単純な興味と呼ぶには極端すぎる熱狂ぶりだったことは、2015年1月13日の反応にも表れている。16年前に被害者ヘイ・ミン・リーが失踪した日付だ。レディットのシリアル・ページの管理者は、24時間だけ同ページを閉鎖にして、彼女への追悼文を掲載した。

1999年1月13日は、人生を一変させてしまう1日でした。ヘイ・ミン・リーは素晴らしい人物でした。

（……）

16年前の今日、彼女の人生は悲劇的な幕を下ろしたのです。彼女の家族や友人の人生も、その日を境に大きく変わってしまいました。

ポッドキャスト「シリアル」は彼女の死から生まれた番組でしたが、その悲劇自体を忘れてはいけません。

彼女の思い出に敬意を払い、このサブレディット・ページは今日1日黙祷を捧げます。議論は過熱していますが、その中心にあるのは起きてはならない事件だったことを、改めてよく考えましょう。

多くのレディットユーザーは「黙祷」を受け入れたが、これに離脱症状を示したユーザーもいた。hanathekoというハンドルネームの人物は、「どうやらシリアル中毒だったみたい。(……)この24時間はすごくつらかった。うつっぽくなって、ずっと体調が悪かった」と書いている。hanathekoにとって、丸1日シリアル・ページが停止するなど、長すぎて耐え難かったのだ。

いかなる理由であれページを停止する権利などない、と管理者を非難する声もあった。あるユーザーは、そうした怒れるファンのことを、まるで「インターネットのウエストボロ・バプティスト教会」だと指摘している〔カンザス州にある教会を中心としたグループのこと。主に同性愛を嫌悪し、過激な言動で抗議活動を行う〕。Muzorraというハンドルネームのユーザーは、こんなふうに書き込んだ。

「どんな被害者でも、やがて忘れられて、1つのデータになる。だけど、一時期の気晴らしで書き込みしつづける人たちのせいで、忘れ去られにくくなってる」

だが、深夜にページが復旧すると、hanathekoとMuzorraを含む数千人のシリアルファンたちが舞い戻り、また有罪派・無罪派・わからない派で喧々《けんけん》囂々《ごうごう》の議論を再開したのだった。

「未解決番組」中毒——先の展開が読めないことが人を虜にする

NPRの「シリアル」をきっかけに、現実の未解決事件を取り上げるドキュメンタリーは続々と登場している。2015年2月にはケーブルテレビ局HBOが『ザ・ジンクス』という番組の放送を開始した。未解決の複数の殺人事件に関与したと見られる人物、ロバート・ダーストの生活に密着する内容だ。ダーストはこの番組の放送開始前日に逮捕された。制作を指揮したプロデューサー、アンドリュー・ジャレッキーらが、殺人の1件についてダーストが有罪と考えられる証拠を見つけ出したのが一因だ。

それから2015年12月には、ネットフリックスで、同じく現実の殺人事件を特集するドキュメンタリー『メイキング・ア・マーダー』全10話の配信が始まっている。こちらはローラ・リチャルディとモイラ・デモスという映像プロデューサーが、10年をかけて、ウィスコンシン州の小さな町で若い女性を殺し有罪になったスティーブン・エイブリーという男を調べた内容だ。

『ザ・ジンクス』も『メイキング・ア・マーダー』も、「シリアル」と同じように依存性が高く、多くの評価とファンを引きつけた。3作品とも非常に巧みに制作されていたことは事実だが、これほど人気になった大きな要因は、先の展開が読めなかったからだ。

オンラインマガジン『スレート』のコラムニスト、ルース・グレアムは、『メイキング・ア・マーダー』について、こんな記事を書いた。

『メイキング・ア・マーダー』で描かれるエイブリー事件は、まるで『デイトライン』（NBC局で放送されている、主に犯罪をテーマとした調査報道番組）だ。『デイトライン』プロデューサー自身がそう指摘している。「展開にひねりがあり、視聴者の関心をつかむ。（……）目下、殺人はホットなテーマだ」（……）しかし、『デイトライン』でもコマーシャル休憩で視聴者を待機させる時間があるが、『メイキング・ア・マーダー』のようなマルチエピソード型番組の場合は、1話と1話のあいだの待ち時間が長く、視聴者をそれだけ深くやきもきさせる。単なるゴシップ番組よりは高尚かもしれないが、「あの女性がかわいそう！」「誰が犯人なのか？」「絶対にしっぺ返しがあるぞ！」といったふうに、犯罪ニュースならではの野次馬的興奮も感じさせる。

たとえば、『メイキング・ア・マーダー』の第4話は、とんでもない大どんでん返しで終わっている。私は夫と一緒にソファの上で身もだえし、夜更かししてもう1話を観るべきか激しく迷った。こんなクリフハンガーを与えられて、続きを観ずに寝るなんてできるわけがない。

この原稿を書いている現時点でも、「シリアル」と『メイキング・ア・マーダー』の人気は続いている（『ザ・ジンクス』にも根強いファンがいるが、ダーストが逮捕されたことと、全6話のミニシリーズだったことが一因で、熱狂は比較的小さい）。2作品をテーマとしたレディットのページにも、毎日のように誰かが新しく投稿をしている。

今後もしヘイ・ミン・リーを殺害した真犯人が判明したり、スティーブン・エイブリーの無実が証明されたりするとしたら、そのときにはループが閉じ、レディットのページは盛り上がりを失っていくだろう。クリフハンガーの緊迫感が続くのは、マイクロバスが崖のぎりぎりに引っ掛かっているあいだだけ。カフェのウェイターがオーダーを記憶しているのは、料理が客のテーブルに届くまで。そして殺人事件に群がる弥次馬たちが興味津々でいるのは、真犯人や生死が判明するまでのことなのだ。

「史上最悪のラストシーン」が10年以上視聴者の心を奪う理由

マフィアの世界を描いたテレビドラマ『ザ・ソプラノズ　哀愁のマフィア』の脚本家、デイヴィッド・チェイスは、シーズン6の最終話（第86話）で、観客の頭にとてつもないクエスチョンマークを投げ込み、しかもその答えを出さなかった。[*5] 主人公の生死を曖昧にしたままシリーズを完結させたのだ。

『ザ・ソプラノズ』が8年にわたって放送されているあいだ、ニュージャージーのマフィアのボス、トニー・ソプラノが生き延びる一方で、彼の敵や味方は合計92人も死んでいった。撃たれて死ぬ、殴られて死ぬ、おぼれて死ぬ、もしくは自然死する……。刺殺、心臓発作、絞殺、ドラッグの過剰摂取もあった。次々と繰り広げられる陰惨な死に視聴者はすっかり心を奪われていたのだが、最後の最後にトニーが迎えた闇は、視聴者に最大級の衝撃をもたらしたのである。

そのラストシーンはもはや伝説になっている。２００７年6月10日、全米で１２００万人が視聴した最終話で、トニー・ソプラノは家族とともにレストランで夕食をとる。茶色の革ジャケットを着た男が店内に入ってきて、カウンターの席に着く。ちらりとトニーたちのほうを見やり、それからトイレへ向かう。レストラン入り口の扉に取り付けられたベルが鳴り、トニーが扉のほうを見て——そして場面は暗転するのだ。11秒にわたって画面は暗いまま。8年間の抗争劇が、なんとも意味深長な沈黙で終焉を迎えた。このとき多くの視聴者が、自宅のテレビ画面やケーブルテレビの装置が最悪のタイミングで故障したと思い込んだが、そうではなかった。これが脚本家チェイスの意図したラストだったのである。

戸惑ったファンはとりあえずグーグルに聞いてみることにしたらしい。東海岸で夜9時からの放送が終了した直後、10時2分から、グーグルは「ソプラノズ　最終話」という検索であふれかえり、夜中その検索が続いていた。もやもやを晴らしたい視聴者たちが、ネットのどこかで頭のいい人が解説しているのではないか、と必死に探しまくったのだ（8年後に「シリアル」のファンがレディットで熱くなったように）。マスコミの批評も二分されたが、いずれも最後の5分間の解釈に議論が集中していた。あの場面でいったい何が起きたのか。なぜ脚本家は最後を描かずに切り捨てたのか。

推理はまっぷたつに割れた。

片方の意見は、番組が終わっても主人公一家の生活は続くとほのめかしている、というもの。エンディングの直前で、トニーがテーブルにあった小さなジュークボックスにコインを数枚入れると、ジャーニーの曲「ドント・ストップ・ビリービング（信じることをやめないで）」が流れはじめる。例の暗転の手前で視聴者が耳にするのは、ジャーニーのリードボーカルだったスティーブ・ペリーが歌い上げるサビの途中、「ドント・ストップ……！（やめないで）」まで。脚本家のチェイスは、わざと歌詞の文章を中断してドラマを終わらせることで、「番組は終わったが、ここに描かれた生活はストップしない」というメッセージを伝えている――という解釈だった。

だが、多くのファンは、もう1つの意見を支持した。画面が暗転して静寂になったのはトニーの死を示唆している、という解釈だ。トニーは自分が死んだ後の展開を体験できないのだから、視聴者の体験も同様に唐突に終わる、というわけである。そばにいた妻や子どもたちは生きていて、ジャーニーの歌詞の続きを聞いていたかもしれないが、それもトニーの命を奪った銃声にかき消されたと考えられる。この説では、革ジャケットを着た男が犯人だ。おそらく、トニー自身のお気に入りの映画『ゴッドファーザー』のオマージュで、トイレに隠してあった銃を取りに行くという設定なのだろう。脚本家がトニーの死を意図したのだとすれば、歌詞を「ストップ！（やめろ！）」で終えたのは、絶妙な切り方だったと考えられる。

脚本家のチェイスは、テレビジャーナリストなどの執拗な問いかけに対し、何度か小出しでヒントを出している。だが疑問そのものは引っ張ったままで、決定的な解釈は今も提示していない。番組終了後の最初のインタビューでは、「説明も、弁解も、再解釈もするつもりはないし、何か付け加えようとも思わない」と語っている。

「奇抜なエンディングにしようとか、そんなことは本当に誰も考えなかった。すべきだと思うことをやっただけだ。視聴者の度肝を抜こうとしたわけでもないし、『しめしめ、視聴者はさぞ混乱するだろう』なんて思っていたわけでもない」

チェイスのインタビューはその後何回か公開されたが、ファンの疑念のおさまりはつかなかった。

8年後の2015年4月のインタビューでは、チェイスがこう話している。

「あれはすごく単純で、視聴者が思ってるより、ずっとそのまんまの話だったんだよ。トニーの人生はここで終わるかもしれないし、別のときに終わるかもしれない。どっちにせよ彼の人生が無意味だってことにはならない。だから『信じることをやめないで』というわけだ」

実際、エンディングの意味について問われることに対し、チェイスは戸惑っていたらしい。

「記事やなんかで、『視聴者に対する最大の裏切り行為だ』と書いてあるのも読んだよ。ファンの顔の前でくそをしてみせたようなものだ、とか。そんなこと、したがるわけがないだろう。8年間もファンを楽しませつづけてきたのに、それが最後の最後でファンをバカにするためだったなんて、そんなことあるわけがない」

殺人事件を追うドキュメンタリー・ポッドキャスト「シリアル」の場合、ファンが抱いた感情は制作側への怒りというより、答えが出なかったことへの落胆だった。番組を作ったサラ・ケーニヒがファンと同じくらい真犯人を知りたがっていることがわかっていたからだ。ケーニヒは、いわば視聴者と同志だった。

だが『ザ・ソプラノズ』のケースで、ファンが脚本家を敵認定した理由は、ファンに疑問を与えた本人が、答えを出すことを意図的に拒んだからだ。『シカゴ・トリビューン』紙の記者モーリーン・リャンは、「ファンをバカにしている」と考える陣営を代表して、「冗談でしょ？　あれが『ザ・ソプラノズ』のエンディングなの？」と題した記事を書いた。

「底意地が悪いのかもしれませんし、続編を匂わせたつもりなのかもしれませんが、いずれにせよ数か月ほどの話題性は確保したってことなんでしょうね」

この記事についたコメントの1つは、リャンの憤りに、さらに強い言葉で賛同している。

「あのラストは最低。最後のカットがエピソード全体を台無しにした。視聴者からドラマを奪ったも同然だ」

だが、これほどの怒りを示しながらも、10年以上が経つ今でさえ、ファンたちは最終話を話題にせずにいられない。彼らはいわば、途中で断ち切られた歌詞――「ドント・ストップ（やめないで！）」と叫ぶスティーブ・ペリーの声を、今も頑なに守っているというわけだ。

欲求が満たされたときにはすでに……

ちょっと考えてみてほしい。次に示す一連の流れの中で、どのステップに対し、人は一番幸福を感じるだろうか。

ステップ1：何かを欲しいと思う（食べ物、睡眠、セックス……）。
ステップ2：自分の欲求は満たされるだろうか、と考える。
ステップ3：欲求が満たされる。
……次の欲求で同じことを繰り返す。

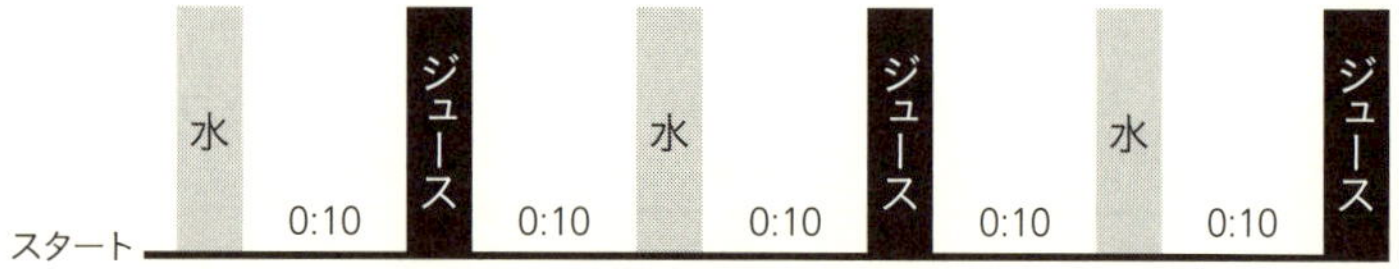

前半の実験

もちろん答えはステップ3に決まっている。『ミニミニ大作戦』、「シリアル」、『ザ・ソプラノズ』のエンディングにフラストレーションを抱いたファンは、ステップ3の解決が得られなかった。ステップ3があるからこそ、ステップ1とステップ2をたどる意味があるというわけだ。

ところが、そうした想定に反する現象が、2001年の実験で証明されている。グレッグ・バーンズという神経経済学者が、他の神経科学者3人とともに、25人の成人被験者を対象とする研究を行った。[*6] 被験者は口に小さな管をくわえて、ｆＭＲＩ装置に仰向けで横たわる。研究者は、管を通じて水やフルーツジュースを飲ませながら、被験者の脳が快を感じているかどうか調べる。被験者の大半は水よりもジュースを好んでいたが、脳自体は、ジュースも水も小さな報酬として扱う。実験の前半では、管から喉に液体が流れ込む間隔を一定にした。水が流れ、10秒あけて、ジュースが流れ、また10秒あけるという具合だ（右ページの図）。

後半では、そこにサプライズの要素を加えた。次の報酬がいつ来るのか、それが水なのかジュースなのか、予想がつかないようにしている（左ページの図）。

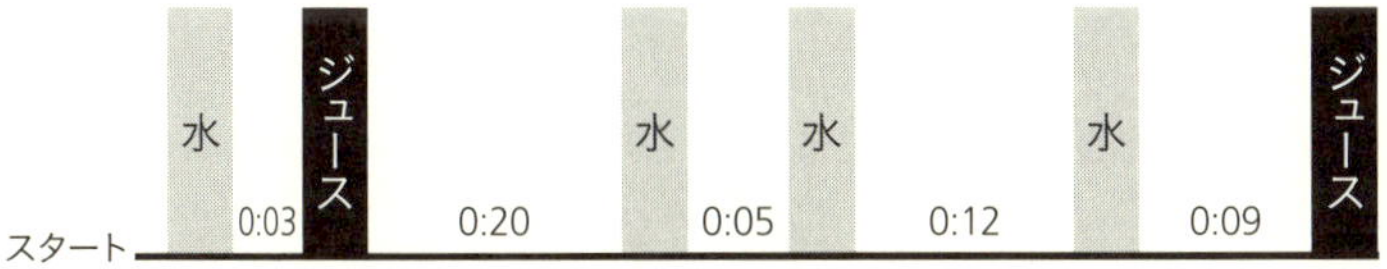

後半の実験

満足感だけが重要なのだとすれば、被験者の脳は前半でも後半でも同じように反応するはずだ――いや、「飲める」と予期して味わう前半のパターンのほうが、より活発に反応するのではないか。

ところが実際にはそうならなかった。予測が立つことは最初のうちは快の反応になるのだが、しばらくすると喜びが薄れていくのだ。前半の終わり頃には、被験者の脳の反応はかなり弱くなっていた。

一方、予測不能な後半のほうは正反対だった。「シリアル」のリスナーがそうだったように、被験者は予測が立たないことに心をつかまれていた。ランダムな報酬に対し、被験者の脳が示す快の反応は大きくなり、実験が終わるまでずっと変わらず喜びを示しつづけていた。「来るかな、来るかな」とドキドキする、その小さなクリフハンガーの後に報酬が来るので、体験全体の快感が増し、長く喜びを持続させたのである。

平凡な日常にささやかなスリルを――設計された「衝動買い」

こうした小さなクリフハンガーは衝動買いの要因にもなる。*7 2007年に登場した、驚くほど依存性の高いオンラインショッピングサイト、「ギルト」を例に説明したい。ギルトのウェブサイトとアプリでは、1日か2日間限定のフラッシュセールが開催される。利用できるのはギルト会員だけで、お得なデザイナーズブランドのアパレルや日用品などが販売される。このプラットフォームは大人気で、会員が600万人もいるので、ギルト運営側は高級商品を大量に仕入れることで大幅な割引を受けられるというわけだ。ギルトが各商品から少額のマージンをとるが、それでも会員にとっては小売の定価よりもはるかに安く買うことができる。

フラッシュセールは予告なしに始まるので、会員は頻繁にページを更新して確認する。新しいページが表示されると、それが小さなクリフハンガーを生む。先の予想がつく平凡な日常生活にささやかなスリルが生じるというわけだ。毎日正午から午後1時、一般的な昼休みの時間にアクセスが殺到し、その時間にサイトは100万ドル以上を売り上げる。

「ダーリン・ダーリーン」という人気ブログを運営しているダーリーン・マイヤーは、2010年10月に会員申し込みが承認されたとき、大喜びの心境をブログにつづっている（申し込みにも数週間待たされていたからだ）。ブログ読者に興奮を伝え、会員になれた喜びに浮かれながら、さっそく戦利品を紹介していった。

ところが、わずか2か月後には「ギルト中毒」と題する記事を投稿をしている。彼女が問題をはっきりと自覚したのは、スクーターのベスパがお買い得価格になっているのを見て、あと少しで買いそうになったときだった（スクーターまで買ったら夫がどう反応するか思い浮かべ、かろうじて思いとどまったという）。新しいフラッシュセールがサイトに登場したときの通知音が、彼女をギルトに縛りつけていた。何をしている最中でも、通知音が鳴るとアプリをチェックせずにいられない。家事の途中、または息子を学校へ迎えに行く途中でも、運転していた車を停めてアプリをチェックするときもあった。商品自体にさほど心が惹かれない場合もあったが、たいていの場合は実際に購入する。一度に数百ドル、ときには数千ドルでも使ってしまう。依存症状が最高潮だった時期には、彼女の自宅に新しい荷物が毎日配達されていたという。

こうなってしまったのはマイヤーだけではない。オンラインの掲示板は、同様の買い物依存症になったネットユーザーの悲痛な書き込みがあふれかえっている。買い物マニアの集まるソーシャルネットワーク「パース・フォーラム」では、Cassandra22007というハンドルネームのメンバーが、ギルトを含めフラッシュセール・サイトの依存症だと認めて、こんなふうに書き込んでいる。

とってても認めづらいけど、私は明らかにギルトにのめりこんでいて、どうにかしなきゃいけない状況みたい。少なくとも一時的に、このサイトを使うことを自分に禁じようと思ってる。今は無職なんだから、仕事に就くまでは、着るかどうかもわからない服なんか買ってる場合じゃないんだもの。ギルトで買ったけど着てないもの、使ってないものが、現時点で6個か10個くらいあって、しかも今日また5個買っちゃった。

Cassandra22007の行動の興味深い点は、彼女が服を必要としているから買っているわけではないことだ。グレッグ・バーンズが水とジュースの実験で明らかにしたように、報酬自体が重要なのではなく、それを追いかけるスリルが大事になっている。ギルトが売っているのは別の場所で買えない商品ではない。そういう意味で、ギルトの真の商品は小さなクリフハンガーなのだ。そのクリフハンガーで、商品を買うという行為にどっぷりのめりこませていたのである。

こうした買い方をしているとモノが増える。そこで今度は、家庭の整理整頓を指南する専門家が登場する。最近の有名な例で言うと、日本の「片づけコンサルタント」、近藤麻理恵だ。「こんまり流」と銘打って、家の中の「ときめかない」モノをすべて捨てるという考え方を提唱している。2011年に、その手法を説明した初の著書『人生がときめく片づけの魔法』(サンマーク出版)を出版した。同著は多数の言語に翻訳され、世界中で200万部以上売れている。続編の『人生がときめく片づけの魔法2』もベストセラーだ。

片づけは難しい。人間には価値のあるものを手元に置きつづけようとする本能があるからだ。いつか役に立つかもしれない、もしくは、昔便利だったモノがまた使えるときが来ないとも限らないと思うと、どうしても捨てられなくなる。それでもこんまり流がヒットしている理由は、ここにループが形成されるからだ。モノを手放すのはいやなものだが、散らかっているのもいやなので、どうにかしたいという欲求がある。だから強迫観念的に買い物をする人は、同じく強迫観念的に片づけをしつづける。それが自己永続的なループになるのだ。こうしたループは片づけだけでなく、日常のあちこちで生じている。

ネット動画「自動再生」の功罪――人の行動を自由に操るナッジの力

ネットフリックスは2012年8月に、「自動再生（post play）」と呼ぶ新機能を導入した。この機能を使うと、たとえばドラマ『ブレイキング・バッド』全13話が、いわば13時間の1本の映画になるのだ。1話が終わると自動的に次のエピソードがロードされ、5秒後には再生が始まる。1つのエピソードが手に汗握るクリフハンガーで終わったならば、そのまま待っていれば続きが始まり、クリフハンガーが解消されるというわけだ。この機能が導入される前は、次のエピソードを観るという判断を能動的に下す必要があった。しかし今は、観ないという判断をする必要がある。

ささいな変更に思えるかもしれないが、この2つの違いは実に大きい。それを一番はっきりと表しているのが、臓器提供の意思表示に関する有名な研究だ。

多くの国では、運転免許を取得するタイミングで、臓器ドナーになる意思を尋ねる質問をされる。心理学者エリック・ジョンソンとダン・ゴールドスタインは、これに対する答えがヨーロッパ各国で大幅に違うことに着目した。[*8] 文化が似通っている国にもズレがある。たとえばデンマークにおける臓器提供の同意率は4％。スウェーデンは86％。ドイツは12％。オーストリアは100％に近い。オランダは28％、ベルギーは98％である。オランダでは臓器移植に関する大々的な啓蒙キャンペーンが行われたにもかかわらず、同意する人数の増加にはつながっていなかった。

文化も教育も関係ないのだとしたら、ある国では臓器を提供しようという人が多く、別の国ではしたくない人が多くなるのは、いったい何が要因なのだろうか。

その疑問の答えは、設問の仕方における小さな違いにあった。一部の国では、運転免許取得に伴い、次の問いに了承のしるしをつけるよう求める。

臓器を提供してもよい場合は、ここにチェックしてください。□

四角いマスにチェックを入れるなど、たいした面倒には思えない。だが、自分が死んだときに臓器がどう使われるか決断しようとしている人間にとって、ほんのわずかな面倒であっても、それは大きなハードルになる。やすやすと答えられる質問ではないので、多くの人は、マスにチェックを入れないという形で小さな抵抗を示し、とりあえず何も変わらぬ人生を続けようとする。デンマーク、ドイツ、オランダなど、同意率の低い国々では、まさにこうした設問で臓器移植の意思表示を求めていた。

一方、スウェーデン、オーストリア、ベルギーといった国々では長年、次のような設問で臓器提供の意思を確認している。

臓器を提供したくない場合は、ここにチェックしてください。□

違いは、デフォルトで臓器提供をすることになっている点だ。ドナーリストから自分の名前を外したい場合だけ、マスにチェックを入れなければならない。回答者にとって難しい決断であることは変わりないが、「あえてチェックをつける」という能動的な作業をしたがらないという点も、やはり変わらないのである。そのせいで、「提供してもいい場合は」と聞く国と、「提供したくない場合は」と聞く国で、これほど提供率の差が開くというわけだ。

ネットフリックスの新機能に対する反応も、それと同じことだった。自動再生機能が導入されたあと、ネットフリックス・ユーザーは続きを観ない場合に、その意志を自分の力で行動に移さなければならなくなったのだ。そして多くのユーザーが、とりえあず何もしないことを選び、気づいたら『ブレイキング・バッド』を8話連続で観つづけていたのである。

ネットフリックスが生んだ「ビンジ・ウォッチング」という新しい依存症

DVDを郵送するレンタルサービスだったネットフリックスが、ストリーミング配信中心へとビジネスを切り替えた2008年あたりから、ドラマなどを何話もぶっとおしで観るビンジ・ウォッチングという行為はすでに存在していた。だが自動再生機能の導入後は、これがエスカレートしている。グーグルの検索頻度を調べるグーグル・トレンドというサービスで確認すると、アメリカで「ビンジ・ウォッチング」という言葉の検索頻度は、2013年1月（初めてその言葉が検索された時期）から、

「ビンジ・ウォッチング」の検索頻度（0-100）

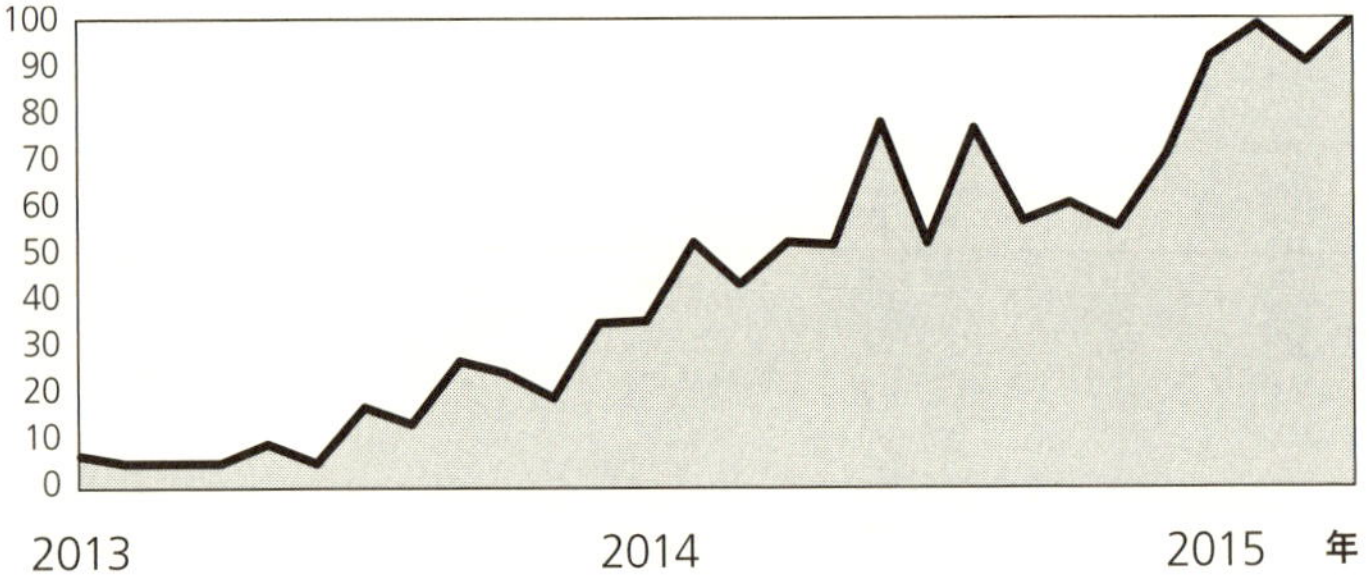

２０１５年4月までのあいだに、右のグラフに示したような変化をたどっている。

そして左のグラフは、同時期のアメリカにおける「ネットフリックス　ビンジ」の検索頻度を示している。

検索キーワードの人気は間接的な尺度にしかならないが、ネットフリックス自身も２０１３年11月に市場調査会社を使って、アメリカの成人３０００人を対象に聞き取り調査を実施した。[*9] 回答者の61%は、ある程度のビンジ・ウォッチングをしていると答えている。ビンジ・ウォッチングの定義について尋ねると、ほとんどの回答者が「テレビ番組を2話から6話ほど一気に観ること」と答えていた。２０１５年10月から２０１６年5月にかけて、全世界１９０か国の視聴データを調べた際にも、同様の傾向が確認されたという。[*10]

こうした視聴スタイルで観る人は、番組のファーストシーズンを4日間から6日間ほどで観終わる。通常、連続テレビ番組の１シーズンは数か月にわたって放送されるものだが、それを１週間以内、１日平均2〜2時間半というス

「ネットフリックス　ビンジ」の検索頻度（0-100）

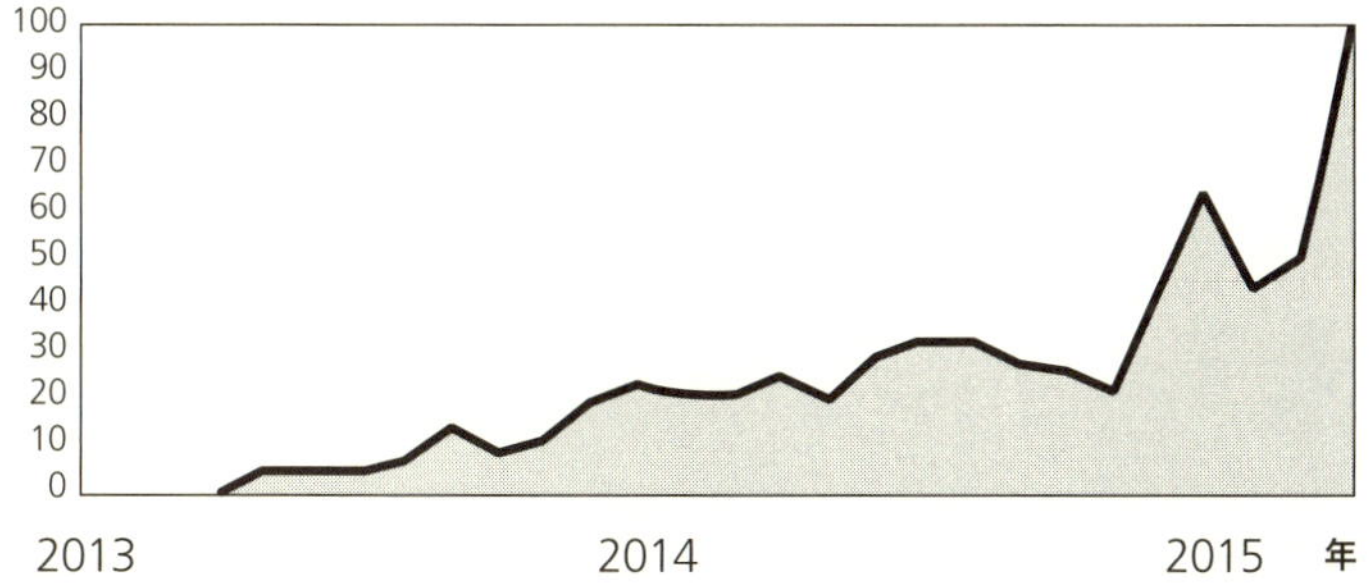

ピードで観ていくというわけだ。ビンジ・ウォッチングで視聴体験が向上したと報告するユーザーもいるが、多くは、ネットフリックスのせいで——特に自動再生機能のせいで——一度に1話ずつ観ることができなくなったと訴えている。こうした傾向が生じた理由は、クリフハンガーが強い魅力をもつからであり、それに加えて停止規則がなくなったからだ。1話の終わりから次の話までを区切る壁がなければ、やめる理由がなくなってしまう。

オンラインマガジン『スレート』に寄稿しているテレビ批評家ウィラ・パスキンは、ネットフリックスのドラマ『ラブ』のレビュー記事で、平凡な番組がビンジ・ウォッチングという「助け」によって魅力をもってしまうことを指摘している。『ラブ』は、ネットフリックスが制作したオリジナルの恋愛ドラマで、全10話が一気に配信された。

このドラマはビンジ・ウォッチングに助けられています。作品のクオリティがどれだけ低くても、一気に観るというスタイルのせいで、視聴者が登場人物に対して執着を感じるからです。一方的に話を聞かされているようなもので、話の内容が何であれ、とりあえず先が気になってきます。もし『ラブ』が週1回の放送なら、その先を観るか、もうやめてしまうか、自分で判断することでしょう。ところがネットフリックスが一気に2話でも3話でも観つづけやすくしているせいで、ついつい好奇心に流されて先へ進んでしまうのです。このバカな若者たちの交際がどう発展するか知っておこうという気になってしまいます。

ビンジ・ウォッチングは、たいした筋書きのない番組にも、勢いを与えます。気づいたら全話を観終わっているというわけです。

クリフハンガー発見者の崖っぷちの人生、その幕切れは?

本章の前半で紹介した心理学者のブリューマ・ツァイガルニクは、クリフハンガーに満ちた長く驚くべき人生を送った。1940年には夫のアルベルトが、ドイツのためのスパイ活動をしたという罪で逮捕され、ソビエトの強制収容所で10年の服役を言い渡される。残されたツァイガルニクには、夫がどこへ送られたのか、いつ帰ってくるのかもわからなかった。ソビエト当局がアルベルトの身柄を拘束した際に残した書類からは、彼女の人生が後世にほとんど知られていない理由がうかがい知れる。何十年ものちに孫息子が発見したその書類は、「多数の書類、フォルダー、ノート、レコードを収めた部屋の内容物」を押収すると通告していた。

ツァイガルニクのキャリアは最終的には花開くこととなるのだが、研究者としての彼女の人生も、私生活と同じく波乱万丈だった。ソビエト当局が最初の博士論文を承認しなかったので、仕方なく書き直すことになったのだが、この2本目の論文は盗難に遭った。手元に写しはあったが、犯人が同じものを発表して彼女のほうを盗作扱いすることを恐れて、破棄せざるを得なかった。ほぼ30年にわたり、学者として地獄の苦しみを味わい、ついに3本目の論文を完成させて、1965年にモスクワ大学に心理学教授として迎えられる。2年後には心理学部の学部長となり、20年後にこの世を去るまでその職務を務めた。

あふれる才能と断固たる信念をもっていたブリューマ・ツァイガルニクは、最終的には、クリフハンガーを自分にとってハッピーエンドとなる形で解消したのである。

第9章

〈6〉社会的相互作用《ソーシャル・インタラクション》

——インスタグラムが使う「比較」という魔法

インスタグラムに「消された」ヒップなカメラアプリ

２００９年12月のこと。ルーカス・ビュイックとリヤン・ドーショーストという親友同士の男性２人が、あるｉＰｈｏｎｅアプリの販売を始めた。アプリの値段は１・９９ドル。ダウンロード数がぐんぐん伸びていくのを２人は大興奮で見守った。リリースから36時間後には、日本でダウンロード数が１位になった。アメリカでは若干スロースタートだったが、それでも１月１日の時点で15万回を突破している。アップルもこれに着目し、すぐにアップストアのトップページに彼らのアプリがでかでかと掲載された。

このアプリの名前は「ヒップスタマティック」[*1]。スマートフォンで独特な写真が撮れるトイカメラアプリだ。昔のフィルムカメラのフィルム、フラッシュ、レンズの性能をデジタルで再現しており、初心者の腕でも、平凡な写真を１９８０年代のスナップを思わせるノスタルジックな１枚に変えることができる。専門家も注目した。『ニューヨーク・タイムズ』紙カメラマンのデイモン・ウィンターは、２０１０年にこのアプリを使ってアフガニスタンの兵士を撮影した。その写真が国際フォトジャーナリズム・コンテストで３位に入賞し、ヒップスタマティックというブランドの人気をさらに高めることとなった。

ビュイックとドーショーストの職業はグラフィックデザイナーだったが、２人とも天性の起業家タイプだった。アプリのレトロな魅力を強調するために、ネーミングにも工夫をこらしている。たとえばオプションのフィルム機能の1つに「INA1982」、レンズ機能に「ロボット・グリッター」、フラッシュ機能に「ドリームポップ」といった名前をつけた（すべて1980年代カルチャーへのオマージュを示している。「INA」は1982年のマレーシア映画、「ロボット」は83年に発表されたスティクスの曲「ミスター・ロボット」、「ドリームポップ」は80年代に流行した音楽のジャンルのこと）。

特に秀逸だったのは、魅力的な裏話を披露したことだ。それによると、そもそもの発端はウィスコンシン州に住む兄弟2人が1982年に開発したカメラ「ヒップスタマティック100」だった。兄弟の狙いは、フィルムよりも安いカメラを作ること。目標は実現したが、カメラは結局154台しか売れず、兄弟は1984年に悲劇的な自動車事故でこの世を去った。彼らの兄のリチャード・ドーボウスキーが、残った3台のヒップスタマティック100を車庫に保管していたのだが、2009年7月29日にビュイックとドーショーストがそれを見つけて頼み込んだ――そのカメラのデジタル版を僕たちに作らせてくれないだろうか。

この話はマスコミにすっかり気に入られ、多くのジャーナリストがヒップスタマティックの感動的な誕生秘話を記事にした。実際、オンラインには、この経緯を裏付ける証拠が多々あった。たとえば、長兄ドーボウスキーが死んだ弟たちのカメラについて書いたブログ投稿（80年代初期に撮影された兄弟の写真も）。フェイスブックやリンクトインにも長兄のページがあり、彼が今もウィスコンシン在住で、製紙会社の経理責任者として働いていることがわかる。それらがすべて虚構だったことが明らかになったのは、アプリ公開後、何年も経ってからのことだ。逸話の詳細を調べようとしたジャーナリストが、3兄弟は存在しなかったことをつきとめた。当然、ヒップスタマティック100というカメラも作られていなかったらしい。

だが、ヒップスタマティック・アプリと、その人気は、虚構ではなかった。月間ダウンロード数も数十万以上にのぼり、アップルは2010年の「今年のアプリ」にヒップスタマティックを選出した。『ニューヨーク・タイムズ』紙も、2010年11月に発表した「iPhoneの必須アプリ　トップ10」に、このアプリを含めている。

ビュイックとドーショーストが絶好調の勢いを謳歌していた、ちょうど同じ頃、サンフランシスコに住む起業家2人組が、競合するアプリのリリース準備を進めていた。こちらの2人の名前はケヴィン・シストロムとマイク・クリーガー。アプリの名前は「インスタグラム」だ。ヒップスタマティックとインスタグラムは、基本的な機能がほぼ同じだったので、10か月も遅れて2010年10月に公開されたインスタグラムは大きく不利となるはずだった。しかもインスタグラムには、ヒップスタマティックのような魅力的な誕生秘話がない。アプリの名前も、「インスタント」と「テレグラム」を組み合わせた単純なものだ。

だが、シストロムとクリーガーは実に抜け目のないビジネスマンだった。仮に2010年を「ヒップスタマティックの年」と呼ぶのだとしたら、シストロムらは、2011年を「インスタグラムの年」に書き替えることに成功している。ヒップスタマティックの人気は消えたわけではなかったが、ダウンロード数の伸びがぐっと落ち、すぐにインスタグラムのほうが多くのユーザー基盤を抱えるようになった。ヒップスタマティックを2010年の「今年のアプリ」に選んだアップルは、同じ称号を2011年にはインスタグラムに与えている。ヒップスタマティックのユーザー数のピークは

2012年の500万人前後だったが、インスタグラムは今や3億人に到達している。

両者の運命が決定的に分かれたのは、2012年4月9日のことだ。フェイスブックがインスタグラムを10億ドルで買収したのである。ドーショーストは、買収のニュースを最初に目にしたとき、てっきり風刺新聞『ジ・オニオン』のパロディ記事だと思い込んだという。本当だとは信じられず、確認し直さずにはいられなかった。ヒップスタマティックでデザイナーとして働いていたローラ・ポルクスという女性が、このときのことを語っている。

「みんなでマーク［ザッカーバーグ］のブログを見て、『えっ、10億？　10億って、10億ドルのこと？』ってなりました。『それってうちにはどう影響するの？　インスタグラムの勝ちが決まったの？』って」

インスタが刺激する「他人と比較したい欲求」

基本機能は同じなのに、なぜこれほど差がついたのか。その答えは、シストロムとクリーガーが下した2つの重大な判断にあった。

1つは、インスタグラム・アプリのダウンロードを無料としたこと。おかげで多くのユーザーが早々にアプリを入手した。ユーザーにしてみれば、仮にアプリが駄作だとしてもお金を無駄にしないし、気に入らなければすぐに削除すればいい。とはいえ、無料のアプリは世に多く出ているが、ほとんどは鳴かず飛ばずだ。

インスタグラムが成功した決定的な理由は2つ目の判断のほうだった。専用のソーシャルネットワーク機能を設けて、ユーザーがそこに写真を投稿するようにしたことだ。ヒップスタマティックでも写真をフェイスブックにアップロードすることは可能だが、独自のSNS機能は作っていなかった。

そう考えてみると、ザッカーバーグがインスタグラムの買収を決めた理由はよくわかる。ビジョンが同じだったのだ。彼も、インスタグラムを開発したシストロムたちも、人間には他人と比較したい永遠の欲求があることを見抜いていた。

写真を撮るのは思い出を自分で見返すためでもあるが、基本的には、他人に見せるのが一番の目的だ。1980年代ならば、休暇の思い出を披露したければ友達を呼んでスライドを見せるしかなかった。しかし現代なら、旅行中にリアルタイムで写真をアップロードすればいい。投稿した写真には、「いいね！」や、シェアや、リポスト（リグラム）や、コメントといった反応がついたりつかなかったりする。1枚の写真に芳しい反応がなくても、どんどん次の作品で試すことができるし、見ている側もすべて見終わることがない。人生の先が読めないように、フェイスブックとインスタグラムでは、予測の立たない刺激がエンドレスで続いている。

インスタグラムのソーシャル・フィードバック機能には、人をのめりこませる力がある。しかし、それは具体的にどういう魅力なのだろうか。

他人からどう見られているのか気になって仕方ない ——SNSにのめりこむ心の仕組み

自分の価値というのはわからないものだ。身長や体重、もしくは年収のように数字で測ることができない。社会的な評価にことさらにこだわる人もいるが、そうでなくても誰でも多少は、他人にどう思われているか気にせずにいられない。しかもフィードバックのタイミングや内容がランダムだと、もう気になって気になって仕方なくなる。

インスタグラムは、まさにそうしたランダムなフィードバックの泉だ。投稿した写真の1枚に100件の「いいね！」と20件の好意的なコメントがついたと思うと、10分後に投稿した別の1枚には「いいね！」が30件もつかず、コメントもなかったりする。評価に差があるのは明らかだが、それは何を意味するのか。自分は「いいね！」100件の価値のある人間なのか、「いいね！」30件の人間なのか、それともまた別の数字で評価されているのか……。

社会心理学の研究によると、人間は否定的な発想より肯定的な発想のほうを都合よく採用するものらしい。その仕組みを理解するために、ちょっと次の質問に答えてみていただきたい。熟考せずに反射的に答えを出してほしい。

次ページの表の上段は肯定的な性質、下段は否定的な性質になっている。いずれも漠然とした内容だ。自分や他人がどの程度そうした性質をもっているか判断するのは難しい。

コーネル大学の研究チームがこの実験をしたとき、被験者となったコーネル大学生は、ポジティブ

以下に示すのは人間の性格的特徴のリストです。
あなたの住む街に、それぞれの特徴があなた自身と比べて
「当てはまらない」人は、何%いると考えられるでしょうか。

繊細	洗練されている	独創的	自制心が強い
神経過敏	理屈っぽい	卑屈	思い込みが強い

な特徴（表の上段の項目）について、他のコーネル大学生の64%が「当てはまらない」と答えた。つまり自分はよい特徴が当てはまる少数派なのだという考えだ。一方、ネガティブな特徴（表の下段の項目）については他のコーネル大学生の32%だけが「当てはまらない」と答えた。つまり自分は悪い特徴が当てはまらない多数派に属していると考えている。[*2] この自分本位なとらえ方は、人間が自分をどのように見ているかを表している。おそらく、誰でもこうした傾向があるために、インスタグラムの肯定的なフィードバックばかりを受け入れたがるのだ。

だが、自分自身を高く評価する一方で、人は否定的なフィードバックに対して過敏になる傾向もある。ある心理学の論文では、これを「悪いものはよいものより強い」と表現した。[*3]

この法則性はさまざまな体験に表れる。たとえばアマゾンや、旅行情報サイト「トリップアドバイザー」や、地域情報サイト「イェルプ」を見ているときは、つい否定的なレビューをスクロールして読みこまずにいられない。手厳

しい糾弾ほど気になるものだからだ。また、最近受けた称賛よりも、過去のいやな出来事のほうをはっきりと思い出したり、昔の口論を振り返ったりしやすい。幸せな幼少期を過ごした人でさえ、子ども時代を振り返るように言われると、たくさんのよい思い出よりも少しのいやな思い出のほうを引っ張り出してくる。

インスタグラムを見ていると、否定的なフィードバックなどまるで気にしないユーザーが多いと感じるかもしれない。そういう人は「いいね！」がつくかどうかは意に介さず、ただ作品として、もしくは友人に見せるためだけに、写真を載せているようだ。

ここで面白い研究を紹介したい――2000年に、ある心理学者のチームが、学生に不本意な服装をさせるという実験をした。被験者は、往年の名歌手バリー・マニロウの顔写真がついたTシャツを着て、他の学生が大勢いる部屋に入っていかなければならない（事前のテストで、大学生全般が、この顔写真つきTシャツを着て公衆の面前には出たくないと思っていることを確認している）。研究者は、不幸な被験者をしばらくその部屋に放置してから、連れ出して、仲間の何人がTシャツに気づいたと思うか考えさせた。被験者は自分の着ているTシャツが気になって仕方がないので、「部屋にいた学生の半分は気づいたと思う」と答える。だが実際には、5人に1人しか気づいていなかった。

インスタグラムで3件しか「いいね！」のつかない失敗作の写真は、いわば、このバニー・マニロウのTシャツのようなものなのだ。本人は恥ずかしく感じ、みんな気づいて笑っているだろうと思うのだが、実際には誰もが自分自身の写真を気にすることで忙しい。または、前後に延々と流れてくる写真を見ることに忙しく、1枚の駄作など気にかけもしない。

それなのに、否定的なフィードバックがつく可能性を恐れて、多くのユーザーが投稿前に何百枚も写真を撮り直したり、画像加工に精を出したりする。「フェイスチューン」のような加工アプリを使えば、テクノロジーにうとくても、欠点を修正して「完璧な肌、完璧な笑顔」にすることが可能だ。傷あとは消せばいいし、白髪も色を加えればいい。顔や体型も変えられる。

インスタで「いいね！」中毒に陥った10代モデルの告白

あるインスタグラマーは、自分が投稿した美しい写真の裏側をみずから暴露して話題になった。オーストラリアで活動するエセナ・オニールというモデルの女性は、インスタグラムに50万人のフォロワーがいたのだが、あるときアカウントネームを「Social Media Is Not Real Life（ソーシャルメディアはリアルじゃない）」に変更して、それまでに投稿した写真数千枚を削除した。[*4] 残した写真はキャプションを書き換えている。たとえば、彼女がビキニ姿でビーチにいる写真には――

これはリアルじゃない。ウエストがキレイに写るように１００枚は撮り直した。この日は何も食べなかったと思うし、自慢できる写真になるまで妹を怒鳴りつけて撮りつづけさせた。パーフェクトにする目標ありきで、そうじゃなきゃ意味がなかった。

パーティドレスで湖畔に立つ自分を写した1枚では、キャプションをこう書き換えている。

これはリアルじゃない。ドレスは自分で買ったものじゃないし、インスタ映えするよう数えきれないくらい撮った。すごくむなしかった。

さらに、ビキニを着た自分をいかにも自然体で写した別の写真でも、撮影時の真実を明かしている。

キャプションを事実に書き直します。この自然体は完璧に作り物。自然なところなんか何一つない。確かに早朝にジョギングして海でひと泳ぎするのは楽しかったけど、このときは、ふとももの隙間とヒップをキレイに見せることしか頭になかった。顔を横に向けてるのは、それが一番映えるから。どれだけセクシーでセレブっぽく見せられるか、そのことに必死だった。

オニールの暴露には反発も集まった。かつての友人たちからは「100％売名行為」と言う声が上がったし、「でっちあげ」だと指摘する声もあった。だが、それ以外のネットユーザーの多くは彼女を称賛した。あるネットユーザーは、「彼女のキャプションをぜひ読んで――あの子は流されてない」と絶賛している。「すごいと思う。いいんじゃないかな」という書き込みもあった。

オニールは、世界中の大勢のインスタグラマーが感じていたことを口にしたのだ。つねに完璧な1枚を撮らなければならないというプレッシャーがあること。そして、多くの人にとって、そのプレッシャーは耐えがたいものであること……。オニールは最近の投稿で、こう書いている。

「あたしは10代のほとんど全部を、ソーシャルメディアに依存して過ごしてた。SNSで認められること、ステイタスを得ること、それから自分の身体的魅力のことだけが大事だった。ソーシャルメディアっていうのは、加工画像と編集動画のランキングを他人と比べる場所だと思う。認められて、『いいね！』がついて、評価されて、見てもらって、フォロワーが増えて……っていうシステムで回ってる。ただ自分に酔ってるだけ」

異性の格付けサイトがかくも依存性の高い理由

2000年10月のこと。ジム・ヤングという青年が、親友のジェームズ・ホンに、パーティで出会った女の子の話をした。ヤングいわく、「10点満点」の子だ。ヤングとホンは幼馴染みで、同じ高校に通い、ともにスタンフォード大学に入学した。ヤングのこの言葉をきっかけに、2人でウェブサイトを開発することにした。「それが月曜のことだった」と、ホンが振り返って語っている。「真面目なプロジェクトじゃなくて、ただの遊びだった。確か金曜か土曜に、ジムが作ったプログラムを送ってきたから、僕が週末にいじって、次の月曜には公開してみた。つまり、アイデアから立ち上げまで、1週間程度だったってわけだよ」

サイトの趣旨は、人を10点満点で格付けすること。トップページにはホン自身の顔写真を掲載した。

この顔がホットか（イケてるか）そうでないか、1から10の点数をつけるようになっている。サイトを立ち上げた日の午後2時に、知り合い42人にURLを案内し、格付けをしてほしいと頼んだ（「お手柔らかに頼むよ」と書き添えながら）。1枚に点数をつけると、また別の写真が出てくるので、それも1から10で点数をつける。とても単純な仕組みだが、格付けするたび画面が更新されて、そこまでの平均点数が表示される。自分の美的感覚が他人の感覚と一致しているかどうか、すぐにわかるというわけだ。

結局その日1日で4万人がこのサイトにアクセスした。8日後には、1日に200万もアクセスが集まるようになった。フェイスブックも、ユーチューブも、ツイッターも、もちろんインスタグラムも登場していない時代に、それほどの口コミが広がったのだ。アクセスして点数をつけるだけでなく、大勢が自分の写真をアップロードした。ネットの世界が自分をホットと認定するかどうか、聞いてみたいと考えたからだ。

ホンとヤングは、このサイトに「ホット・オア・ノット」という名前をつけた。[*5] サイトは口コミで広がった。しかも依存性が高かった。ハマったのは思春期の青年たちだけではない。「部屋でこのサイトを見ていたら、父が入ってきたことがあって」と、ホンが振り返って語っている。「このときの僕は就職活動をしてることになってたから、慌ててごまかして、『これ、ジムのプロジェクトなんだよ』と取り繕ったよ」

父親が好奇心を示したので、ホンはサイトの仕組みを説明した。簡単に実演してみせたあと、父が自分でマウスを握って格付けを始めたという。

「変な感じだった。何しろ、僕が見た格付け依存症の第1号が自分の父親だったわけだから。父は60歳のアジア系のエンジニアで、博士号ももってるんだよ。僕を含めた3人の子どもの父として生きていて、異性の格付けとか、そういう話をするタイプじゃなかったのに」

ホンの父だけではない。サイトにアクセスした何百万という人々が、延々と遊びつづけた。最初の数か月ほどはダウンロード速度がもどかしいほど遅く、写真1枚の表示に30秒近く待たされたのだが、それでもおかまいなしに格付けを続けるのだった。

ホンとヤングにとっては冗談半分で作ったサイトだったが、そのうち、広告を出稿したい企業から真剣なオファーを持ちかけられるようになった。広告を入れれば毎日数千ドルの収入になるが、そのためには1つ問題があった。投稿されている写真の一部がかなりきわどいのだ。企業側の条件は、サイトの中身を健全なものに修正すること。ホンは、隠退直後で時間のある両親におそるおそる説明して、サイトにまぎれた猥褻な画像を探す作業を頼んだ。両親は快く引き受けた——しかし結果的にホンは、自分の親がサイトに長時間滞在する理由を作ってしまったのだ。

当初は新しく投稿される写真をチェックするだけで、ホンの父も「面白いもんだな！　人の顔を見るっていうのは」と楽しそうに報告する程度だった。ところがしばらくすると、卑猥な写真を見つけて削除しても、父がそれを友人に送ってシェアするようになったため、ホンは新しい検閲官を雇わなければならないと判断した。自分の親が日がな1日ポルノを眺めて過ごすなんて、想像しただけでも耐えられなかったからだ。

そこでホンとヤングは、常連ユーザーの一部を管理者にすることにした。任命は支障なく進んだ。

ホンの両親と同じく、彼らも1日何時間もサイトを閲覧する正当な理由ができたことを喜んだからだ。そしてホット・オア・ノットはしだいに出会い系サイトに変わっていった。今で言うティンダーのような、性格よりも外見重視でマッチングをするプラットフォームだ。年会費は6ドル。アメリカ中西部のバーでビールを2本飲めるくらい、という理由でホンとヤングが決めた金額だ。ピーク時には年間400万ドルの収入があり、利益率は93%だった。この驚くほど依存性の高いサイトは運営経費がほとんど発生しなかったからだ。

マーク・ザッカーバーグは2人の成功に刺激を受けて、同様に顔の格付けをするサイト「フェイスマッシュ」を開発し、それがフェイスブックのベースとなったと言われている。本家であるホンとヤングのほうは2008年に、オンライン出会い系サイトを運営するロシアの実業家に2000万ドルでホット・オア・ノットを売却した。

ホット・オア・ノットが成功した理由は、のちにインスタグラムが成功したのと同じ特徴を盛り込んでいたからだった。「人からフィードバックがある」という特徴だ。点数をつけるたび、自分の印象が他のユーザー数千人の印象とどれくらい一致しているか、結果が返ってくる。一致することもあるし、一致しないこともあるが、いずれの場合も人間の基本的な動機に応えている――一致するときには「社会に承認されたい」というニーズを満たすし、一致しないときには「自分だけ特別でありたい」というニーズを満たすのだ(他の魅力ではなく顔のよしあしだけでジャッジするのも好都合だった。人間には交尾相手と敵をなるべく遠くからでも発見しようとする本能があるので、身体的な魅力には自然と関心をもつからだ)。

社会的承認の驚くべき力――「同じ」と「違う」の両方でフィードバックが

社会的承認を受ける、すなわち他人と自分の価値観が一緒だと認めてもらえるというのは、自分が同じ考えを持つ集団に帰属しているしるしになる。進化という観点から言うと、単独で暮らしていれば敵にやられやすいが、集団で生活していれば生存の確率が高まるので、自分と他人が似ていると確認できるというのは大きな安心材料なのだ。こうした関係性が奪われることを人はひどく苦痛に感じる。「社会的な死刑宣告」と表現する場合もある。しかも、その痛みは長く続く――過去に仲間外れにされたことを思い出すだけでも当時と同じ怒りに燃えたりするし、輪に入れなかった経験を人生でもっとも暗い記憶として挙げたりする。

ホット・オア・ノットの例で言うと、自分の格付けがみんなの格付けと一致していることが確認できるというのは、自分の集団帰属を確認する行為だ。仲間も物事を同じように見ているとわかって安心する。しかしこうした安心感は短期間しか続かないので、つねに確認していなければならない。ホット・オア・ノットにアクセスしたユーザーが「あともう1枚」と格付けしつづけてしまうのも、社会的承認を繰り返し確認したい欲求があるからなのだ。

Manitou2121という名前でサイトを利用しているユーザーは、ホット・オア・ノットに掲載されているすべての顔写真を点数ごとに集計し、各点数の平均的な顔を合成した。[*6] サイトの平均的ユーザーが、だいたいどのような顔をよいと判定しているか、自分の趣味はそれに合致するかどうか確認する

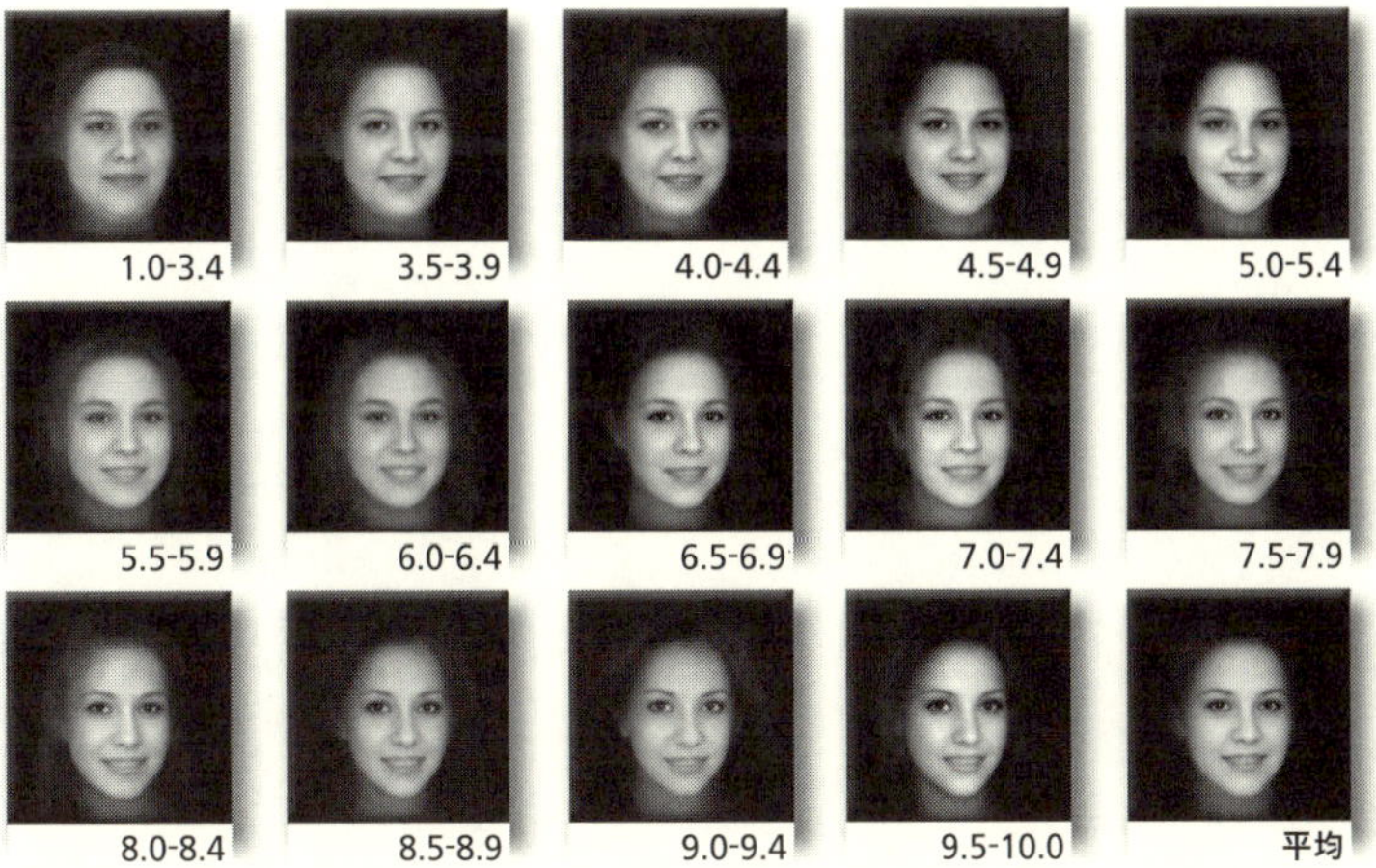

ことができる。

自分の嗜好が承認されるのは嬉しいものだが、ときには外れるのも、それはそれでまた嬉しいものだ。自分が特別だという意味になる。だいたいはみんなと一緒で、ときどき自分だけ特別――という、この2つが一番いいバランスで感じられる状態のことを、心理学では「最適相違」と呼ぶ。[*7] 他人とほぼ意見が一致しているが、すべて一致するわけではないというときに、この最適相違になりやすい。

ちょうどよいバランスは人によって違うが、ホット・オア・ノットが巧妙だったのは、「同じ」と「違う」の両方でフィードバックが得られることだった。仮にヤングとホンがフィードバック機能を設けていなかったら、ヒップスタマティックと同様に、あっけなく人気が薄れていっただろう。そうではなかったおかげで、大勢のユーザーがこのサイトに集まり、自分がホットと思う写真をみんなもホットと思っているかどうか、それを確かめつづけずにいられなかったのである。

ゲームに「友情」が持ち込まれるとき

ソフトウェア・エンジニアのライアン・ピートリーは、私の電話取材の終わり際に、こう言った。

「意外でしたよ。てっきり、ビデオゲームに対する僕の依存症について聞かれるのかと思ってましたから」

ピートリーは子どもの頃からゲームデザインに携わってきた。私が彼に取材を申し込んだのは、依存性のあるゲームとそうでないゲームがある理由について、開発側からの意見を聞きたかったからだ。彼自身が依存症患者という可能性は考えてもいなかった。

「学生時代の1年半ほど、どっぷり依存症でした」とピートリーは言った。

「毎日、1日中、可能な限りずっとネットをやっていました。登校前にネットをして、授業のあいまは大学図書館でネットをして、授業が終わって家に帰ったらすぐにネットをするんです」

平均すると1日6時間から8時間はオンラインゲームをしていた。丸1日ずっとゲームをしていられるのは「いい日」だった。単位を落とし、1学期間は仮進級扱いになった。除籍寸前になってから、ようやくオンラインゲームよりも授業に出る時間を増やしはじめ、なんとか生活習慣を立て直すことができた。

ピートリーはゲームデザイナーとしては保守的なほうだ。まだ子どもだった1980年代初期に、兄がアップルコンピューターApple IIeを使ったプログラミングに没頭し、ひと夏かけてテキスト版ルーレットゲームを開発するのを見守っていた。幼いライアン・ピートリーにとって、それはまるで魔法のようだった。

「兄がプログラミングコードを印刷して見せてくれましたが、呪文みたいな文字でビデオゲームができるなんて、信じられない思いでした。どの行が何をしているの、と何度も何度も兄に尋ねて、それからしばらくして自分でもゲームを作りはじめました」

最初に作ったのは、テキストベースでインディ・ジョーンズを冒険させるゲームだ。3種類の仮想世界で展開するというもので、本人いわく「ひどい出来栄え」だったが、その後にゲームデザインの腕がめきめきと伸びた。大学卒業後はスポーツゲームを開発・販売するEAスポーツに入社した。その後グーグルとマイクロソフトにも勤めた。

ピートリーは私に「MUDって聞いたことありますか?」と問いかけた。「マルチユーザー・ダンジョン（Multi-User Dungeon）のことです」

聞き覚えがなかったが、言葉から推察するに、どうも踏み込まないほうがよさそうな気配がする。実際、ピートリーが学生時代にのめりこんだのはMUDと呼ばれるジャンルのゲームだった。シンプルなテキストベースのロールプレイングゲームで、プレイヤーがコンピューターにコマンドを打ちこむと画面が更新されて、何らかのフィードバックや次の指示が出てくる。昔のMUDはテキストをスクロールするだけでグラフィックはなかったので、通信速度が遅くても機敏に更新していくことが可能だった。昨今のゲームでは当たり前となっているやかましい効果音もグラフィックも皆無で、画面に出てくる文字と自分の想像力に浸ることになる。

ピートリーがハマっていたのは、世界各地のユーザーと一緒にミッションをこなす冒険型のゲームだ。そうしたユーザーは彼にとっての友達だった。ネットから離れていると友達を見捨てているようで罪悪感を覚えた。この社会性の部分こそが、ピートリーをゲームに深くのめりこませていた。

MUDにはある種の純粋な楽しさがある。最近のゲームと違って、派手さや特典などに頼っていないからだ。誰かとひたすら一緒に遊ぶという感覚そのものに、ピートリーはすっかり心を奪われていたという。同じ部屋にいるわけではないが、みんなで同じ目的を共有している。チャット機能でお互いのプレイを褒めたり、強い敵に倒されたときは励ましたりもした。ピートリーの話によると、MUDと呼ばれるジャンルは今も存在しているが、もっと大予算で作られるゲームに居場所を奪われてしまった。彼が愛したインディーズ系の作品も派手なハリウッド型ゲームに取って代わられるようになった。

「僕にとってはMUDが人生で一番のゲームなんです。あんなゲームを自分でも作りたいといつも思っていました。でも、自分の依存症を克服してから、ゲーム開発における倫理性についても考えるようになりました」

ピートリーにとってMUDはこの上なく魅力的だった。だが、依存させる威力という点では、昨今のMMOは比較にならないほど強くなっている。MMO（MMORPGとも言う）とは大規模多人数同時参加型オンラインゲームのことだ。本書の最初のほうでも論じた「ワールド・オブ・ウォークラフト」や「リーグ・オブ・レジェンド」といったゲームがこれに該当する。

かつてのMUDがあくまでマイナーな遊びで、少数の洗練されたコンピューター愛好家だけを惹きつけていたのに対し、MMOのワールド・オブ・ウォークラフトでは1億人以上がアカウントを作っている。MUDより高度だが、印象的なグラフィックと音響効果を取り除けば、基本的構造は一緒だ。冒険の連続があり、顔を合わせないゲーマー同士の交流があり、それが友情関係となってゲーム内外で頼りあうようになるのである。

「ピクルスになった脳は、二度とキュウリに戻りません」

ワールド・オブ・ウォークラフトへの依存症を克服した青年、アイザック・ヴァイスバーグに取材した数週間後に、私は彼が入所したゲームおよびネット依存症患者療養施設リスタートに足を運んだ。
私には、ある疑問があった——ヴァイスバーグ本人にとってネット友達の存在はとても喜ばしいものだったのに、なぜ専門家は、ネットでの交流に対して眉を顰《ひそ》めるのか。リスタート共同創設者の1人である臨床心理士のヒラリー・キャッシュに疑問をぶつけると、彼女はこう説明した。[*8]
「ネットで友達を作ることは悪くありません。リアルな世界でも友達を作れているのであれば。たとえば私とあなたが親友同士だとします。こうして並んで座っていると、この交流や、活力の交換によって、人の脳内でさまざまな神経化学物質が分泌するんです。それによって感情や心理状態を制御しています。人は社会性のある動物です。安心や配慮の感覚を交わしあうことで、生活を成立させています。人間はバラバラに孤立して生きるようにできていないのです」

若者がネットゲームでの人間関係にのめりこむことが危険である理由は、「それで何が生じてしまうか」ではなく、「それで何が生じないか」という点にあるのだ。他人と向き合い、顔と顔を合わせ、会話を続けていくとはどういうことなのか、学ぶ機会が生じない。キーボードをスタッカートで叩く会話のリズムは――ウェブカメラを通じた交流も――実際に顔を合わせた会話のリズムとは大きく異なるし、情報を伝えあう範囲も極めて狭い。

「人の匂いや、同じ場所にいることで生じるアイコンタクトも、大切な情報なんです」とキャッシュは言う。彼女が指摘するとおり、ウェブカメラでコミュニケーションするときは、顔を合わせているように見えて、実際にはお互いの目を見ることがない。画面を見ていればカメラから視線は外れるので、視線が完全に一致することはないからだ。

「お腹を空かせた人に砂糖だけを与えるようなものです。その瞬間は満たされるけれど、いずれ飢えていきます」

キャッシュに招かれて、私はリスタート入所患者のグループディスカッションに参加した。ディスカッション開始に先立ち、キャッシュが、こんな台詞を言った。

「忘れないでください。ピクルスになった脳は、二度とキュウリに戻りません」

このフレーズはリスタートで何度か耳にした。最初にリスタートを離れたときのアイザック・ヴァイスバーグがそうだったように、全快したから1度くらいゲームをやっても大丈夫だろう、と思い込むことを防ぐための警句なのだ。キャッシュに言わせれば、リスタート入所者の脳はもうピクルスになってしまったので、脳の中にひそむ依存症がつねに再燃の機会をうかがっている。依存症の後遺症から完全に逃れることは不可能である——という非常に厳しい問題を、キュウリのたとえでユーモアをこめて表現しているというわけだ。同時に、現実世界の社会的相互関係を失った脳に何が起きるか説明する比喩にもなっている。

「オンラインだけで過ごしていると、自分の一部がしなびていくんです」

人を依存症にするゲームがもつ3つの特徴

キャッシュは私に、神経科学者のアンディ・ドアンに取材するよう勧めた。[*9] ジョンズホプキンス大学で学習と記憶について研究した人物で、ゲーム依存症の専門家らしい。ネットでの交流がもたらす負の側面について多くを語ってくれると考えられる。そこで私は、リスタートのあるワシントン州からニューヨークに戻るとすぐに、ドアンに連絡をとって取材を申し込んだ。彼の現在の職業は眼科医だが、依存症について精力的な研究と執筆を続けている。人を依存症にするゲームには必ず3つの要素がある——とドアンは私に語った。

「第1の要素は没入感だ。ゲームの中に入り込む感覚があること。第2の要素は達成感で、何かを成し遂げている感覚があること。そして第3の要素は、これが一番重大なのだが、社会的要素があることだ」

ゲームに対する依存症が劇的に広まった理由は、ドアンに言わせると、高速インターネット接続が普及したおかげでリアルタイムにコミュニケーションすることが簡単になったからだ。通信速度が遅くてイライラする時代も、ライアン・ピートリーが愛したMUDのように一部の層だけを惹きつけるマイナーなゲームしかなかった時代も、もう遠い昔になった。今は、アイザック・ヴァイスバーグのようなゲーマーたちが何千万人もゲームの世界で〝友情〟を育てている。それは疑似的な友情だが、まるで本物のように思える関係だ。

ドアンの説明によると、オンラインの友情だけで成長した脳は、その後もリアルな世界の交流に完璧には適応しきれない。ドアンはその理由として、1950年代と1970年代に行われた有名な実験に言及した。眼科学の研究者コリン・ブレイクモアとグレアム・クーパーが、猫を使った実験で、幼年期に目にしたものがその後の脳のはたらきを決定することを明らかにしている。具体的には、仔猫数匹を生まれてから5か月間、真っ暗な部屋に閉じ込めた。そして1日1回、半分の猫を移動させて、黒白の縦縞で覆われた筒の中に入れる。残りの半分は、黒白の横縞で覆われた筒に入れる。つまり、仔猫の半分は縦縞だけを目にして過ごし、半分は横縞だけを目にして過ごすというわけだ。

猫たちにとって、筒の中では「角もなく、上下の境界線もない世界がずっと続いている」ことになる。「幅広の黒いカラーを首に装着して視界を制限するので、自分の身体も見えない」状態だ。動物の幸福を懸念する者にとっては心が乱れる話ではあるが、研究者らの話によると、「猫たちは周囲の刺激のなさに動揺しているようには見えず、筒の内側を見ながら長いあいだじっと座っていた」という。

やがて通常の部屋へ出された猫たちは、ひどく混乱した様子を見せた。縦縞を見せられていた猫も、横縞を見せられていた猫も、一様にモノと自分との距離感がつかめずにいた。テーブルの脚にぶつかったり、実験者が顔を踏みつけるそぶりをしてもうまく飛びのけなかったり、音を立てずに動く物体を追いかけることができなかったりという具合だ（猫がレーザーポインターの光を熱心に追いかける様子を知っているなら、転がるボールに興味を示さないのはどれほど異様なことがわかっていただけるだろう）。

ブレイクモアとクーパーが仔猫の脳の活動を調べたところ、縦縞の環境にいた仔猫の脳は横縞に対して何も反応を示さないことがわかった。同様に、横縞の環境にいた仔猫は縦縞に対して反応しない。生まれてから最初の数か月に接していなかったものに対し、脳が実質的に「見えていない」状態になっていたのだ。アンディ・ドアンの説明によると、この現象は不可逆的だった。哀れな仔猫の脳内では、視覚野と呼ばれる領域が永久的にピクルスになってしまっていて、キュウリには戻らなかったのだ。その後に通常の環境に戻しても、発育不全だった初期の影響が消えることはなかったという。

リアルで人間関係を築けない ——ネット依存症者が陥る感情的な弱視

ドアンは、この仔猫たちと、リスタート入所者たちとの類似性を指摘した。ブレイクモアとクーパーが発見した現象は、専門用語では「弱視」と呼ぶ（英語のamblyopiaは、ギリシャ語の「ぼんやりした視界」を意味する言葉から来ている)。ドアンいわく、ネット依存症になった若者たちは、一種の感情的な弱視だ。

一般的に子どもの発育段階においては、多様なメンタルスキルが育つ時期がだいたい決まっていて、臨界期と呼ばれている。たとえば大人になれば新しい言語の習得にはそれなりの努力を要するが、4歳から5歳までは、やすやすと新しい言語を習得する。同じことがソーシャルスキルの発達にも当てはまるのだ。10代で恋や性を意識する頃に体験するややこしい世界を乗り切るスキルは、それ以前の時期に習得していなければならない。能力が育つべき大事な時期に、他人と顔を合わせて交流する機会を逃すと、スキルを身につけるチャンスも失ってしまう。

リスタートではこれまでに数十人の青少年を迎えてきた。少女もいたが、ほとんどは少年だ。どの子もオンラインでの仲間との交流は問題なくできるのだが、目の前に座っている相手とうまく会話をすることができない。特に異性との会話は壊滅的である。リスタート設立者のキャッシュは、「ネットでしか他人と交流してこなかったら、異性に話しかけて、気をひいて、デートして、最終的にベッドインまで持ち込む方法なんて、どうやって学べるというのでしょう」と問いかけている。

「ここにいる男の子たちは、人と交流する場をもたずに来てしまったせいで、異性と親しくなる力が身についていません。性的関心と心理的愛情をきちんと両立させるのが苦手なのです。多くの場合はリアルな人間関係を形成するかわりに、ポルノのほうを向いてしまいます。心と身体の両方をバランスよく伴う交流の仕方が理解できないようです」

キャッシュは「ここにいる男の子」という言い方をしたが、実際、今のリスタートは女性入所者を受け入れていない。

「4年間ほど女性も受け入れていたのですが、『身体的に親密にならない』というルールを無視する入所者があまりにも多かったので、受け入れ方針を変更せざるを得なかったのです。当時は入所希望者も男性のほうがずっと多かったこともあって、女性の受け入れをやめる判断をしました。でも最近では、暴力性のないカジュアルゲームやソーシャルゲームが増えて、女性の入所希望もほぼ同数で寄せられるようになりました。方針を再検討する必要があるのかな、と考えているところです」

アイザック・ヴァイスバーグのように成績がよくスポーツの才能があったとしても、多種多様な心理的・社会的な機能不全に陥りかねない。研究によると、1日3時間以上のゲームをしている10歳から15歳は、生活に対する満足度が低く、また他人への共感を感じにくく、自分の感情をうまく扱う方法がわからない傾向があるという[*10]。

3時間もゲームをするなんて論外だと思うかもしれないが、最近の調査では、今の子どもは毎日平均5時間から7時間はスクリーンを目にして過ごしている。だとすれば、きわめて高い可能性として、こう考えられる――ミレニアルと呼ばれる世代〔1980年代後半から2000年前後あたりまでに生まれた世代のこと〕は、ソーシャル・キュウリがとっくにピクルスになった状態で、社会に出て行くことを余儀なくされてしまっているのだ。

第3部

新しい依存症に立ち向かうための3つの解決策

第10章

〈1〉予防はできるだけ早期に

――1歳から操作できるデバイスから子どもを守る

「デジタル断食」サマーキャンプで起こった驚くべき改善

現代の8歳から18歳の平均的児童は、1日の3分の1を睡眠に使い、さらに3分の1を学校で過ごし、残りの3分の1をスマートフォンやタブレットやテレビやパソコンを通じて新しいメディアに接する時間として使っている。顔を合わせて他人と交流する時間よりも、スクリーンを介してコミュニケーションする時間のほうが長い。

2000年頃を境に、スクリーンを介在させない遊びの時間は20％減少し、そのぶんスクリーンを使った遊びの時間が伸びた。こうした数字が悪いとは言わない――世界はつねに変化しているのだから――が、2012年に研究者6人のチームが行った調査では、この傾向が人間に損をさせていることが浮き彫りになっている。

調査の対象となったのは、2012年夏にロサンゼルス郊外のサマーキャンプに参加した児童51人。[*1]カリフォルニア南部の公立学校に通う典型的な子どもたちで、男女比は均等、年齢は11歳と12歳、民族と社会経済的な背景はさまざまだ。全員が家庭でコンピューターに触れる環境にあり、ほぼ半数は自分用の携帯電話を与えられている。ふだんは1日に1時間ほど友達とテキストメッセージの交換をして、2時間半ほどテレビを観て、1時間以上はコンピューターゲームをしている。

しかしこの5日間のサマーキャンプでは、携帯電話とテレビとゲーム機器を持ち込まないというルールが設定されていた。かわりにハイキングをしたり、コンパスの読み方を覚えたり、弓矢の使い方を習ったりして過ごす。焚き火で調理する方法、食べられる植物と毒のある植物を見分ける方法も学んだ。「お互いに顔を見て目を合わせなさい」――という指導があったわけではなかったが、いつも使っているメディアがない状況で、子どもたちは自然とそれを実践するようになった。「(笑)」やニコニコ絵文字を送りあうかわりに、本物の笑顔を浮かべ、声を出して笑った。悲しいときや怒っているときには笑顔を見せないという意思表示をした。

キャンプ初日の月曜の時点で、子どもたちはまずDANVA2と呼ばれる検査を受けている。DANVAは「非言語行動の診断解析（Diagnostic Analysis of Nonverbal Behavior）」の略称だが、面白くて簡単なテストなので、フェイスブックなどで紹介されているのを読者も見たことがあるかもしれない。他人の心理状態を解釈するというもので、写真で顔を見て、文章を読み上げる声を聞いて、その人の機嫌がいいのか、それとも悲しんでいるのか、怒っているのか、怯えているのかを判断する。

単純に思えるかもしれないが、実のところはそうでもない。強烈で読み取りやすい表情や声もあるが、大半は微妙だ。モナリザが心の中でも本当に微笑んでいるのか、それとも退屈しているのか、不機嫌なのかを考えてみるのと似ている。私もやってみたが、全問正答とはならなかった。「少し落ち込んでいる」と感じた男性の声は、実際には「少し怯えている」声だったらしい。

キャンプに参加した子どもたちが受けたのは、48人分の顔と声を判断する検査だ。月曜の検査では平均14人の感情を誤って解釈していた。そして金曜日、キャンプを終えて帰宅する最終日にも、DANVA2の検査があった。

この実験を主導した研究チームは、デジタルデバイスの介在しない体験が感情を読み取る力の向上につながった、と結論づけている。人の心を理解する力は練習で伸ばせる、要は慣れの問題だと考えるのは、決して根拠のない感情論ではない。9歳まで狼に育てられたという有名な「アヴェロンの野生児」(1800年にフランスで発見された少年のこと。救出後も意思疎通の能力は完全には回復しなかった)のように、人と接触せずに育った子どもは、感情の手がかりを読み取る方法を学ぶ機会がない。成長期に孤立した状況に置かれたせいで、他人との交流が苦手になり、生涯ずっと苦戦しつづける場合もある。子どもが子ども同士で遊ぶ時間は、互いのフィードバックを通じて感情を読み取る能力を身につける時間でもあるのだ。相手が玩具を差し出しているのは一緒に遊びたいからなのか、それとも玩具でぶつつもりなのか、表情を見て察する。そうした体験が学びになる。

感情を読み取るというのは繊細なスキルだ。使わなければ衰えるし、練習すれば向上する。サマーキャンプの実験はそれを証明していた。最終日のDANVA2の検査結果が目覚ましく伸びていたからだ。1回目の答え合わせをしたわけではなかったのに、2回目では誤答が33%減少していた。研究チームは対照群として、同じ学校の別の児童にも検査を実施した。こちらはキャンプに参加せず、ただ月曜の午前と金曜の午後に検査を受ける。2回目の誤答率は20%ほど減少したが、同じテストの反復によってコツをつかんだことによる変化以上の成果は出なかった。キャンプに参加した児童と比べて、改善率は明らかに小さかった。

もちろん、5日間も都会から離れてキャンプ生活をするのだから、ふだんと違う要素は多々関与している。電子機器に触らない点と、友達と顔を合わせて過ごす時間が長い点の他にも、さまざまな違いがあり、それが検査結果の改善につながった可能性も考えられる。自然環境に身を置くことで精神機能が向上したのではないか。仲間と一緒に過ごすことで知能が伸びたのではないか。それとも、デジタルデバイスから離れたことがすべての理由なのか……。どれが正解と断言することはできないが、少なくともこの検査に対する見立ては変わらない。

光る画面を眺めて生活の3分の1を過ごすよりも、他の子どもと一緒に自然環境の中で過ごしたほうが、社会的相互関係の質を高める作業を上手にこなせるようになっていたのである。

あらゆることを簡単にするデバイスが子どもから奪うもの

子どもは大人以上に依存症になりやすい。成人を依存的な習慣から守る脳の自己制御力が発達していないからだ。ゆえに法治国家では未成年者に対する酒とタバコの販売を禁じている。しかし、行動嗜癖を規制している例はないに等しい。子どもは一度に何時間でもネットを使うことができるし、親が許す限りいくらでもビデオゲームで遊ぶことができる（韓国と中国には、いわゆる「シンデレラ法」があり、深夜から早朝6時まで未成年者がゲームをすることを禁じている）。

しかし、そもそもの疑問がある。なぜ子どもは一度に何時間もインタラクティブなテクノロジーで遊ぶべきでないのか。[*2] なぜ、本書のプロローグで書いたように、テクノロジー専門家の多くが、自分が作って売っているデバイスを我が子に使わせまいとするのか。

1つ確かに言える答えとしては、幼い頃に長期的にテクノロジーを過剰使用した場合の影響が、まだはっきりと解明されていないからだ。「iPhoneネイティブ世代」（生まれた時点ですでにiPhoneが存在していた世代）は現時点でせいぜい10歳程度だし、iPadネイティブ世代は8歳くらいでしかない。彼らが思春期を迎えたとき、数年ほど年上の世代とはどう違ってくるか、明らかになっていない。同じではないことは確かだ。

かつては誰もがふつうに行っていた基本的な頭脳活動を、今ではテクノロジーが担うようになった。1990年代より前に生まれた子どもは、数十人分の電話番号を暗記していたものだった。デバイスを介さず直接的に交流していたものだった。安価なアプリが与える刺激に楽しませてもらうことはできないので、自分で楽しみを作り出すしかなかった。

「苦労の接種効果」という言葉を聞いたことがあるだろうか。電話番号を覚える、長い日曜の午後に何をすべきか考えるなど、頭を働かせる経験をしていると、病気の予防接種と同じように、のちのちの精神的苦難に対して免疫ができるという考え方だ。たとえば読書は予防接種になる。本を読むのはテレビを観るより難しい作業だからだ（映画評論家のデイヴィッド・デンビーは先日の『ニューヨーカー』誌の記事で、「本って、年寄りみたいな臭いがする」という若者の発言を引用しながら、青少年の本離れについて論じている）[*3]。

実際、適度な精神的負担はあとから本人にとって有利に働きやすい。過去にややこしい問題を克服した経験がある若者は、次の難題にも比較的スムーズに対応するし、運動選手でも試練への立ち向かい方がうまくなる。大学野球チームなら、オープン前の練習が厳しかったほうが、よい成績を出す。

初期の適度な苦労が財産になるのだ。あらゆることを簡単にするデバイスをもたせることで、大人が子どもから苦労の体験を奪ってしまうのがどれほど危険か、まだ何もわかっていない。

「デジタル健忘症」という言葉もある。こちらはテクノロジーに頼りすぎることによって生じる現象を指す。アメリカとヨーロッパで実施された調査では、回答した成人の多くが、大事な電話番号すらうまく暗記できないことがわかった。我が子の携帯電話番号も、職場の代表番号も思い出せない。また別の調査では、「(携帯電話は)自分の脳の拡張」という表現に、回答者の91%が同意している。大多数が、疑問があれば記憶を探るより先に検索エンジンで探すと答えた。70%は、スマートフォンが見当たらないと、それが短時間でも悲しくなったりパニックになったりすると答えた。回答者のほとんどは、自分の脳内にも、その他のどこにも保管していない、スマートフォンの中にしか存在しない情報があると答えた。

『一緒にいてもスマホ』(青土社)などの著書がある心理学者シェリー・タークルは、テクノロジーが子どものコミュニケーション能力を貧弱にすると主張している。[*4] テキストメッセージを例に考えてみよう。多くの子どもが(大人も)通話よりテキストメッセージのやりとりを好む。口で話すよりも、伝えたいことを調節しやすいからだ。ジョークに対してふだん「ｗｗｗ」と返しているなら、「ｗｗｗ」と書くことで、今のジョークは特別に面白かったと伝えられる。「ＷＷＷＷＷ!」なら、最高のジョークだという意味になる。怒っているなら、そっけない「(怒)」の一言を返せばいいし、激怒しているなら何も返信しない。叫びたい気持ちを伝えるなら「!」を1個足し、大声でわめく意味にしたいなら「!!」か「!!!」を使う。こうした記号には数学的正確さがある——「ｗ」や「!」の数を数えればいい――ので、誤解を恐れてリスク回避型のコミュニケーションをとるなら、テキストメッセージが理想的というわけだ。

しかし大きな欠点として、テキストメッセージの会話では、言葉にならないものが偶然的に生じたり、曖昧なものを許容したりする余地がない。話すときの「間」や、声のピッチを意識することもないし、思わず吹き出したり、鼻で笑ったりという動作が混じることもない。非言語的な手がかりが存在しないので、それらを読み取らねばならない対面のコミュニケーションではどうすればいいのか、そのスキルを学ぶ機会が奪われている。

タークルは、コメディアンのルイ・C・Kの言葉を紹介しながら、テキストメッセージによるコミュニケーションの限界について説明している。ルイ・C・Kは2012年に、人気司会者コナン・オブライエンのインタビューに応えて、自分は子どもは育てていないと語った。子どもがいずれなるべき大人を育てているのだ、というのが彼の持論だ。そして「(携帯電話は)有害だ、幼い人間にとっては特に」と話している。

携帯電話ごしの交流では相手の顔を見ない。すると人の気持ちを察する力が育たない。子どもってというのは残酷なもので、それを実際に口に出すだろう？　面と向かって「おまえデブだな」と言うとしたら、相手の顔が歪むのを見て、「おや、人にこんな顔をさせるのはいいことじゃなさそうだぞ」と考える。ところが、「おまえデブだな」と文字で送って、相手の顔を見ずに済んでしまうと、「今のは面白かったな、気に入った」ってことになる。

顔を合わせたコミュニケーションが必須である理由は、それが子どもにとって、自分の言葉が他人にどう響くか知る唯一の方法だから――と、ルイ・C・Kは語っている。

1歳から操作できるiPad、そして「スワイプ」という魔法

この原稿を書いている今からちょうど2週間前に、私たち夫婦の第一子が誕生した。サム・オルターが、スクリーンあふれる世界に生を受けたのだ。息子の部屋にはベビーモニターがあり、同じ部屋にいないときでも、父母である私たちの声や顔を伝えている。息子にとっての祖父母や叔父やいとこは世界各地に散らばっているが、すでに私のiPadを通じて紹介をすませた。寝かしつけるときは、リビングのテレビ画面で、乳児を安心させる映像や音を流している。少し大きくなったら本人がiPadやテレビの使い方を覚えるだろう。そしてすぐにコンピューターやスマートフォンの操作も習得する。

コンピューターやスマートフォンが私たちの世代の生き方を定義づけたように、彼らの世代のあり方を決める新たなテクノロジーがこの先も続々と発明されるだろうし、彼らはそれを使いこなしていくだろう。実に多数のスクリーンがさまざまな形で息子の幼年期を満たしていく。父母や祖父母の世代にとってはSFとしか思えないような方法で、ビデオを観て、ゲームで遊んで、人と交流するのだろう。

だが、それによって息子の幼年期から奪われるものがあることも否めない。二次元の世界は多くの意味で厚みに欠ける。社会的な相互交流が希薄化し、口をあーんと開ければ入ってくるような娯楽が増える一方で、想像力と冒険心を発揮できる場所が少なくなる。アンディ・ドアンが語っていたように、子ども時代にスクリーンを眺めて過ごす時間の長さは、その後の人生における世界とのかかわり方を左右するのだ。だとしたら、不健全なパターンが身についてしまってから修正していくよりも、最初から正しいバランスを学ぶほうが、はるかに簡単なはずではないだろうか。

ユーチューブを見ていると、乳幼児がデジタルデバイスを見事に操る様子を映した動画に出くわすことがある。たとえば、再生回数500万回以上の動画に登場する女児は、iPadの使い方を心得ている。勝手知ったる動作でスワイプして、あれこれアプリを開き、デバイスが自分の指先に反応するのを見て嬉しそうに声を上げる。

アップルが2007年にiPhoneで初めて導入した「スワイプ」という動作は、この1歳児にとって、息を吸ったり食べ物を食べたりするのと同じくらい自然なことなのだ。だが、雑誌はどう操作すればいいかわからない。目の前に雑誌を置かれると、女児はスワイプしようとする。そして印刷された写真が次の写真に移らないことに腹を立てる。これがこの世代の新しい世界観だ。視界に入る環境に対して自分は無限の命令ができると信じているし、つまらないものはさっさとスワイプして次へ行けると確信している。この動画には「雑誌は動かないiPad」というタイトルがついているが、下のほうにこんなコメントが書き込まれていた。

「1歳児にiPadをもたせることについての釈明はないわけ？」

ｉＰａｄは育児という仕事を大きく助ける。動画を見たい、ゲームをしたいと望む子どもに、つねに何かしら新しい娯楽を与えておけるのだから、忙しくて休憩も取れない親にとっては奇跡のような存在だ。

だが、それは子どもにとって「危険な前例」となり、成長後に本人の力では捨てることのできない習慣を作る。ゲームおよびネット依存症患者療養施設リスタートの共同設立者、ヒラリー・キャッシュは、この問題について断固たる見解をもっている。娯楽をすべて禁じるべきだと考えるわけではないが、現実問題として、幼い頃にネットに触れすぎたことによる弊害を彼女は目にしてきた。

「2歳まではスクリーンに接するべきではありません」とキャッシュは言う。子どもが体験する交流は、直接的で、人を相手にして、実感のあるものでなくてはならない、と彼女は主張する。生まれてから最初の2年間が、その後の3歳から4歳で、7歳から12歳で、さらにそれ以降の年齢で世界と向き合う方法の基準になってしまうからだ。

「小学校に上がるまでは、ふつうのテレビを観る程度がいいと思います、それ以上のインタラクティブなものから子どもを守るのです。ｉＰａｄやスマートフォンのようなメディアに触れるのは、7歳前後からにすべきだと思っています」

10代になってもスクリーン使用時間は1日2時間にすべきだとキャッシュは考えている。「簡単ではないでしょうね」と認めつつ、「でも、それが大事なんです」と言い切る。

「子どもには睡眠と、身体を動かす活動と、家族と過ごす時間と、自分の想像力を使う時間が必要です」

スクリーンの世界に没頭しているなら、そうした時間がとれるわけがない。

アメリカ小児科学会（AAP）も同じ見解だ。同団体はオンラインレポートで、次のような推奨を提示した。

「2歳未満の乳幼児はテレビその他の娯楽メディアに触れさせるべきではありません。子どもの脳はこの時期に急速に発達します。スクリーンではなく、人と接することによって、幼い子はもっとよく学習するのです」

それは正論なのだろう。しかし、これほどスクリーンが周囲にあふれている時代に、スクリーンとの決別を求めるのは無理がある。非営利の調査団体カイザー財団の調べによれば、アップルが最初のiPadを発売するよりも4年前、2006年の時点で、すでに2歳未満の幼児の43%が毎日テレビを観ていた。週に1度なら85%だ。そして61%において、テレビに限らず何らかのスクリーンの前で過ごす時間が、長さの差はあれ毎日必ず発生していた。2014年には、ゼロ・トゥー・スリーという団体が、2歳未満の幼児の38%はモバイルデバイスの使用経験があるという調査結果を発表している（2012年には10%だった）。4歳未満まで広げて集計すれば80%だ。

健全なスクリーン使用の3条件

このゼロ・トゥー・スリーという団体は、アメリカ小児科学会よりは現実的なアプローチで、現代社会で多少はスクリーンに接することは避けられないと認めている。そのため、推奨しているのは使用を禁じることではなく、使用の具体的な内容を考えることだ。同団体のレポートはこんな書き出しで始まっている。

確実性のある研究により、幼児の健康的な発育においてもっとも重要な要素が親子のポジティブな関係性だとわかっている。ポジティブな関係性とは、保護者が子どもの示すサインに丁寧に反応し、年齢に応じて好奇心と学習を促す活動を提供する、あたたかく愛情ある関係のことだ。

アメリカ小児科学会が「スクリーンではなく、人と接することによって、幼い子はもっともよく学習する」と述べたのと同じ意見だ。ただしゼロ・トゥー・スリーは、親がきちんと介入するならば、スクリーンがあっても健全な関係は作れると考えている。そして、健全なスクリーン使用の条件を3つ挙げている。

第1の条件は、スクリーンで見ているものを現実の世界の体験に結びつけてとらえるよう、親が子どもを促していくこと。ブロックを色で分けるアプリゲームで遊ぶなら、洗濯する服を色ごとに一緒に仕分けしてみてもいいだろう。アプリに積み木やボールが出てくるなら、実際の積み木やボールでも遊ばせるといいだろう。現実を模して作られたバーチャル世界だけで体験が完結しないようにするのだ。

このように、スクリーンと現実とを橋渡しすることを、「転移学習」と呼ぶ。転移学習が学びを深める理由は2つある。1つは、学んだことを反復するから。そしてもう1つは、特定の状況での学びを敷衍《ふえん》した一般的理解につながるからだ。スクリーンで見た生き物と、街角で見た生き物が、同じ犬という動物であることがわかれば、犬というものがさまざまな状況や条件で存在しうることが理解できる。

健全なスクリーン使用の第2の条件として、受動的な視聴よりも能動的な関与があるほうが望ましい。コンテンツを一方的に浴びるのではなく、見ながら動作をしたり、何かを暗記したり、判断したり、親とコミュニケーションをとったりしながら遊べるアプリを選んでみる。

テレビでも、『セサミ・ストリート』のようなスローペースの番組ならば、画面の前で子どもが呼びかけに答えたり身体を動かしたりしながら観ることができる。このほうが『スポンジ・ボブ』のような展開の速い番組を受動的に浴びるよりも好ましい（『スポンジ・ボブ』は5歳未満の幼児を対象として作られている番組ではない）。ある実験で、4歳児に『スポンジ・ボブ』を9分間を観せたところ、スローペースの教育アニメを観た場合と比較して、視聴後に新しい情報を覚えたり、誘惑を我慢したりすることが難しくなっていた。いずれにしてもテレビはあくまで生活の添え物だ。時間を区切って観るようにする必要がある。

さらに第3の条件として、スクリーンの使用はコンテンツの中身で決めるものであって、テクノロジー自体の面白さに流されて使うのは避けなくてはならない。デジタルデバイスでお話を見せるなら、そのお話で何が起きているのか子どもが自分の言葉で説明し、出てくるキャラクターの気持ちを考えられるようにする。デバイス操作に心を奪われて延々と没頭するのではなく、じっくり話の展開を追う体験にする。スクリーンでお話を見る行為は、できるだけ本を読む体験に近いものであるべきだ。

解毒のための3フェーズ ——テクノロジーの持続可能な利用方法へ

幼児と同様、思春期の子どもも依存症になりやすい。リスタートでは食べ物や環境保護の比喩を使いながら、スクリーン使用時間の決め方を指導している。共同設立者のキャッシュは、できれば「依存症、中毒」という言葉は使いたくない、と語っていた。病気という印象にしかならないからだ。かわりに環境保護活動で使われる表現を取り入れており、たとえばリスタートのウェブサイトには、「デジタルテクノロジーの持続可能性を追求する」と打ち出して、長期的に破綻しないライフスタイルを学ぶのが狙いだと説明している。そもそもリスタートは治療ではなく「一時避難（リトリート）」の施設という位置づけだ。

「テクノロジーを完全に捨てることはできません。ですから私たちは、依存的習慣と決別させることを目指してはいません」と、キャッシュは私の取材で語っている。

「ここで教えるのは、問題解決の方法を身につけることです。従来のセラピーとはそこが違います」キャッシュに言わせれば、問題解決能力の育成こそが肝なのだ。何しろリスタートの入所療養プログラムはたった45日間しかない。それを終えたら、自力で生活していかなければならない。

リスタート入所者が経るプロセスは3段階に分かれている。45日間の入所は第1フェーズだ。この段階では、まずテクノロジーの使用を一切禁じる。通常は3週間ほどかけて「解毒」を試みる。

「このプロセスにひどく抵抗する子もいますが、おおむねは受け入れます。第1フェーズの終わり頃には、このプログラムが効きそうかどうか、だいたいわかるんです。ほとんどの子で効果を確信できます」

解毒の3週間が終わったあとも、さらに3週間か4週間ほど施設で暮らしながら、料理、掃除、ベッドメイクなど、多くの入所者に欠けている生活スキルを習得していく。何より重要な能力として、感情を制御することを覚えていく（入所者の1人は、入所直後はチェスで遊ぶときにも、怒りに駆られてチェス盤を投げつけて終わることばかりだったと話していた）。

運動や、自然環境を楽しむことも学ぶ。これはリスタートの方針における重要な部分だ――それまで生活の大半を占めていたものを捨てるなら、他に何か興味をもてる活動、しかもテクノロジーを使わずにできる活動と入れ替えていかなければならない。キャッシュと共にリスタートを設立したコゼット・レイの夫が、ネイチャーウォークの引率を担当する。周囲の森だけでなく、施設からそう遠くない距離にあるレーニア山のトレッキングにも出かける。施設内にもジムがあり、入所者はそこで毎日トレーニングをするので、だいたい全員がよい体格になっていく。キャッシュの調査によると、入所者の78％から85％は、この第1フェーズで改善が見られる。

第2フェーズでは、回復しつつある入所者たちが、リスタートを出て近くの住居で共同生活をする。アルコホーリクス・アノニマスに似たシステムだ。リスタートで学んだスキルを実際の生活に応用しながら、仕事やボランティアを始めたり、学校に通ったりする。厳しいルールを守って生活し、外来患者としてリスタートに面談予約を入れ、定期的に足を運んでサポートを受ける。そのやり方で成功しているのか――という私の問いに対し、キャッシュは成功していると答えたが、具体的な数字は示さなかった。リスタートは規模も小さく、入所者の性質はそれぞれ異なるので、再発率を数字として出すことが難しいのだ。より厳密な測定方法を作るため、大学院の研究者の手を借りて取り組んでいる最中だという。

最後の第3フェーズでは、いよいよ監督なしで元の生活を始める準備をする。多くはワシントン州でリスタートのそばに住みつづけ、数週間または数か月ごとに状況確認を受ける。入所者は全国各地から、ときにはアメリカ国外からも集まっているので、依存症を発症したときの環境(場所や人間関係)に戻らずワシントン州にとどまっていれば、古い習慣に誘惑されにくい(ベトナムでヘロイン依存症になったアメリカ兵が、ベトナムを離れ故郷に帰ったときに依存症も捨てられたことを思い出してほしい)。ゲーム依存症になってリスタートに入所したアイザック・ヴァイスバーグは、1回目の入所の際にこのフェーズでつまずき、ワールド・オブ・ウォークラフトの世界に戻ってしまった。そこで2回目の入所のあとは、施設の近くに居住することを選び、今もリスタートまで車ですぐに行ける距離に住んでいる。

子どものために親がとるべきではない3つの態度、とるべき4つの態度

もちろん、思春期の若者の大半は、こうした施設を必要とするほどの状態にはならない。それでも子どものゲームやソーシャルメディアとの付き合い方には、ほとんどの親が頭を悩ませるものだ。第1章で紹介した心理学者のキャサリン・スティナーアデアは、思春期の青少年と保護者数千人に対するインタビューを踏まえて、この問題に対する親の典型的な態度を分類した。[*5] 望ましくないのは、子どもとネットの関係について、親が「怖い態度」「キレる態度」「よく理解していない態度」をとることだ。

怖い親は、上から目線で厳しく強硬な態度をとる。心配すればするほど言動が極端になる。「大学に行けなくなるぞ！」や「あの友達を二度と家に連れてくるんじゃありません！」などと宣言すれば、子どもはほぼ間違いなく心を閉ざす。

キレる親は、子どもの問題に過剰反応する。スティナーアデアがインタビューした12歳の少女は、友達から意地悪なメールを受け取ったのに、そのことを自分の母親に相談できなかったという。「自分の母親が、いつもカッとなって物事を大げさにするからだ、とその少女は言っていました。『ママはきっと、「なんてひどい！」って言って、騒ぎはじめるの。そしたら、友達だけじゃなくて、キレたママにも対応しなくくちゃいけなくなっちゃう』と」

もちろん母は娘を心配しているのだろう。なんとかして娘の気持ちを晴らしたいと思うのだろう。

だが、感情的でエスカレートする反応は、事態を悪くするばかりだ。

よく理解していない親には、多少は同情の余地がある。ステイナーアデアによると、「理解しない親は（子どもと仲よくなろうと）がんばりすぎる」傾向があるからだ。だが、子どもがどんな生活を送っているか正しく把握せず、大げさにとらえてしまう。

「そして大事な手がかりを見逃すのです。表面的なことに気を取られて、価値観とか、先を予測して行動することとか、そうした重要な物事について話し合っていません」

これらと対照的に、望ましいのは、親が「近づきやすい態度」「おだやかな態度」「子どもの状況について知ろうとする態度」「現実的な態度」をとることだ。

ソーシャルメディアが現代生活の一部であることを理解する。子どもが何かに困っていても、親が反射的に騒ぎたてるのは問題を悪化させるだけだとわきまえている。子どもとSNSとの付き合い方を理解するよう努め、決めつけずに質問をして、自分でも調べてみる。

その一方で生活の中に区切りや制限を設けて、リスタートが推奨しているような、テクノロジーの持続可能な利用方法を意識する。家族はオフラインで実のある会話をし、1日のどこかで必ず全員が顔を合わせる。

こうした理想論は理屈の上では当たり前に思えるかもしれないが、実際に問題がヒートアップしている状況で実行に移すのは難しい。だからこそ、「近づきやすい、おだやか、理解ある、現実的」をふだんからキーワードにしておくことで、ヒートアップした場面でも自然に活用できるようにしておくべきなのだ。

ネット依存は病気なのか？　それとも社会の問題なのか？

今のところ、アメリカ政府は未成年者と行動嗜癖の関係には介入しないという判断をしている。国家や州が運営する治療・診療施設も存在しない。おそらく、行動の依存症となって精神科の助けを必要とする子どもが割合として比較的少ないことが理由だ。

その点では東アジア、特に中国と韓国は、アメリカよりもはるかに大胆にこの問題に対応している。2013年に公開されたドキュメンタリー映画『ウェブ・ジャンキー』は、北京のネット依存症治療施設にカメラを向けた作品だ。[*6] イスラエル出身の監督ヒラ・メダリアとショシュ・シュラムが、同施設の医師、患者、その保護者たちに4か月かけてインタビューした様子が収録されている。中国は、この映画公開の数年前に、世界で初めて国家として「ネット依存症は精神障害である」と宣言し、中国の若者の「健康を脅かす第1位の脅威」であると明示した。

中国には400か所以上のネット依存症治療施設がある。この国の定義にのっとれば、10代の若者の2400万人以上がネット依存症だ。前述のドキュメンタリーでは、中国人民解放軍北京軍区総合病院の大興収容所を訪ねて、中国のネット依存症治療の第一人者である陶然（タオ・ラン）教授に話を聞いている。陶教授はおだやかな口調の精神科医だが、この収容所にいる依存症患者たちからは激しく嫌われている。患者の大半は騙されてこの施設に連れてこられ、本意ではないまま患者として3、4か月を過ごしているからだ。強制的に投薬治療を受け、北京の過酷な冬のさなかに気温が急降下しようとも、軍隊式の行進をさせられる。ここに息子（ときには娘）を送り込んだ親たちは、カメラの前でもあけっぴろげに号泣しながら、他にどうしようもなかったと話していた。

ドキュメンタリーの冒頭で、陶教授はネット依存症の問題と、この治療施設を監督する自分の役割について語っている。

ネット依存症は、中国のティーンエイジャーに広がっている文化的な問題です。深刻さは他の問題を上回ります。精神科医としての私の仕事は、これが病気なのかどうか見極めることです。ここにいる子どもたちは、仮想世界のほうを重視する傾向があります。現実世界は仮想世界ほどいいところではない、と考えています。私たちの調査によれば、依存症患者は1日6時間以上オンラインで過ごすのです。仕事のためでもなく、勉強のためでもなく（……）。オンラインゲームに熱中し、トイレに行くのもゲームの邪魔だと思い、オムツを着用する子もいます。ヘロイン依存症患者と同じです――毎日ネットで遊びたくてたまらないし、それが楽しみでたまらない。そのため「電子的なヘロイン」とも呼ばれています。

ドキュメンタリーの後半で、陶教授は、これは病気ではなく社会構造的な問題だという見解を示している。保護者への説明会では、重苦しい空気が漂う狭い部屋で、本来は広場用らしき奇妙に反響するマイクを使って問いかけた。

「ここにいる子どもが抱える最大の問題の1つは、孤独感です。寂しいのです。子どもが寂しがっていることに、皆さんは気づいていましたか？」

保護者の1人が、この問いに答えて発言する。

「たぶん、一人っ子だからだと思います。そして、親である私たちが、子どもと交流できていないせいです。『もっと勉強しなさい』しか言っていません。子どものストレス、不安、苦痛を、ちっともわかってあげられていません。勉強のことだけ気にしているんです」

陶教授はこの意見にうなずき、「では、彼らはどこで友達を探していると思いますか？」とさらに問いかけた。

「インターネットです。仮想世界は華やかで楽しい音と視覚の刺激があふれています。他ではできないことをシミュレーションできます。ネットは彼らの心の友なのです」

ネット依存症の性質に関する陶教授の姿勢は矛盾している。彼は患者に向精神薬を投与しながら、そもそもこれは病気ではないと考えている。社会のせいで孤独化とストレスに苦しむ子どもが数百万人も生まれているのだとしたら、なぜ一致団結してその状況から脱しようとしないのか。不満があるならそうするのが合理的な反応に思える。そうしない理由は、彼らが病気で苦しんでいるわけではないからだ。彼らが住まなければならない現実世界よりも、デジタルの世界のほうが明らかによい場所なのである。

実際、若者たちはそう考えている。彼らはある意味で賢く判断をして、原始的な世界で生きている大人たちに追従しない道を見つけているのだ。陶教授の治療施設にいる少年たちは、自分の症状について話すとき、自分がいかに強くて優れているか誇示しようとする。たとえば1人の少年は、一度も中断せずに2か月ぶっとおしでビデオゲームをやったと自慢していた――夏休みをまるまるゲームに費やしたんだ、と。また別の少年は、食事と睡眠とトイレを手早く済ませる以外はまったく休まずに300時間ゲームをしたと語る。さらに3人目は、陶教授の言う依存症の定義を「ばかばかしい」と切り捨てる。1日6時間オンラインで過ごすなど、彼にとってふつうのことだからだ。「あいつらが言うネット依存症の定義で言えば、中国人の80%は依存症だよ」と、4人目の少年も言った。「僕たちはほとんど全員、自分がネット依存症だとは思ってない。これは病気じゃない。社会現象なんだよ」

少年たちは「何でもない」と言いたがる。だが、ネット依存症が中国で巨大な問題となり、今も拡大しつづけていること自体は、やはり否定できない。

クスリで治療すべきなのか ――20年以上診てきたネット依存症専門家の見解

行動嗜癖に対する陶教授のアプローチは矛盾している。その点では西側のアプローチも同様だ。アメリカ精神医学会が刊行する『精神疾患の診断・統計マニュアル（DSM）』は、ギャンブル障害を依存症の項目に含めた。2013年に出版された第5版（DSM-5）にインターネットの過剰使用を含めることは見送ったが、「インターネット依存症」をテーマとする学術論文がすでに200本以上も発表されていることから、巻末で簡潔にこの言葉に言及している。その一方で、運動、スマートフォン、仕事などに対する依存症は除外した。学術的関心がそれほど集まっていないからだ。

だが、行動嗜癖の治療専門家への取材を通じて本書が明らかにしたとおり、こうした依存症の体験が深刻でないわけではない。アメリカ精神医学会が病気または障害とみなしていないとしても、多くの人々の生活に影響を与えていることは事実だ。もしかしたら、そもそも臨床的な意味での障害とは考えるべきではないのかもしれない――中国で何百万人というティーンエイジャーがネットに頼ることで孤独感をまぎらわせているように、行動に依存する患者は、自分が住まねばならない世界からの締めつけに、ただただそうやって対応しているだけなのかもしれない。

陶教授が行動嗜癖を社会構造問題として考えながらも、投薬治療と医療措置を軸としたアプローチをとっているのとは対照的に、リスタートでは構造的な問題に対処するほうに主眼を置いている。生活構造を立て直せば問題は解決するという考え方だ。リスタートの療養プログラムの中で、精神科治療は小さな割合を占めるにすぎず、生活スキルや問題解決能力のトレーニングが大きな役割を担う。

だが、アメリカの依存症対策がすべてそうであるわけではない。物質依存症に対する西洋医学的な治療とほぼ同等に行動嗜癖を扱う病院もある。ペンシルベニア州にあるブラッドフォード地域医療センターは、2013年に、ネット依存症患者のための10日間の入院治療プログラムを立ち上げた。立ち上げに携わった精神分析医キンバリー・ヤングは、1990年代半ばに、ネット依存症に関心をもったと語っている。[*7]

「1994年から1995年に、友人の1人から『夫が週に40時間から60時間もAOLのチャットルームで過ごしている』という話を聞きました。当時、インターネットアクセスにかかる費用はとても高く、1時間2・95ドルもしたので、その男性の習慣が家庭の経済的負担になっていたのです。人はインターネットに対して依存症を発症するのだろうか、と不思議に思いました」

ヤングはネット依存症の研究を始め、「インターネット依存症質問票（IADQ）」を開発して、これをオンラインに掲載した。ギャンブル障害やアルコール依存症を見極めるための質問票と同じく、8項目の質問に答えて自己診断をするテストだ。

「8項目のうち最低5項目が当てはまれば、『依存している』ことになります」

公開した翌日には、ヤングのもとに何十通ものメールが舞い込んだ。主に質問票の5項目以上が当てはまり、自分の依存症を懸念する人々からの問い合わせだ。ヤングはその後4年をかけて質問の検証と見直しを進め、さらに12項目を加えて「インターネット依存症テスト（IAT）」と名称を変えて発表した（本書の第1章に質問の一部を掲載している）。

ヤングの診察を希望する患者は増加の一途をたどり、特に、ある2件の出来事を境に爆発的に増えたという。1件目は2007年のアップルのiPhone発売、2件目は2010年のiPad発売だ。

「インターネットが持ち運び可能になってから、私の研究対象はぐっと広範囲になったのです」

依存症となる状況は自宅に限定されなくなった。もはやどこにいてもネット依存症を発症する。

2010年の時点で、ヤングはネット依存症専門の治療施設の必要性を実感していた。2006年の調査研究ではアメリカ人の8人に1人がネット依存症ということになっていたが、この調査もすでに時代遅れで、ヤングとしてはそれよりはるかに多いと感じていたし、しかも増えつづけているという確信があった。

そこでブラッドフォードの病院に16床を確保し、ネット依存症専門の治療施設を立ち上げた。リスタート設立者のキャッシュとも意見交換をしたが、ヤングが選んだのはリスタートとは異なる、もっと集中的なアプローチだった。リスタートは45日の入所プログラムを採用しているが、ヤングは10日間の入院で治療にあたることにした。

「10日以上も入院してる暇がない、という人が多いですから」

プログラムを受ける患者の多くは、過去に他の医師の診察を受けて匙を投げられているので、ヤングの施設に来た時点でかなりのっぴきならない状態となっている。入院が決まれば、まず3日間の急速解毒プログラムを受け、次に7日間にわたって狙いを絞った認知行動療法を受ける。

ヤングが採用したアプローチは「ネット依存症のための認知行動療法（CBT－IA）」という名称で、他の衝動制御障害の治療方法から効果的だったものを集めた内容だ。患者の多くは自分に問題があると思っていないので、まずは本人に依存症であると認めさせる。それから、「自分には、オフラインで友達を作ることは不可能だ」というような、ネットの過剰使用につながっている発想の見直しを促す。ネットの世界のほうが生きやすいと感じて現実世界に背を向けているので、ふたたび現実世界とかかわっていく後押しをする。

ヤングは2013年の論文で、ネット依存症患者128人に対するCBT－IAの効果を発表した。10日間プログラムの終了直後と、1か月後、3か月後、6か月後に状態を測定したところ、結果は期待を感じさせるものだった。治療直後の患者はインターネットへの依存度が低くなり、時間の自己管理能力が伸び、過剰使用による有害な影響は小さくなっていた。半年後には治療効果の一部は薄れていたものの、傾向は維持されている。少なくとも、この128人において、CBT－IAは確かに効き目が出ているようだった。

キャッシュとレイが設立したリスタート、キンバリー・ヤングのCBT－IA、そして中国の陶教授の軍隊式治療施設は、行動嗜癖がもっとも深刻に悪化した状態を解決しようとする、いわば瀬戸際の対策だ。対象も、インターネットとオンラインゲームへの依存症に限定している。いずれも完璧な治療法とは言えないが、初期のエビデンスを見る限り、多少の成果は生まれているようだ。

だが、入院するほどではない、もしくは入院対象とならない「患者」はどうすればいいのだろう。運動しすぎる、長時間にわたって働きすぎる、ネットショッピングをしすぎてしまう何百万という人々にとって、何か対策はあるのだろうか。

軽めの依存症への有効打はあるか――「動機付け面接」というアプローチ

軽めの依存症に対して有効な対策はあるのか――その答えは、軽度・中等度の依存症を「病気」に認定することではない。社会的なレベルで、また、もっと狭く私たち自身の日常生活の送り方というレベルで、構造を変えていくことだ。

ついてしまった悪癖を正すよりも、最初から依存症を発症しないように防ぐほうがはるかに簡単であることを鑑みれば、対策は大人よりも子どもにおいて始めなくてはならない。親というのは昔から子どもに食事の仕方を教え、寝るべき時間を教え、人との交流の仕方を教えてきたものだが、現代の子育てでは、それに加えてテクノロジーとの付き合い方や、テクノロジーに接する時間の決め方を教えなければ充分とは言えない。

依存症の治療プログラムは、とにかく〝断酒〟を促すものが多い。依存行動を完全に断てなければ依存症から脱することはない、という考え方だ。しかし、現代に見られる行動の多くは完全な決別など不可能なのだから、別のアプローチで介入するべきではないか。

アルコホーリクス・アノニマスの認識では、依存症患者は自分の依存症をどう克服すればいいか途方にくれていることになっているが、たとえば「動機付け面接」と呼ばれるカウンセリングアプローチは別の見方をしている。「本人が内発的に意欲を抱き、自分ならやれるという気持ちを抱くならば、目標のために踏ん張れる可能性が高い」と考えるのだ。動機付け面接のカウンセラーはまず、クライアントにオープンエンドの質問を投げかけ、依存的な行動を変えたいかどうか考えるよう促す。他の手法と抜本的に異なるのは、本人が「変えたくない」と判断することも許容する点だ。

ニューヨークのモチベーション&チェンジ・センターの共同設立者で臨床部長でもあるキャリー・ウィルケンズが、このカウンセリングプロセスを説明している。[*8]

「動機付け面接が重視するのは、依存行動のコストとメリットの両方を表面化することです。依存症が悲惨であることは誰でも知っていますが、依存することにメリットもあるからこそ、その依存は発生しているのです。たいていの場合、メリットのほうが、この問題に対して重要な意味をもっています。依存症になることの利点を浮き彫りにすれば、その行動が満たしてしまっている隠れたニーズを特定できます」

たとえば、1日に何十回もインスタグラムをチェックせずにいられない16歳の少女は、そうするメリットを「友達とつながってるって確かめられるから」と言うかもしれない。1日に3回も4回も写真を投稿し、「いいね！」がついたかどうか頻繁に確認したくてたまらなくなる。だとすれば、この少女の依存症対策として重要なのは、他の手段でも友達とつながれると本人が感じられるようにすることだ。「いいね！」がなくても自分は認められている、と思えるようにする。動機付け面接のセッションでは、最初に「準備性尺度」というものを使ってクライアントの認識を尋ねる。

0から10の数字の中で、0は「行動を変える気にならない」で、10を「行動を変えようという意欲がある」だとしたら、今のあなたはどの数字ですか。

クライアントが数字を答えたら、まずはそう答えた理由を探っていく。数字が10に近いとしたらそれはなぜか、0に近いとしたらそれはなぜか。行動を改めることに対する本人の言葉を引き出すのが狙いだ。数字が0に近いとしたら、「変える必要があると思ってない」と答えるかもしれない。10に近いとしたら、「インスタグラムを使ってると、気持ちが沈む」と認めるかもしれない。これを踏まえて、カウンセラーはオープンエンドの問いを投げかける。

インスタグラムを利用することのメリットは何ですか？

あなたの希望としては、何がどうなってくれたら嬉しいと思いますか？

インスタグラムは、あなたの幸せにどう影響していますか？

どんなやり方なら、自分はもっと楽になると思いますか？


正式な動機付け面接を実施するカウンセラーは厳しい研修を受けている。だが、子どもの依存症に悩む保護者でも、自分の行動を変えたいと考える成人でも、このアプローチは利用する価値がある。基本的に是非をジャッジしないので、本人が身構える態度になりにくい。カウンセリングの切り出し方も、たとえばこんな言い方をする。


お説教したり、『こうすべきだ』と言ったりするつもりはありません。あなたの人生はあなたのものなのですから、どうすべきか私に言えるわけがありませんよね。自分に何がベストであるか、誰でも自分が一番よくわかってるものだと思います。

『これをしなきゃ』という課題はありません。ただ、『こうしたい』という目標があるだけです。あなたが楽になれるよう、あなた自身が変えたいことがあるかどうか、探してみます。あるとしたら、私に何かお手伝いできるか考えます。それが目標です。

どう思いますか？

従来は物質に対する依存症の治療に利用されてきたアプローチだが、ウィルケンズによると、行動に対する依存症にも同様の効果がある。本人が改善しようという動機を感じ、改善のプロセスの主導権は自分にあると思えるようにするからだ。他人のおだてや圧力でいやいや変わるわけではない。あくまで自分の意志で変わると決めたのだ、と実感させる。

このアプローチでは、依存症を克服すべき理由も人によって異なることを理解している。仕事の生産性が落ちているのかもしれないし、健康を害しているのかもしれない。人間関係が阻害されている場合も多い。行動を改める動機を表面化することで、本人の意志で変化を始めるように促すのである。

よい習慣と健全な行動を促す環境のデザインこそ最良の予防策

動機付け面接の有効性は、「自己決定理論（SDT）」と呼ばれる有名な動機付け研究で説明されている。[*9] 自己決定理論によると、人は3つの根幹的なニーズにかかわる場合に、自主的に行動を起こしやすい。「自分の人生を自分の意志で進めたい（自律性）」、「家族や友人と確かな絆を形成したい（関係性）」、そして「周囲に影響力をもっていると感じたい（有能性）」というニーズだ。

行動嗜癖におぼれている患者は、それで何らかの心理的焦燥感を解消しているとしても、この3つのニーズのいずれかが満たされていないことが多い。動機付け面接では、その欠落を自覚させる。たとえばインスタグラムが自分の幸せにどう影響するか尋ねる問いを通じて、インスタグラムが自分の能力の発揮や人間関係を損なっていることに気づかせる。それを解消する能力が自分にはあると感じさせ、変えたいという動機をもたせる。依存症の前で自分は無力な人間だ、と思わないようにするのだ。

自己決定理論は、社会全般が浮足立っていた1980年代半ばに誕生した理論だ。当時は経済が天井知らずかのように伸びていて、とにかく給料が高くて福利厚生が充実していれば人はやる気が出るのだと信じられていた。自己決定理論は、こうした報酬、すなわち外発的動機では長期的な意欲を維持できないと主張したのである。働く者に必要なのは内発的な動機だ。この会社のために働きたいと思える環境で、しかも自分が能力を発揮できていると感じられなくては、仕事は続けられない。むしろ外発的動機は生産性の足を引っ張ることがある。労働者から本物の内発的動機を奪うことになるからだ。

ある実験で、被験者となった学生にパズルを解かせたときも、そうした影響が確認された。学生たちはパズルを楽しんでいたが、それに対する報酬の支払いを始めた途端、楽しいという気持ちを失った。パズルを続けるかやめるか選択させたときには、別の活動をしたいと答えた。

自己決定理論を踏まえると、ある行動を続けさせたい場合でも、やめさせたい場合でも、それにふさわしい環境をデザインすることがいかに重要であるかよくわかる。金銭的なインセンティブにせよ、物理的な障壁にせよ、環境はさまざまな形で人の動機を左右する。その点を理解しているかどうかが運命を分けるのだ。巧みにデザインされた環境は、よい習慣と健全な行動を促す。不適切な環境は人を過剰な行動に走らせ、それが極端になると、行動嗜癖を発症させるのである。

第11章

〈2〉行動アーキテクチャで立ち直る

――「依存症を克服できないのは意志が弱いから」は間違い

保守的な地域のほうがネットポルノにご執心？

アメリカの政治と宗教は密接につながっている。[*1] 政治的に保守的な州は信仰心が強く、リベラルな州は反対に宗教色が薄い傾向がある。

前者に当てはまるのはミシシッピ、アラバマ、ルイジアナ、サウスカロライナ、アーカンソーだ。この南部5州を含む中西部・南西部の一帯は「バイブルベルト」と呼ばれており、社会保守主義で福音主義のプロテスタンティズムの中心地となっている。一方、後者にあてはまるのはマサチューセッツ、バーモント、コネチカット、オレゴン、ニューハンプシャーなどで、こちらは比較的リベラルで無宗教だ。前者と後者はさまざまな面で異なっているのだが、特に顕著に違うのは性に対する考え方である。

保守的で宗教を重んじる州は伝統的な性の価値観を支持しがちで、リベラルで無宗教の州が受け入れているオープンで快楽主義的な態度を批判する。公共の場で性を語る行為を非難する風潮があるので、結果的に、性的な活動は水面下に隠れる。たとえば、保守的な地域とリベラルな地域の収入格差、教育格差、また中絶手術に対するアクセスの差を調整して計算しても、実は保守的な州の未成年のほうが、避妊を伴わないセックスすることが多いのだ。宗教による抑制は性的衝動には歯が立たない――それどころか、衝動を強める役割を果たしているらしい。

心理学的に言えば、これはまったく意外ではなく、むしろ抑圧は効果がないことは数十年前から明らかになっている。純粋な意志の力だけで依存症を克服するのはほぼ不可能なのだ。1939年の時点でジークムント・フロイトが、何らかの考えに激しく拒否感を抱く人間は無意識でその発想に惹かれている、という説を打ち出している。

1950年代には、フロイトの弟子シーモア・フェッシュバッハとロバート・シンガーが、彼の説の正しさを証明した。[*2] 当時は心理学実験に関する倫理規定がゆるかったので、ペンシルベニア大学の教授だった2人は、電気ショックを使った実験をしている。

被験者となった男子学生に、1度に1人ずつ、短いビデオを見せる。ビデオの中では男が頭脳労働または肉体労働に骨を折っている。研究者は学生の足首に電極を装着し、ビデオを見ているあいだに電流が8回流れると説明する。電流は強いので恐怖を感じるのは当然だ、と宣言したうえで、2パターンの指示を出す。半分の被験者には「自分の気持ちを意識して、怖がっていることを認めるように」と言い、恐怖感を表に出すよう求めた。残りの半分には「感情的な反応は心の中に抑えて、それについて考えないこと。(……)自分の気持ちを忘れるように」と指示し、感情を抑圧するよう求めた。

そしてビデオを見終わった学生に、映っていた男は不安感を抱いていたと思うか、と質問をした。

すると、恐怖を抑圧する指示を受けた被験者は、ビデオの男が怖がっていたと断言した。抑えつけるように言われた自分自身の感情を、外の世界に投影していたのだ。反対に、恐怖を表に出すよう指示された被験者は、ビデオの男が怖がっているとは考えない傾向があった。自分自身の感情を表に出すことで、頭の中が恐怖でいっぱいになる状態——抑圧した被験者たちはまさにそうなっていた——から解放されていたのである。

冒頭に紹介した例も、フロイトの主張を裏付けている。アメリカ北東部や北西部の州に住むリベラルな人々のほうが性に対してオープンなので、インターネットでポルノを見る時間もきっと長いに違いない——と思うかもしれないが、それは正反対なのだ。保守的な州に住み、性に対して固い見解をもつ人々のほうが、ネットでポルノ関連のサービスに入会していることが多い。

カナダの心理学者カーラ・マシニスとゴードン・ホドソンの研究によると、インターネットでポルノ関連の用語を検索するのも、保守的で宗教色の強い州の人々のほうが多いという。グーグル・トレンドのデータを分析し、アメリカ各州における検索行動の傾向を調べたところ、宗教的信念や保守主義と、ポルノにかかわるネット検索とのあいだに、明らかな相関関係が見られた。2人の論文では次のように考察している。

「政治的右派の傾向が強い地域は、性の解放を表立って否定するという特徴があるにもかかわらず、性的なコンテンツに対する内在的な興味も強いことが確認された」

「依存症を克服できないのは意志が弱いから」は本当か

公共の場で示す言動と、プライベートの場で行う言動は、これほどまでに乖離する。だとすれば「依存症を克服できないのは意志が弱いから」という通説は成り立たない。意志力による自制を強いられている人間ほど、その衝動に屈しやすいと考えられる。つまり誘惑と対峙して勝とうとするよりも、そもそも誘惑の対象と向き合わないでいるほうが、依存症には陥りにくいのだ。ベトナム戦争中にヘロイン依存症になった兵士が、帰国して薬物を摂取する環境から逃れたことによって依存症と手を切れたのも、そういうわけだった。そして、だからこそ、誘惑を遠ざける環境を作ることが大切になる。習慣について研究する南カリフォルニア大学の心理学者ウェンディ・ウッドは次のように述べている。[*3]

「意志力を使うというのは（……）おいしそうなチョコチップクッキーを目の前にしながら、それを拒絶することです。一方、最初からそんなチョコチップクッキーをそばに置かないようにするのが、よい習慣です」

自制と意志力という組み合わせは、実のところとても弱い。

シカゴ大学の教授、戴先熾（ダイ・シエンチー）とアイエレット・フィッシュバッハは、香港の学生を被験者として、3日間フェイスブックの使用を禁じるという実験をしている。[*4] 1日目よりも2日目、2日目よりも3日目と、日を経るにつれ、被験者たちはフェイスブックを使いたい気持ちをつのらせていた。フェイスブックを好ましく思う気持ちが強まり、以前より頻繁に使いたがるようになった(代用として別のソーシャルメディアサイトを使っていた学生は、こうした傾向からは免れていた。ただし、それは彼らが自制できていたからではなく、ソーシャルネットワーキングに対するニーズを満たす方法が他にあったからにすぎない)。

自制心に効力がない理由を理解するために、1つ簡単なエクササイズを試してみよう。今から30秒間、チョコレートアイスクリームのことは考えないようにベストを尽くしてみてほしい。脳裏に禁断のアイスが浮かんできたら、そのたびに人差し指を動かして合図をする。すると、私もあなたも、そして事実上すべての人間が、30秒間で少なくとも1回か2回は人差し指が動く。これは、指示自体が曲者《くせもの》なのだ。チョコレートアイスのことを考えないでいるためには、自分が今考えていたことはチョコレートアイスの考えではなかったかどうか、繰り返し確認しなければならない。チョコレートアイスを考えないために、チョコレートアイスのことを考えざるを得なくなる。

ネットショッピング、メールチェック、フェイスブックのチェック、ビデオゲームなど、自制したい行動に置き換えてみれば、それらを頭から追い出そうとすること自体に無理があるとよくわかるはずだ。

1980年代後半に、ダニエル・ウェグナーという心理学者が最初にこの袋小路に着目している。[*5] ウェグナーに言わせれば、抑圧というのは曖昧なのだ。「何を避けるべきか」はわかるが、「そのかわり何を考えていればいいのか」というのがわからない。

ウェグナーの実験では、「シロクマのことは考えてはいけない」と指示をして、シロクマについて考えてしまうたびにベルを鳴らすよう求めた。すると被験者たちのベルは鳴りっぱなしだった。だが、シロクマについて考えないかわりに赤いフォルクスワーゲンのことを考えるようアドバイスしたときは、ベルの鳴る回数は半分に減っていた。抑圧だけでは効力がないが、注意をそらせる対象が他にあるならば、結果的にうまくいきやすい。

一方で、シロクマについて考えることを禁じたあとで、今度はシロクマについて考えてよいと許可を出すと、脳内からシロクマを必死に追い出そうとしていた被験者たちは、シロクマのイメージにどっぷり浸ってしまうことが確認された。彼らは他のことは何も考えられなくなっていた。だが、シロクマから注意をそらす対象として赤い車という考えを与えられていた被験者たちは、そのあとでシロクマについて考える許可が出ても、他にもさまざまなことを考えていた。フロイトが予想していたように、抑圧は短期的に失敗するだけではなく、あとから反動を招くのである。

めちゃくちゃ有効な「まぎらわせる」という手法

だとすれば、こう考えられる。依存症的な行動を克服するために必要なのは、何か別なものと入れ替えることだ、と。[*6]

ニコチンガムと同じ理屈だ。ニコチンガムは喫煙から禁煙への橋渡しをする。タバコをやめてから恋しく思う要素の1つに、くちびるにタバコを挟むときの安心感がある――もうすぐニコチンが味わえる、というシグナルになっている。喫煙してしばらくは、この感覚が安心感を与える効果をもちつづける。タバコをやめたばかりの人がやたらとボールペンのお尻を噛んでしまうのはそういうわけだ。ニコチンガムは、その焦燥感を巧みにあしらう。ニコチンの減量を管理しつつ、口寂しさをまぎらわせるからだ。

喫煙は物質に対する依存だが、行動に対する依存を克服したいときも、この「まぎらわせる」という手段が効果的だ。むしろ、物質の離脱症状を心配しなくていい行動嗜癖のほうが、「まぎらわせる」

ことによる効果が高いと言えるかもしれない。

爪を噛むという例で考えてみよう。爪を噛む癖のある人は多い。多くの人がなんとかしてその癖を捨てようとするが、舐めると苦いネイルポリッシュを塗っても、意志の力で絶対に克服しようと心に誓っても、結局は長続きしない。

問題は、ネイルポリッシュも意志力も、代用品を提供していない点だ。苦いと感じれば一時は爪を噛むのをやめられるかもしれないが、それは爪を噛みたい欲求を抑圧しているにすぎない。すでに述べたとおり、抑圧には効力がないのだから、苦いポリッシュを塗るのをやめたとたんに悪癖が再開するのがオチだ。下手をすれば、爪噛みをやめようと試みる前よりも、噛む頻度が増すだろう。さらにひどい場合は、欲求があまりにも強いせいで、苦いネイルポリッシュでもかまわずに噛みつづけることになり、結果的に「ひどい味」が「欲求が満たされる安心感」をもたらすという、おかしな因果関係ができあがってしまうかもしれない。

その点、まぎらわせるという手法はうまくいきやすい。たとえば、手元にストレスボール（手のひらサイズのゴムボールで、強く握ってストレスを解消する）や、キーホルダーや、ちょっとしたパズルなどを置いておき、爪を噛みたくなったらそうしたものに指先を使ってしまえばいい。

ジャーナリストのチャールズ・デュヒッグは、著書『習慣の力』（講談社）で、こうした習慣の改善プロセスを「黄金律」と表現した。デュヒッグによると、習慣は3つの部品で構成されている――「合図《キュー》（行動を促すもの）」、「儀式（行動そのもの）」、そして「報酬（同じ行動をこれからも繰り返すよう、脳に仕向けている見返り）」だ。悪癖や依存症を克服したいなら、「合図」と「報酬」はそのまま維持しながら、儀式の内容だけを変える。それまでの行動を、気をまぎらわせる別の行動に差し替えるのだ。

爪を噛む癖があるならば、たとえば心がそわそわすることが「合図」となって、噛みたい欲求がわいてくるのかもしれない。だとしたら、そこで爪を口に入れるかわりに、ストレスボールを揉むという別の「儀式」を取り入れてみる。爪を噛んでいたときは、短く噛みそろえることで達成感という「報酬」を得ていたのだとしたら、今度はストレスボールを10回握るという任務の達成感を得られるようにする。つまり「合図」と「報酬」は一緒で、「儀式」の中身だけを、ストレスボールを10回揉むことに入れ替えるというわけだ。

スマートフォン依存症を癒やす、皮肉たっぷりのスマートデバイス

広告会社ザ・カンパニー・オブ・アザーズ〔現在の社名はザ・カンパニー〕は、悪い習慣に代用品を与えることの価値を、絶妙な形で表現している。[*7]

同社のウェブサイトには「トレンドの先を生き、トレンドの先を考える」と書かれているが、宣言どおりスマートフォン依存症の台頭というトレンドに着目して、２０１４年に「リアリズム」という小さなプロダクトを発表した。スマートフォン依存症を癒やす目的でデザインされた「人類のためのスマートデバイス」だ。形はシンプルで、きれいなプラスチックのフレームのみ。スマートフォンそ

っくりに見えるが、スクリーンはついていないし、中身もない。ある意味で、これはスマートフォンが現代人を「今ここ」から遠ざけていることを風刺した作品なのだ。手にもったら、ただフレームを通して目の前に本当にある景色を眺めることになる。実際にこのプロダクトを手にした人の多くが真っ先に目の前にかざして向こうを見た。商品紹介の動画では、リアリズムを体験した男性がこう語っている。

「私と妻、私と子ども、私と友人とのあいだに、実に多くのスマートデバイスが立ちふさがっているんだな、と気づきました」

同じくリアリズムを手にした若い女性が言う。「いちいちスイーツをインスタグラムに上げる必要はないいね。うちらがチーズケーキを食べるかどうかなんか、誰も気にしちゃいないんだし」

しかし、もっと深い意味で解釈するならば、このリアリズムというプロダクトは、スマートフォン依存症患者に対するニコチンガムやストレスボールだ。スマートフォンとほぼ同じサイズで、同じようにポケットに収まり、そしてスマートフォンを使うときと同じような身体感覚で手にもつのだから、ごく自然な代用品になる。先ほど説明した黄金律にものっとっている。スマートフォンを取り出したいという欲求は否定せず、かわりにプラスチックのフレームを取り出して、それを通じた視覚や手触りという実感は得られるからだ。「合図」と「報酬」の変更を無理強いはしない。ただ、スマートフォンで時間を浪費するといういつもの「儀式」だけを、目の前にある瞬間を大事にするという、もっと好ましい行動に入れ替えるのである。

ただし、この黄金律は役に立つ指針ではあるものの、依存症の種類によって乗り越えるべき内容も変わってくる。ランチ中にもメールチェックをせずにいられない人に効く対策は、ワールド・オブ・ウォークラフトの依存症には効かないだろう。重要なのは、その人の依存症状が具体的にどんな報酬をもたらしているのか、理解することだ。*8

同じ依存症でも、推進力になっているニーズは異なる場合がある。アイザック・ヴァイスバーグは、ワールド・オブ・ウォークラフトにのめりこんでいた頃を振り返って、他のゲーマーとの交流が自分の孤独感を癒やしてくれたと語っていた。だからこそ彼の場合は、活動的な社会生活を構築し、新しい仕事を始め、手ごたえのある人間関係を育てていくことによって、長期的な依存症克服に成功した。彼は運動能力に秀でていたので、ワールド・オブ・ウォークラフトの暴力性に惹かれたわけではなかった。彼にとっての報酬は、自分に欠けている「人間関係」というニーズを埋めてくれることだったのである。

同じワールド・オブ・ウォークラフトの依存症でも、たとえばその人が比較的貧しいならば、現実世界ではおそらく叶わない夢として、ファンタジーの世界の「まだ見ぬ場所へ行ける」という要素に惹かれている場合もある。あるいは、現実世界の学校でいじめられているので、ゲーム内で復讐や身体的支配のニーズを満たしたくて、依存症になる場合もある（こうした動機は心理的に健全ではないことが多いので、根底にある原因を特定するため、セラピストの助けを得ることが好ましい）。

動機によって解決策は異なるが、依存症患者がその行動をやめられない理由をつきとめられれば、根幹的動機を満たす別の習慣を提案することも可能になる。いじめられているなら、柔道や空手などの護身術のクラスに入ってみるのがいいかもしれない。異国への憧れに苦しんでいるなら、外国の本を読んだりドキュメンタリーを観たりすることで好奇心が満たされるかもしれない。友達がいなくて寂しいなら、新たな社会的結びつきを開拓すればいいのかもしれない。

もちろん、そんなふうに解決するのが容易であるとは言わない。それでもまずは依存症が与えてしまっている報酬を理解し、そこにどんな心理的ニーズがあるのか見極めていくことが第一歩となる。

よい習慣をどれだけ続けたら依存症は断ち切れるのか

新しい習慣を作るのは難しい。元旦のたびに同じ目標を立てる人の多さからも、それはよくわかる。ある調査によると、アメリカ人の約半分が1月1日に新年の決意を固める――体重を減らす、もっと運動する、タバコをやめる、などなど。1月末の段階では4分の3の人たちが決意を守っているが、6月になる頃にはほぼ半分が脱落している。[*9] そして次の元旦に、また同じ目標を誓うのである。

習慣作りを阻む大きな壁の1つは、ルーティンとして定着するまで数週間、もしくは数か月かかることだ。最初の不安定な時期は、根付きかけた習慣を慎重に守っていかなければならない。しかし厄介なことに、習慣形成にかかる期間は人によって異なる。「ここまで続ければ絶対大丈夫」という期日がない。

数年前にイギリス人の心理学者4人が、日常生活における習慣形成を調べる調査を行った。被験者となった学生たちには、30ポンドの報酬を提示して、12週間で新しい習慣を身につけるよう求めた。

最初の面接で、被験者はそれぞれ生活に取り入れる活動を選ぶ。健康的な食事をする、飲酒を控える、運動するといったテーマを設定し、それに対してたとえば昼食には必ずリンゴを1個食べるとか、夕食前に15分ランニングをするとか、毎日の具体的な実践内容を決める。被験者は同じ行動を84日間継続し、きちんと実行できたか、それは自然と身についてきたか、毎日オンラインで報告を送る。

結果を見ると、被験者は平均66日目から習慣ができはじめていたことがわかった。しかし平均値だけを見ていると、内訳のバラつきに気づかない。ある被験者はわずか18日でしっかり習慣が身についていたが、別の被験者は84日間が終わっても定着せず、研究者の試算では定着まで254日間を必要としていた。

この実験で目指した習慣はどれもさほど過酷ではなく、克服しなければならない悪い習慣もなかったことを鑑みると、慢性的な依存症を断ち切りたい依存症患者ならば、定着にかかる日数はさらに増えると考えるのが妥当だ。自分にとっては見返りのある大好きな悪癖に浸れず、かわりに新しい儀式を守らなければならない期間としては、66日だって長すぎると感じるに違いない。

「できない」と「しない」——宣言の仕方でここまで変わる

それでもなんとか習慣を定着させるための補助として、自分の行動を表現する言葉が心理的レバーの役割を果たすと考えられている。

例として、フェイスブックの過剰使用をやめると考えてみよう。フェイスブックにアクセスしたい気持ちになるたび、「私はフェイスブックを使えない」と自分に言い聞かせるか、それとも「私はフェイスブックを使わない」と言い聞かせるか。この2つは同じことだと思えるかもしれないし、違うとしても些細な違いだと感じるかもしれないが、実はそうでもない。

「私にはできない」という言葉は、主導権を手放して他人に渡してしまう言葉だ。自分を無力化するという意味である。自分は無力な子どもで、誰か知らない人に命令されていることになる。そして、本物の子どもがそうであるように、人は他人に禁じられたことに心を惹かれやすい。

それとは反対に、「私はしない」という言葉は、自分自身がそれをしないのだと力強く宣言している。主導権は自分にあり、「私は主義としてフェイスブックを使わない人間である」と表明する意味になる。

消費者行動の研究者ヴァネッサ・パトリックとヘンリック・ハグベットが、このテクニックを使った実験をした。[*10] まず、女性被験者たちに、週に3回運動するとか、身体によい食品を食べるとか、健康にかかわる長期的目標を決めさせる。次に、挫折しそうになったときに誘惑を乗り越えるコツとして、自分にどう語り掛けるか指導する。たとえば疲れて帰ってきて、今から運動するのは面倒だと思ってしまったとき、被験者の一部には「私は運動を休むことはできない」と言うように指示した。残りの被験者には、「私は運動を休まない」と言うように指示した。

10日後に結果報告を聞いたところ、「休むことはできない」と言うよう教えられていた被験者のうち、目標を達成したのはわずか10％だった。一方、「休まない」と言っていた被験者はなんと80％が達成していた。前者は、自分に主導権がない、外的な力に締め付けられている、と暗示をかけていたのに対し、後者は言葉で自分に力を与えていたからだ。

ただし、この研究はたった10日間の行動を追跡したものなので、確固たる結論を引き出すのは難しい。適切な言葉は支えになるかもしれないが、誘惑されるたびに「私はしない」と言うだけですむほど、依存症の克服が単純ではないのは確かだ。

また、新しい習慣で悪い習慣を捨てたとしても、今度は新しい習慣の依存症になる可能性がある。アメリカ南北戦争の兵士だったロバート・ペンバートンも、モルヒネ依存症をコカインで治そうとして、人生を破綻させてしまった。悪い習慣を悪い習慣で入れ替えることが本当の目標ではない。そうしたものすべてから自由になることだ。別の対象で気をまぎらわせるという手法は確かに効果的だが、これも短期的な解決策であり、依存症そのものの撲滅には必ずしも結びつかない。依存症治療というパズルを完成させる重要なピースは、自分の身を置く状況をデザインすることだ。誘惑が可能な限り近くに存在しない環境を作ってしまうのである。「行動アーキテクチャ」というテクニックは、この発想をベースとしている。[*11]

環境をデザインする「行動アーキテクチャ」というテクニック

あなたはたった今、携帯電話からどれくらい離れているだろう。歩かずに手が届くだろうか。就寝時にもベッドから手の届く範囲に携帯電話を置いているだろうか。そんな質問、考えたこともなかった——という人はきっと少なくないだろう。そしてきっと多くの人が「すぐそばにある」と「就寝時にもそばにある」のどちらか、もしくは両方にYESと答えているに違いない。

携帯電話の位置など些細なことに思えるかもしれない。忙しい日常の中であえて考える必要もないと感じるかもしれない。だが、その位置は行動アーキテクチャの威力を例証している。建物を設計《デザイン》する建築家《アーキテクト》のように、人は意識的または無意識的に身の回りの空間をデザインしているのだ。もし携帯電話が手元にあるのなら、1日の中で携帯電話に手を伸ばす頻度はかなり多いだろう。なお悪いことに、ベッドにも携帯電話を持ち込んでいるのだとすれば、それで睡眠を阻害している可能性も高い。

リスタート共同設立者コゼット・レイは、そのことをよく知っている。本書の冒頭で書いたように、彼女は重くて遊びにくい1990年代のゲーム「ミスト」を好む。携帯電話に関しても、「日中はわざと『置き忘れる』ことにしてるんです」と、リスタートを見学した私の取材に応じて語っていた。「仕事で必要ですから、スマートフォンをもたないわけにはいきません。でも、着信音は私の意志で切っています」

実際、私が彼女に取材申し込みをするのも一苦労だった。何か月も連絡がつかず、最終的にリスタートの固定電話にかけた際、レイがたまたま受話器をとったことでようやく捕まえることができた。レイは私に謝罪し、スマートフォン依存症を避けるためには自分はそうするしかないのだ、と説明した。

行動アーキテクチャの考え方では、人間は誘惑から完全に逃れることができないと認めている。携帯電話を使うのをそっくりやめることはできない。目指せるのは使用頻度を少なくすることだ。メールチェックをやめることもできない。だが、メールアカウントをチェックしない時間を、生活の中に切り分けることはできる。仕事をするための時間、テクノロジーデバイスに接する時間をなくすわけにはいかないが、束縛を離れて休暇を楽しみ、人と交流する時間を別途とることはできる。

現代人の依存症をあおっているツールの多くは、この現代社会に深く浸透しているので、私たち自身が慎重にならなければいけないのだ。スマートフォンはつねに私たちのそばにある。ウェアラブル端末を所有しているなら、起きているあいだは（場合によっては寝ているときも）身体から離れることがない。仕事もスマートフォンやタブレットやパソコンを通じて自宅まで入ってくるし、買い物も時間と場所を問わずできてしまう。就寝前に光る画面を短時間見るだけでも睡眠に深刻な影響がおよぶことが最近の研究で明らかになっているというのに、それでも「念のため」スマートフォンを枕元に置きたくなる。こうしたデバイスは、そもそも四六時中私たちのそばに置かれるようにデザインされている。それがデバイスの売りの1つであり、だからこそ、生活におけるテクノロジーのオンとオフの境をやすやすと越えてくる。

だとすれば、最優先で導入すべき行動アーキテクチャの原則は、極めてシンプルだ。まずは、自分の精神的な生活に過剰なインパクトを与えている身近な存在は、それが何であれ、物理的に遠ざけること。誘惑に囲まれていれば誘惑される。手の届く範囲から誘惑を取り除いて初めて、隠れていた意志力も探り出せるようになる。近くにあるという、その事実が猛威を振るうのだ。相手が人でも同じことで、近くにいる他人が友達になる。

親友を決めるのは、価値観でも信念でもなく「近さ」だけ？

アメリカでは第二次世界大戦の終結後、大学に入学する若者がどっと増え、多くの大学が学生の受け入れに頭を悩ませた。[*12] マサチューセッツ工科大学も同様で、このとき帰還兵の学生とその家族のために何棟もの集合住宅を建設している。ウェストゲート・ウェストと呼ばれた建物群も、そうした学生寮の一部だ。1940年代後半に、20世紀を代表する社会科学者3人が、この寮を舞台に興味深い実験を行い、行動アーキテクチャという考え方の枠組みを作り出すこととなった。

その3人、心理学者のレオン・フェスティンガーとスタンレー・シャクター、社会学者カート・バックは、友人関係の形成というテーマに着目していた。他人同士が永久的な友情を育むこともある一方で、ごく基本的な交流すら生まれない場合があるのはなぜなのか。ジークムント・フロイトをはじめとする一部の専門家は、友情形成能力は幼少期にルーツがあると考察している。幼い頃に身につけた価値観、信念、態度が、のちの人生で他人とのあいだに絆を作ったり決別させたりするのだ、と。だがフェスティンガーら3人は、別の理論を想定していた。

彼らが考えたのは、物理的な位置関係が友情形成を左右するという説だ。「友情は、通学や散歩途中に交わす短い受動的な接触をベースとして育まれやすい」。必ずしも似た気質の者同士が友達になるわけではなく、むしろ日常生活で物理的にすれ違う者同士のほうが友達になる傾向があり、それから徐々に気質も似通ってくるというのである。

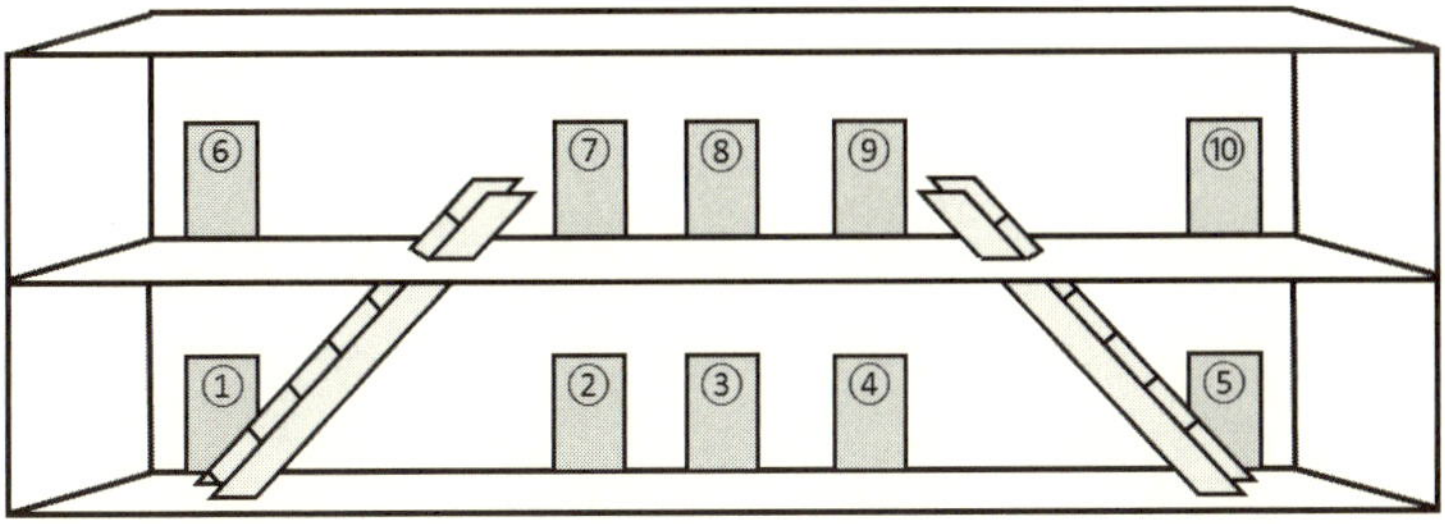

フェスティンガーらは、ウェストゲート・ウェストに住む学生を対象に、この仮説を検証することにした。入寮してから数か月経った学生に親友を3人リストアップしてもらったところ、驚くべき結果が出た。学生たちの友情関係は、価値観、信念、態度とはほとんど関係がなかったのだ。リストアップに応じた学生のうち、42%が、文字どおりの隣人を親友に挙げていた。7号室に住む学生なら、6号室や8号室に住む学生が友達だ。9号室や10号室に住む学生の名前は出てこない。

さらに興味深い傾向として、1号室と5号室に入った学生がたいてい棟内で一番の人気者だった。彼らが他人より優しかったり、面白かったりするからではなく、1号室と5号室は建物内の階段のふもとに位置していたからだ。上階に住む学生は必ずその階段を使う。もちろん、偶然顔を合わせる機会があれば必ず交流するとは限らないが、人通りの少ない位置にある2号室、3号室、4号室に住む学生と比べると、1号室や5号室の学生は明らかに、親友と呼びあう相手がいる確率が高かった。

メールもパソコンも、手の届かないところへ

こんなふうに、人は近くにいる他人と友達になりやすい。それとまったく同じように、人は手の届く範囲にたまたまある誘惑に惹かれやすい。そのため行動嗜癖の治療の多くは、本人と、その行動を起こすきっかけとのあいだに、心理的または物理的な距離をとる。

これを画期的な形で実践しているのが、オランダのデザインスタジオ「ヘルデルグローエン」だ。この事務所では、夕方6時になると、デスクが自動的に天井へと消えていく。強力なモーター付き昇降機が、載っているコンピューターごと天板を吊り上げるのだ。6時以降のオフィスでは、社員たちがヨガをしたりダンスをしたり、何もない床を活用したアクティビティに参加する。

ドイツの自動車メーカーであるダイムラーも、これと似たような発想のメール管理方針を導入した。同社で働く10万人の社員たちは、休暇をとる際、受信メールが自動的に削除される設定にすることができる。送信者には「メール・オン・ホリデー」という名前の自動返信機能が、このメールは届きませんでした、と通知して、緊急の場合は別の社員が対応する旨を案内する。休暇をとった社員が出勤した時点で、メーラーの受信箱は休暇前と同じ状態だ。

メールやオフィスが自動的に消える設定にしていれば、就業時間外にメールをチェックしたくなったり、だらだら仕事を続けたくなったりするときにも、今の自分は仕事中とは別の人間であることをはっきり認識できる。大人なんだから、気持ちの切り替えくらい自分でできる――と思うかもしれな

いが、誘惑を目にしたときの人間は、むしろ子どもだ。未来の自分が子どもになって誘惑に流されるのを防ぐためには、自分がまだ大人でいるうちに、前もって対処しておくのが一番いい。正しい行動をとらざるを得ないような、むしろ正しい行動をとりたくなるような環境をデザインしてしまうのだ。

この発想を生かした商品として、「スヌーズ・ン・ルーズ」という目覚まし時計がある。ネット経由で所有者の銀行口座とつながっていて、スヌーズボタンを押して二度寝をするたび、決まった金額が口座から引き落とされ、自分が好まない慈善団体に寄付されてしまうという仕組みだ。民主党を支持しているなら、自分が惰眠をむさぼることで共和党支援団体に10ドル寄付してしまう。あらかじめこう設定しておくことが、未来の自分を律する手段になるというわけだ。

スヌーズ・ン・ルーズは、正しい行動をしたときに報酬を与えるのではなく、失態を犯したときに罰を与えると宣言することで、望ましい行動を形成する。これは賢い考え方だ。罰よりも報酬のほうが嬉しいに決まっているが、習慣を変えることを目指すなら、ささやかな罰や不便さのほうがたいていは効果が高い。[*13] 心理学で昔から言われている理論として、人間は当たりや、勝ちや、その他のポジティブな出来事よりも、ハズレや、負けや、その他のネガティブな出来事のほうに敏感になるからだ。

たとえば、あなたがカジノにいるとして、ディーラーがあなたにコインを1枚示し、表だったら1万ドルあげよう、と言う。コインが裏だったら、あなたが1万ドルを払わなければならない。あなたはこの賭けに乗るだろうか。結果は五分五分なのだから、極めてフェアな賭けだ。他のカジノゲームと比べればフェアすぎると言ってもいい。ところが、この申し出を受け入れる人間は少ない。1万ドルを勝ち取れるかもしれないという魅力よりも、1万ドルを失うかもしれないという見込みのほうがリアリティをもって感じられるからだ。勝ったときの喜びではなく、負けたときのつらさのことばかり考えてしまい、脳内は負けの可能性に埋め尽くされる。もう負けることしか考えられなくなって、なんとかしてそれを避けようとする（私はこのシナリオを数百人に問いかけてきたが、『賭ける』と答えたのはたった1～2％程度だった。賞金のほうを罰金よりも2・5倍高くすれば、ようやく半分が賭けに同意する）。

自分に「罰」を与えるデバイスを使って依存を断ち切る

罰や制裁、すなわちネガティブなフィードバックを利用して悪い依存的行動をくじくことを狙ったプロダクトとしては、起業家のマニーシュ・セティが開発した「パブロック」というデバイスも興味深い。セティは私の取材に応じて、「人間には2種類のタイプがいます」と語った。

「アイデアをたくさん出せる人と、出たアイデアを実行する人です」

セティいわく、彼は前者だ。フェイスブックへののめりこみを防ぐ方法として、こんなアイデアを思いついた。

「数年前のことですが、私がフェイスブックにアクセスするたびに横っ面をひっぱたいてもらうために、その作業を専任する女性を採用したんです」

これも悪くないが、もう少し持続しやすい解決策として、セティはパブロックを開発することにした。手首に巻く小さなウェアラブル端末で、着用者が悪癖に手を染めたとき、その端末が制裁を下す。「嫌悪療法」と呼ばれる手法だ。変えたいと思っている行動を、不快もしくは嫌悪する感覚と結びつける。しないと決めた動作をすると、パブロックが通知音と振動で知らせ、そして軽度の電気ショックを与える。所有者が自分で制裁を操作することもできるし、アプリと同期させて、あらかじめ決めたきっかけを合図に自動的に電流が流れるようにすることもできる。

電話取材のあと、セティは親切にもパブロックを1台送ってくれた（購入すれば500ドルする）。箱を開封してすぐさま試してみたのだが、電流は驚くほど強い。なるほど、この制裁を定期的に受けると思えば、悪癖をしたくなくなる効果はありそうだ。ヴァージン・グループ会長のリチャード・ブランソンは、このデバイスを試したとき、電流の強さに驚いて思わずセティの腹を殴りつけたという噂がある。他にも、起業家のティモシー・フェリスや、俳優のケン・チョン、議員のジョセフ・ケネディがパブロックを使用している。

パブロックは今のところ有望そうだが、世間一般に広く訴求できるかどうかは未知数である（私が知る限り、ニューヨークに住む精神科医1人が治療にパブロックを導入しているが、まだ実験の段階だ）。最初のiPadネイティブ世代が思春期に到達していないのと同じく、行動嗜癖を抑えるためにデザインされたさまざまな手法やツールも、今は初期段階で手探りしている。セティが立ち上げた開発会社も、パブロック本体とアプリの改良をまだ継続中だ。それでも、このデバイスへの支援を求めるクラウドファンディング・キャンペーンは大成功で、セティが想定した額の5倍以上に相当する約30万ドルが集まった。

パブロックの成功を支えている一因は、使い方のシンプルさだ。サイトの商品紹介ページには次のように書かれている。

使い方

1 アプリをダウンロードし、やめたいと思っている習慣を選択します。
2 パブロックを装着し、5分間のオーディオ・トレーニング・セッションを聞きます。アプリが自動的にパブロックを設定します。
3 悪い習慣をしてしまったら、パブロックで自分に電流を与えましょう。マニュアル操作の他に、センサーとアプリおよびリモコンを通じて電流を流すこともできます。マニュアルでも自動でも効果があります。
4 3、4日ほどで悪い習慣が消えてくるかもしれませんが、最低5日間は続けましょう。必要ならわざと悪い習慣を実行し、そのたびに電流を受けるという体験を繰り返してください。長く継続すればするほど、悪い習慣はしっかりと消えていきます。

セティによれば、今のところの成果は上々だ。ウェブサイトに掲載されたユーザーの証言の数々が、それを伝えている。一般に、喫煙者がタバコをやめられる割合はわずか数%だが、パブロックで5日間のトレーニングプロセスを経た喫煙者は55%が禁煙に成功したという。爪を噛む、歯ぎしりをする、甘いものを食べすぎるといった行動をやめられたという報告もある。ジャーナリストのベッキー・ワーリーは、ヤフー・テックのページに寄稿した記事で、パブロックのおかげでフェイスブックの過剰使用をしなくなったと書いた。

彼らと同じ効果が多くの人々にも生じると断言するのは時期尚早だが、効果は科学的にも裏付けられている。たとえパブロックに頼らなくても、悪癖に手を染めた際に適度な制裁を受ける環境を、自分でデザインするというのは、確かに効果的なのだ。避けたい行動や体験をすることに対して自分が不快になる仕組みを作っておくのである。

注意の〝ネオンサイン〟を放つかわいらしいデバイスでよい習慣を

パブロックの最大の強みは、「してはならないことを覚えている」という任務を本人のかわりに引き受ける点だ。悪癖を再開したときに通知があるので、つねにそのことを意識している必要がない。一方で弱点があるとすれば、いつでも好きなときにパブロックの使用をやめてしまえる点だ。不快な制裁は効果があるが、不快なことはやめればいいと思う人も当然いる。こういうタイプは、嫌悪以外の手法を見つけなくてはならない。

私は、プリンストン大学で博士論文を完成させた2008年に、ノーベル賞を受賞した経済学者ダニエル・カーネマンの研究室に招かれたことがある。「きみの研究について話してくれるかな」と言われて、胸が高鳴った。カーネマンと、その同僚であるエイモス・トヴェルスキーは、決断や意思決定という研究領域のパイオニアだ。彼らと同じ分野の若き研究者となれたことが誇らしくてたまらなかった。私はカーネマンに、小さい腕時計を開発できたらと思っています、と話した。つねに装着していて、何か重要な判断をするときにアラームが鳴る、というものだ。カーネマンとトヴェルスキーは意思決定における人間のいい加減さについて数十年研究をしてきたので、私の言いたいことはすぐに理解してくれた。

「しっかり注意を払うべき場面だということを、アラームが教えるというわけだね。『よく注意しろ！』というネオンサインを、絶妙のタイミングで眼前に突き出すような、そんな効果と同等の警告になるものが必要だね」

私はまだその時計を作るに至っていないのだが、MOTIという名前の会社が、かなり近いデバイス（デバイスの名前もMOTI）を開発している。創業者のカイラ・マテウスは、人は時間が経つとウエアラブル端末を飽きて使わなくなってしまう点に着目したという。ビジネス出版社ファストが運営するサイト「ファスト・コ・イグジスト」のインタビュー記事で、彼女は「ウェアラブル端末の調査を見ると、脱落率がすごいんです」と語っている。

「そもそも、ウェアラブル端末でデータを確認するだけじゃダメなんです。私たちは人間なんですから、それ以上のものが必要です」

マテウスは以前に膝前十字靭帯を切断するケガを負ったことがあるのだが、そのときリハビリをこつこつ継続するのがひどく難しかったという。活動量計を装着する人も、多くの場合これと同じ状況になる。自分で買ったのに、継続が難しくなって、そのうち引き出しの奥のほうに放置してしまうのだ。活動量計は受動的なデバイスだ。本人が使用することを選ばないと、活動量計そのものは役に立たない。

その点でマテウスがデザインしたMOTIは、注意のネオンサインを目の前に突き出すのと同じやり方で、よい習慣を定着させる。小動物を思わせるかわいいガジェットが持ち主の行動を見張っているという設定だ。

「基本的には、持ち主にとって何がノーマルな行動であるか、MOTIが学習するんです。そこから外れる行動をしているとMOTIが注意してきます。ふつうのプッシュ通知なら消せばすむことですが、MOTIの場合は、悲しんだり怒ったりして訴えかけてきます」

この小さなデバイスの正面にはボタンがある。持ち主は、本来の望ましい行動をしたときにボタンを押す。ケガのリハビリをしたとき、1日1回のジョギングをしたとき、スマートフォンやパソコンを閉じて夜10時に寝室に向かったとき……。ちゃんと習慣を守ってボタンを押すと、MOTIは嬉しそうに虹色の光をぴかぴかさせ、楽し気なチャイムを鳴らす。こうしてパターンを学習したMOTIは、しばらくボタンが押されずにいると、赤く点滅して不満げな光と音を発する。ねえ、ダメだよ、サボるつもりなの？――とせっつくというわけだ。

受動的なアプリと違って、MOTIのほうから音と光で呼びかけてくるのだから、無視ができない。初期のモニター実験によると、持ち主はこのデバイスに愛着を感じるようになって、ほうり出すことができなくなる。初期のモニターの1人で、水分摂取量不足に悩んでいた男性について、マテウスが説明している。

「彼は仕事に夢中になって、つい水分補給を忘れてしまうんです。でも、MOTIという物理的な存在を置くことで、つねに『合図』が自分の環境にあることになります。パソコンに向かって文字を打っていると、自然とデスクに置いたMOTIが目に入ります。MOTIが水分補給のことを思い出させてくれるのです」

　MOTIを使っていると、デバイスに対して一種の義務感を抱くらしい。ちゃんとしないとこの子をがっかりさせてしまう、と感じるようになるのだ。

　MOTIは生身の人間ではないが、こんなふうに自分以外の誰かを巻き込む報酬や制裁は、習慣形成において非常に効果が高い。

「ドント・ウェイスト・ユア・マネー（お金を無駄にしないで）」という名称で知られるモチベーションアップのテクニックも、その発想を利用している。このテクニックでは、まず自分の目標を決める。たとえば、スマートフォンを1日平均3時間ほど使っているなら、今後1か月にわたって、毎週15分ずつ短くしていくことにする。4週間が終わるころには1日2時間を切っているはずだ。このルールを守りながら、毎週、決まった金額（50ドルなど）を封筒に入れていく。生活が立ちゆかなくなるほどの金額にする必要はないが、ある程度は重みのある金額にする。そして封をして、自分には関心のない団体や慈善活動などの住所を書いておく（目覚まし時計の「スヌーズ・ン・ルーズ」と同じ仕組みだ）。おすすめはアメリカン・ヨーヨー協会や、イタリアのセクシー男性モデルのファビオ・ランツォーニのファンクラブだ。

　ルールを4週間守りつづけることができたら、最後に封筒を破いて開き、中のお金は自分にとって大切な人のために使う。友達にランチをおごる、息子にアイスクリームを買う、配偶者に贈り物をするといった具合だ。人間関係にお金を使うことのメリットは2つある。1つは、ルールを守る信用できる人間になれること。守れないのは誰かを失望させる行為ということになる。そしてもう1つは、自分のために使うよりも他人のために使うほうが、報酬として高尚な意味をもつことだ。

「いいね！」を隠すツールでフィードバックを無効化する

先にも述べたとおり、行動アーキテクチャの考え方は、誘惑を完全に避けるのは不可能であることが前提だ。だから自制と回避のかわりに、依存行動や体験の「心理的な近さ（近接性）」をごまかすことを狙って、それを叶えるツールをデザインすることが多い。

ウェブ開発者のベンジャミン・グロッサーが開発したツールも実に巧妙だ。[*14] グロッサーが自身のウェブサイトで次のように説明している。

フェイスブックのインターフェイスは数字であふれています。僕たちの社会的価値と活動、友達として表示される、「いいね！」やコメント、その他多くのことが数字や指標で測られ、提示されています。「フェイスブック・ディメトリケーター」は、ウェブブラウザ上でこうした数字を非表示にするアドオンです。友達が何人いるのか、「いいね！」が何件ついているかを重視するのではなく、

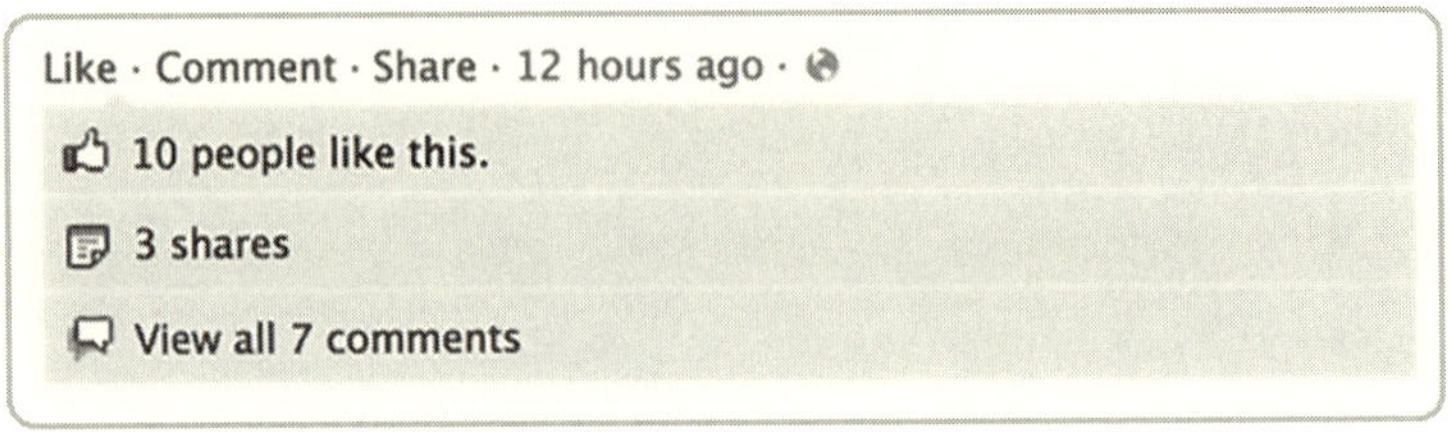

そこに誰がいて何を話しているかを重視するようになります。友達の数は表示されません。「16人が『いいね！』しました」は、「みんなが『いいね！』しました」になります。ディメトリケーターはこのように見た目を変えてしまうことによって、フェイスブックユーザーに、数字に縛られないシステムをすすめています。数字がなければ体験がどう変わるか試してみてください。僕がこのアドオンを開発した狙いは、数字が生み出す「価値観を規定された社交」を打ち砕き、定量化に頼らないネットワーク社会を実現することなのです。

ディメトリケーターのアドオンをブラウザにかませると、「いいね！」やコメントや友達の数を確認できなくなる。

通常では、フェイスブックの一般的な数字を表示した画面は右の画像のようになっている。すべてが数字で計測されていて、時間の経過とともに更新される。新しい「いいね！」やコメントがつくたび数字が変わるので、つねに何かしらチェックすべき対象がそこにある。

だが、ディメトリケーターを使うとインターフェイスは左の

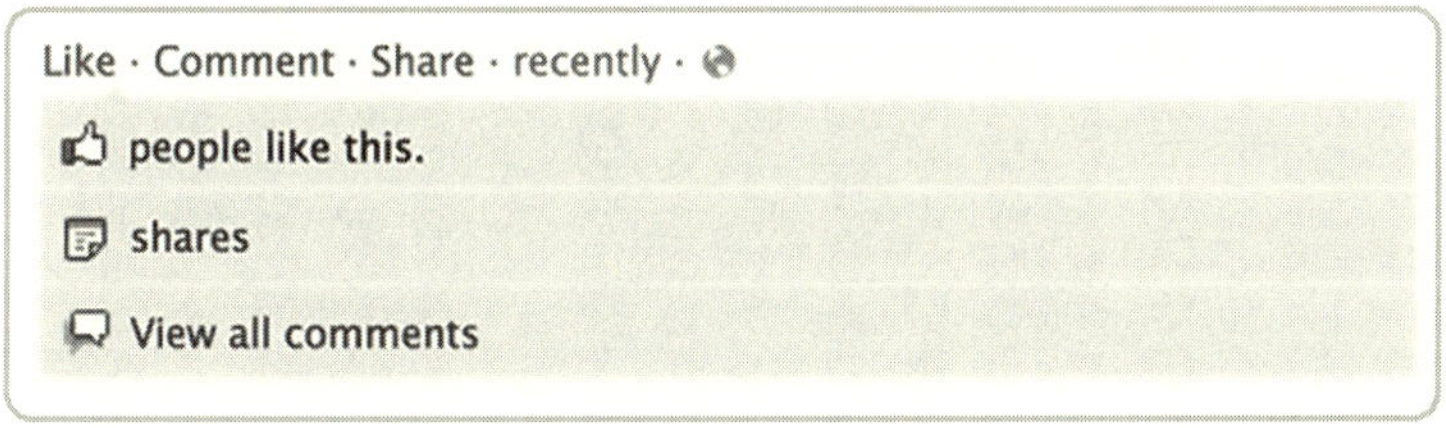

画像のようになる。誰かが自分の投稿に「いいね！」をつけてくれたことはわかる。シェアされたこともわかる。コメントがついていることもわかる。しかし人数や件数は確認できない。ディメトリケーターは、ウェアラブル端末のフィットビットやアップルウォッチと正反対の仕事をするわけだ。一般的なウェアラブル端末は、それを購入することで、自分の生活に新たな計測指標を持ち込むことを選択している。どれくらい長く歩いたのか、どれくらい深く眠ったのか、どれくらい速く心臓は脈打っているのか……いずれも、人類の歴史数千年において計測されることも追跡されることもなかった数字だ。

　グロッサーのディメトリケーターは、どちらかと言えばさりげない介入だ。フェイスブックを使うこと自体をやめさせるのではなく、フェイスブック依存症を招くフィードバックの合図だけを隠す。

　これで生ぬるいとしたら、もっと手荒い介入として、「ウェイスト・ノー・タイム（時間を無駄にしない）」という拡張機能もある。こちらは、あらかじめブロックリストに登録したサイトへのアクセスを監視する機能だ。たとえばフェイスブック、ツイッター、ユーチューブなどをブロックリストに登録して、アクセス自体を禁じるか、もしくは使用時間の制限を設定する。たとえば「午前9時から午後5時までのあいだ、フェイスブックを30分以上見ない」と決めてしまうのだ。仕事中や就寝前には厳しい制限を、そして休暇中にはややゆるめの制限を設定してもいいだろう。緊急時にアクセスする方法はあるのだが、制限を迂回して閲覧するのはひどく面倒になっているので、これが抑制する強い動機になる。

行動アーキテクチャを活用した〝正しい〟ドラマの視聴法

ここまでに述べてきたとおり、行動アーキテクチャを賢く活用する方法は2通りに分かれる。1つは、誘惑から切り離された環境をデザインすること。

そしてもう1つは、誘惑が避けられないものであるなら、それをごまかす方法を見極めること。コンピューターを解体して組み立て直す作業に似ている。一種の「リバース・エンジアリング」を体験に応用して、そもそも体験に依存性を与えている要素を把握し、次にそれを取り除く方法を考えるのだ。

ネットフリックスでのビンジ・ウォッチングを例に考えてみよう。ネットフリックスの利用自体はやめたくないのなら、1話がクリフハンガーで終わったとき、続けてもう1話観たくなる誘惑とどう戦えばいいいか。ビンジ・ウォッチングの誘惑を回避する方策を考えるために、その構造を理解すれば

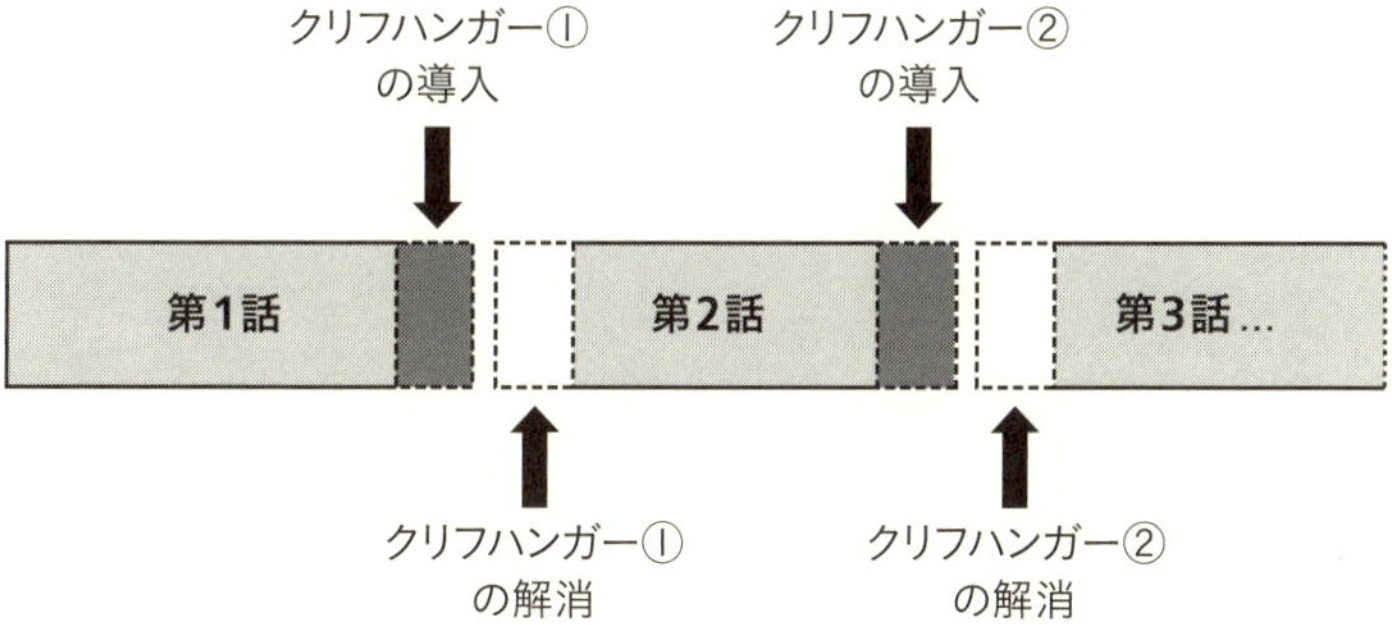

いい。[*15] 連続ドラマの1シーズンの中で、第1話と第2話、そして第3話は、上の図のような構造でつながっている。

ドラマの1話は通常は42分だ（コマーシャルで約8分間使う）。そして第1話のラスト数分で、クリフハンガー①が導入される。誰かが撃たれて生死不明になったり、殺人者が覆面をとるが視聴者には顔が見えなかったり、という具合だ。次に、第2話の最初の数分で、このクリフハンガー①を解消する。その後に第2話の筋が展開され、また最後の数分でクリフハンガー②が仕掛けられる。視聴者にとってはマタタビを目の前にぶらさげられるようなものだ。その番組が気に入り、しかも脚本家が仕組んだ構造にハマってしまったら、ビンジ・ウォッチングから逃れるのは難しい。

そうならないためにはクリフハンガーを引っ張らなければいい。クリフハンガーが始まる前、または解消された直後を区切りにする。第1話を最初から最後まで42分間観るのではなく、たとえば37分で、クリフハンガーが始まる前に観るのを切り上げるのである（クリフハンガーが迫ってく

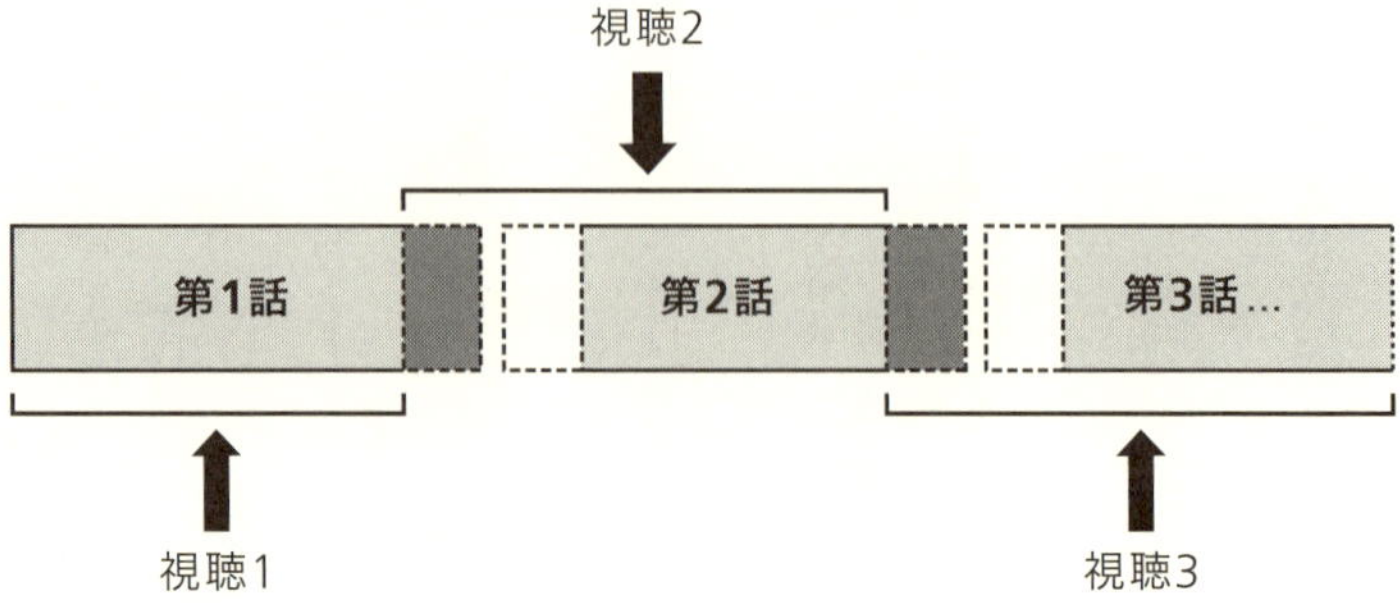

るのは観ていれば気づけるようになる）。この場合、構造は上の図のようになる。

クリフハンガーが始まる前にやめる自信がないなら、左（361ページ）の図のように第2話の冒頭まで観つづければいい。クリフハンガーが解消されたところで切り上げる。第2話を5分まで観て、観るのをやめて、次はまた第2話の5分から第3話の5分まで観る。このアプローチならドラマを観る楽しみは消えない。クリフハンガーに胸を躍らせ、その解決を知って胸をなでおろす体験は持続する。延々とビンジ・ウォッチングする可能性だけを減らすというわけだ。

「計画錯誤」から逃れて、自分の環境を賢くデザインしよう

現代人を依存症にさせている体験の多くは、そもそも近年に誕生したものなので、対処しようにもどこから手をつけたらいいかわからないことが多い。だが、クリフハンガ

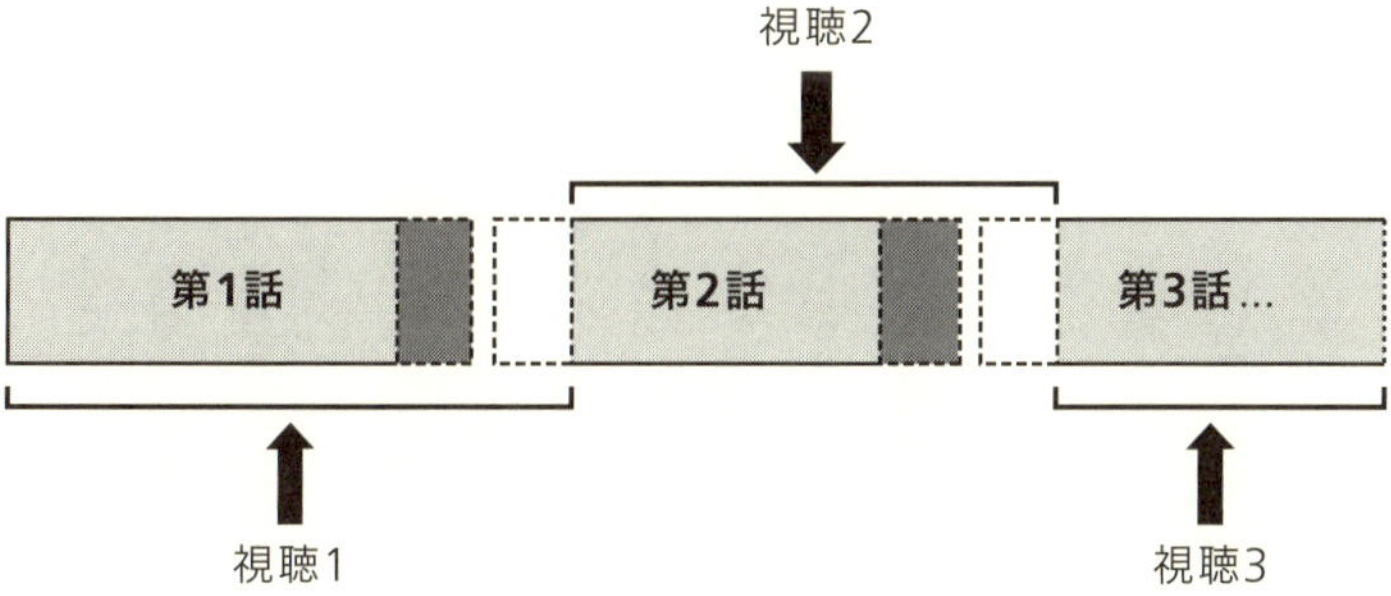

ーの構造――その他のさまざまなデバイスがもつ依存性の構造――を理解するなら、その回避方法も見つけられる。ときには専門家のやり方に倣うのが最善の道かもしれない。

ニューヨーク大学ゲーム研究所のベネット・フォディは、ワールド・オブ・ウォークラフトには手を出さない判断をしているが、決めるにあたり慎重な検討を行った。一般的には、ゲームに限らず新しい活動に手を出すかどうか決めるとき、人は「その体験のために今日の時間を一定量失っても大丈夫なのか」と自問する。そして「計画錯誤」という現象に陥りやすい。今日は時間がないと判断したときにも、なぜか明日なら時間があるだろうと考えてしまうのだ。だから、来週が締切だと言われれば「できない」と答える仕事でも、数か月先でいいと言われれば「やる」と答えてしまう。今日かけられる時間の量は、この先数か月においてかけられる時間の量の目安になるはずなのに、先に行くほど時間が増えるかのように錯誤するのである。

しかし、ワールド・オブ・ウォークラフトを始めたら今日や明日の時間をかなり使ってしまうと考えられるとしたら、それが2か月、もしくは1年、あるいは2年と続いたときのことを想定しなくてはならない。フォディはこの考え方でワールド・オブ・ウォークラフトに手を出さないことを決めた。依存症になって膨大な時間を失う可能性の高い経験には、先を見越してNOと言うことが賢明というわけである。

ワールド・オブ・ウォークラフトのようなゲームが問題になる理由の1つは、スケジュールが崩れることだ。仲間がプレイしている時間帯には自分もログインしていなければならないので、ゲームより重要な用事が後回しになる。録画視聴やオンデマンド視聴は、これとは正反対で、他に何もすることがない時間が来るまで視聴のほうを後回しにする。そういう意味では、録画視聴やオンデマンド視聴の発明は恩恵であるはずだが、実際には強力な依存症誘因になっている。

テレビ局は昔から、一番人気の大型番組をプライムタイム〔日本で言うゴールデンタイム〕の枠に放送する慣習があった。昔もビデオテープに録画して後から観ることは可能だったが、今のような録画視聴やオンデマンド視聴と比べれば、録画の手間が面倒だ。だから、簡単に録画し損ねてしまうし、そうなればその後のシリーズを追いかけられなかった。

ところが最近は、視聴率が最低レベルになる深夜2時から6時という時間帯に、あえてメジャーな人気番組をぶっとおしで何話も放送することがある。ここ10年で最大のヒット作に数えられるドラマ『マッドメン』も、現在放送中のシーズンから観はじめる視聴者を増やすために、深夜に古いシーズンを再放送した。最初の展開に乗り損ねてしまった視聴者でも、今から観はじめられるというわけだ。彼らはテレビドラマを本放送で視聴せず、世間の評価が集まるのを待ち、観てもよさそうなら追いかけて観ればいいと考える。そして古いシーズンをまとめて観る、つまりビンジ・ウォッチングをする

70%の視聴者をのめりこませるのにかかるエピソードの数

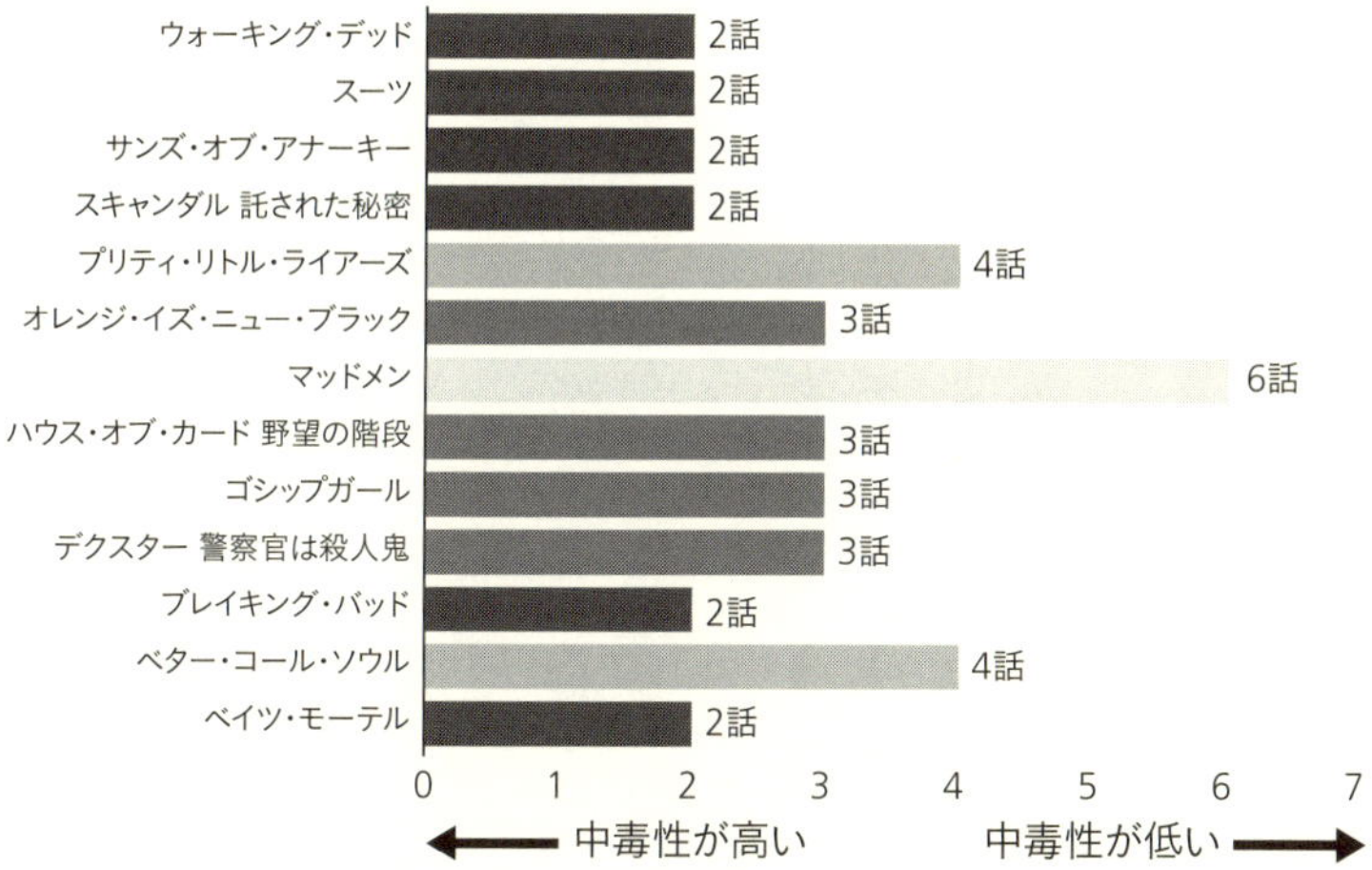

ことになる。

こういうふうに録画視聴やオンデマンド視聴を利用するのが悪いというわけではない。適度に活用するのはかまわない。だが、ベネット・フォディが採用していた判断基準を検討してみれば、どんな答えが出るだろうか。本放送のときに、わざわざ時間を割いて観る価値を感じなかった番組なのだとすれば、来週または来月観るために録画しておくのが賢明な行為と言えるだろうか。

とりあえず第1話と第2話だけ観てみて、面白くなかったら続きを観るのはやめればいい——と言うかもしれないが、それは口で言うほど簡単なことではない。ネットフリックスは先日、配信している連続ドラマの視聴継続状況を調査した。[*16] 何話目まで観れば、そのユーザーは番組にのめりこみ、最終話まで観通して、次のシーズンまで観つづけるほど熱中するようになるか。ほとんどの番組は、第1話を観せただけでは依存性を発揮しないようだった。だが、

第2話、第3話、第4話くらいまで観たネットフリックスユーザーは、70%がそのままのめりこむ(前ページのグラフを参照)。そうなるように制作されているからだ。

だとすれば、選択肢は3つ。番組そのものを観ないか、ビンジ・ウォッチングをしてもいい時間の余裕ができたら観はじめるか、もしくは――一番よい案として――前述したクリフハンガー解消テクニックで観るか。重要なのは、自分の環境を、自分の意志で賢くデザインすることだ。そうすれば、自分の首を絞めるような行動嗜癖に陥る可能性は低くなる。

しかし、依存性のある体験がすべて自分の首を絞めてくるわけではない。理屈としては、依存症にさせる仕掛けをうまく活用すれば、健康的な食事をとる、定期的に運動する、老後のために貯金をする、慈善団体に寄付をする、一生懸命に勉強するといった行動を習慣づけることもできるはずだ。悪癖にハマっているかどうかではなく、正しい行動にハマっていないことに着目するべき場面もあるのではないか。行動アーキテクチャの考え方は、そうした切り口からも役に立つ。悪い行動を減らす手段になるだけでなく、正しい行動を増やす手段として活用することもできるのだ。

キーワードは、「ゲーミフィケーション」。次の章で説明しよう。

第12章

〈3〉ゲーミフィケーション

——依存症ビジネスの仕掛けを逆手にとって悪い習慣を捨てる

街をきれいにし、人々を健康にした「楽しいキャンペーン」

２００９年後半のこと。スウェーデンの広告会社ＤＤＢストックホルムが、フォルクスワーゲンのオンラインキャンペーンを立ち上げた。[*1] タイトルは「ファン・セオリー（楽しみ理論）」。ドライブをもっと楽しくするという触れ込みのエコカー発売に伴うキャンペーンだ。「遊び心はよい行動を促す力がある」というコンセプトで、楽しみながら環境にやさしい車に興味をもたせるのが狙いだった。

このキャンペーンの一環として、ＤＤＢはストックホルムで実に巧みな街頭実験を行っている。ありきたりな行動を楽しくするというテーマのもと、ストックホルムを走る地下鉄のオーデンプラン駅で、何の変哲もない階段に着目した。駅には24段の階段と、その横に幅の狭いエスカレーターがある。監視カメラの映像を確認すると、駅を利用する人々は基本的に怠け者らしく、空いている階段を使わずにエスカレーターに長蛇の列を作っている。

ＤＤＢの説明によれば、問題は階段が楽しくないことだ。そこで終電後の駅で工事を行い、階段を電子ピアノに変身させた。一段一段が鍵盤になっていて、踏むと実際に音が鳴る。翌朝の通勤時間にオーデンプラン駅を訪れた市民は、最初のうちはいつもどおりエスカレーターに並んでいたが、何人かがたまたま階段を選び、そこでメロディを奏でられることに気づいた。するとたちまち階段はエスカレーターよりも人気になった。この実験を紹介する動画では、「階段を選ぶ人が通常より66％増えました」と説明している。

キャンペーンが話題になるのと同時進行で、ＤＤＢはその他の実験も発表している。人通りの多い公園では平凡なゴミ箱を「世界一深いゴミ箱」に変えた。ゴミを投げ込むたびに、そのゴミがはるか下まで落ちていくかのようなヒューッという効果音が流れる。公園にある通常のゴミ箱には毎日80ポンド（約36キロ）のゴミが捨てられるのだが、この「世界一深いゴミ箱」には2倍のゴミが集まった。

また、路上に設置されたリサイクルボックスも、ふだんは分別ルールを守らないゴミが投げ込まれることが多いのだが、同様の工夫で変化が起きている。ゲームセンターのゲーム機に見立てて、ライトがついた挿入口に正しくビンを入れると、ライトが光ってディスプレイに赤い文字で得点を表示する。近くにあるふつうの回収箱に正しいリサイクルゴミを投入するのは1日2人程度だったのだが、ゲーム機になった回収箱には、毎日１００人以上がビンを捨てに来ていた。

広告としても大成功だった。実験の様子を撮影したユーチューブ動画は合計３０００万回以上も再生され、ネット上で大きくバズった。ＤＤＢは２０１０年に、世界最大の広告の祭典であるカンヌ広告祭で、「もっとも注目を集めたバイラルキャンペーン」として栄誉あるサイバー・グランプリを受賞している。

業界内の評価だけではなく、このキャンペーンは人々の行動に変化をもたらした。実施期間中のストックホルムはいつもよりわずかながら清潔な街になり、市民もいつもより健康になっていたのである。

依存症に陥れる行動嗜癖の力の逆手にとる

行動嗜癖に対するアプローチは2通りある。排除するか、活用するかだ。本書はここまで行動嗜癖を排除する方向で考察してきたが、DDBがストックホルムで実践したように、嗜癖の特徴を活用すれば、害のある行動をよい行動に差し向けていくことも可能だ。人間のもつ気質こそが、私たちをスマートフォンやタブレットやビデオゲームの奴隷にしているのだが、同じ気質を逆手にとって、食生活を改善する、運動量を増やす、効率よく働く、他人に親切にする、お金を節約するといったよい行動を促していくことができる。

実際のところ、行動嗜癖とよい習慣の差は紙一重だ。重要なのは、その紙一重の差がちゃんとわかっているかどうか。活動量計のフィットビットは運動への依存や摂食障害をもたらすが、フィットビットのおかげでぐうたら生活を改めて運動を始めることもできる。何かをしたいという動機が過剰に強まって依存症になるのだから、すでに運動へのモチベーションが強い場合は生活を犠牲にして追求することになりかねないが、現状では運動嫌いのカウチポテト族〔ソファーに座ってダラダラ過ごす人のこと〕なのだとしたら、モチベーションをあおる力はよい方向にしか作用しないはずだ。

そもそも人類の行動には膨大な改善の余地がある。[*2]

たとえば先進国の全人口のうち60％は体重過多または肥満だ。アメリカ人に限定すれば67％、ニュージーランド人は66％、ノルウェー人は65％、イギリス人とドイツ人とオーストラリア人は61％である。

また、アメリカの教育現場では、小学校から四年制大学まで、すべての教育レベルで卒業率が下降している。全米公共政策・高等教育センターの試算によれば、この卒業率下落は、今後15年の平均個人所得の減少につながる。貯金の傾向を見ても、アメリカ人の平均貯金額は世帯年収のたった3%だ。デンマーク、スペイン、フィンランド、日本、イタリアはさらに少ない。権威ある医学雑誌『ランセット』に掲載された論文の指摘では、2000年以降に先進国で誕生した子どもの半分は100歳以上まで長生きすると考えられるが、だとすると寿命が尽きる数十年前に老後資金のほうが尽きることになる。一方で寄付の習慣を調べてみると、アメリカは2013年から2015年にかけて世界で1位か2位で寄付の多い国だったのだが、それでも社会貢献に投じる額は年収の2%にも届かない。

誰でも1つや2つは変えたい行動があるものだ。浪費がちで貯金できない癖を改めたい、勤務時間の9割をメールチェックに費やしている毎日を変えたい、食べすぎるのをやめたい、もっと運動する習慣をつけたい……。どんな変化にも努力が必要だが、残念なことに意志の力は限られている。

単語の暗記という苦痛を進んでさせた伝説のサイト

だが、DDBのキャンペーンが示しているように、人は楽しければ正しいことをしやすい。

ジョン・ブリーンというコンピューター・プログラマーは、SAT（大学進学適性試験）に向けて勉強する息子が単語暗記に苦労しているのを見て、楽しければ学びやすいのではないかと考えた。[*3] そこでクイズ方式で単語を覚えるコンピュータープログラムを開発した。ランダムに表示される単語に対し、5つの選択肢から正しい定義を選ぶというものだ。ブリーンは自身のウェブサイトで、世界の貧困地域に学習機会を与えるという活動をしていたので、この2つの企画を融合することにした。単語を学習するクイズでアクセスを多く集められれば、サイトに載せる広告の単価が上がり、広告収入が増える。それを貧しい人々がコメを買う資金にするという趣旨も思いついた。こうして「フリーライス・ドットコム」[フリーライスは「無料のコメ」の意]が誕生した。アクセスしたユーザーが単語問題で正解を出すたびに、サイトがコメ10粒を食糧支援の慈善団体に寄付することになっている。

サイトを2007年の10月7日に立ち上げると、初日にはコメが830粒たまった。その後にアクセスが急増して、2か月後には1日3億粒を達成するようになった。2009年にこのプラットフォームを国連世界食糧計画に提供し、2014年には1000億粒を達成した――成人500万人の1日の食事を支えられる量だ。

アメリカの高校生はSATのために数千もの単語を暗記しなければならない。暗記など面白みのない義務的な作業だが、フリーライス・ドットコムにアクセスした人々は、毎日の空き時間をそのつまらない作業にあえて使うことを選んだ。

サイトが成功した理由は、ブリーンが「つまらない作業」をゲームに変えたからだ。ゲームとして必要な要素はすべてそろっている。正解すればポイント（コメ粒）が発生し、それがゲームスコアの役割を果たす。正解率や連続正解記録を確認することもできる。ゲームのレベルは60段階に細かく分かれていて、勝ち進めば単語が難解になるし、誤答を出せば低いレベルの簡単な単語が出てくる。つねに「簡単すぎる」と「難しすぎる」のあいだに絶妙なバランスで挑戦するというわけだ。

また、ブリーンがデザインした巧みなグラフィックで、進捗が可視化されている。正解すると木製のお椀のイラストにコメ粒がたまっていき、100粒たまると一口サイズのごはんになって、新しいお椀が出てくる。1000粒を達成すると、大きいおにぎりができて、また次のお椀にコメがたまりはじめる。グループを結成してチームプレイで競うことも可能で、最高スコアのグループと個人のランキングが毎日更新される。いつ始めていつ終えてもかまわない。

フリーライス・ドットコムが教育と寄付を両立させられたのは、こうしたゲーム性を導入したからなのだ。

「ゲーミフィケーション」成功の3つのポイント

DDBがフォルクスワーゲンのキャンペーンで、そしてブリーンがフリーライス・ドットコムで採用したのは、「ゲーミフィケーション」と呼ばれる手法だ。[*4]

ゲーミフィケーション（ゲーム化）とは、ゲームではない体験をゲームにしてしまうことを言う。2002年にこの造語を考案したのは、コンピュータープログラマーのニック・ペリングだ。ゲームのメカニズムでどんな体験でも魅力を高められる——とペリングは考えたが、コンセプトを商業化する方法が思いつかず、ほったらかしていた。2010年にグーグルとベンチャー・キャピタル大手数社に着目されたことから、ゲーミフィケーションというコンセプトは日の目を見ることになる。

中心にあるのは「体験そのものを報酬にすべき」という発想だ。食糧支援団体に寄付する意欲がなくても、単語を覚える気がなくても、フリーライス・ドットコムではわざわざ自分の時間を投じて遊びたくなる。体験そのものを楽しんでいるうちに、いつのまにか単語を暗記し、いつのまにかコメを寄付しているというわけだ。

ゲーミフィケーション専門家として知られるペンシルベニア大学ウォートン・スクール教授のケビン・ワーバックと、ニューヨーク・ロースクール教授のダン・ハンターは、ゲーミフィケーションの例を100件以上検証し、共通する3つの要素を明らかにした。ポイント制であること、バッジがあること、そして上位に入ったプレイヤーを発表するランキング表（リーダーボード）があることだ。

この3つ（合わせてPBLと表現する）を活用した最初の試みは、航空会社のフリークエント・フライヤー・プログラムだった。ゲーミフィケーションという言葉が生まれる数十年前、1972年に、ユナイテッド航空が初めてマイレージプログラムを立ち上げ、他の航空会社もすぐに同様の仕組みを導入している。飛行機に乗るたび、あるいは特定のお店で購入をするたびに、マイルという形でポイントがたまるプログラムだ。1年間で一定のポイントがたまれば、シルバー会員、ゴールド会員、プラチナ会員といったふうに、ステータスを示すバッジが与えられる。上級会員は空港で専用の列に通されて優先的に搭乗し、ときには機内でも特別待遇を受ける。これがランキング上位の会員を周囲に知らしめるリーダーボードの役割を果たす。

運動を続けるのに、ゲーミフィケーションをこう使う

ゲーミフィケーションはビジネスツールとしての効力が大きいが、うまく活用すれば、人間により幸せで、より健康で、より賢明な行動を促すこともできる。

リチャード・タレンズとブライアン・ワンという起業家2人組の頭にも、そうした発想があった。2004年にペンシルベニア大学の新入生同士として知り合った彼らには、2つの共通点があった。ビデオゲームが大好きだったこと、そして運動オタクだったことだ。「学食で、どっちもブロッコリーとツナを食ってるのを見て、お互い同類だとわかったよ」と、私の取材に応じたタレンズが語っている。

「僕たちは運動に対する考え方がすごくよく似ていた。どちらも規格外の体格だったからね。そして2人とも子どもの頃からずっとビデオゲームをしてきたから、運動も1つのゲームとして考えていた」

アマチュア・ボディビルディングの選手となった2人は、2011年に、「フィットクラシー」というウェブサイトを立ち上げた。フィットネスの習慣をゲームの視点でサポートするサイトだ。2013年の時点で登録ユーザー数は100万人。2015年には200万人に到達している。

ユーザーは自分の運動記録をサイトに入力する。するとそのたびごとにポイントがたまり――ハードな運動ほど多くのポイントがつく――一定の目安でバッジが授与される。10キロのランニングをしたら、5Kのバッジと10Kのバッジを獲得し、1313ポイントがたまる。

スポーツジムに行けばわかるように、運動を1人でしたいタイプと、社交の機会にしたいタイプがいるものだが、フィットクラシーはどちらのタイプでも楽しむことが可能だ。前者のユーザーはサイトを個人的な運動記録として利用し、誰とも共有せずにもくもくと自己記録の更新を狙えばいい。一方、後者のユーザーならば、サイト内の交流機能を活用して競い合ったり、ワークアウトについて意見交換したりする。多様な使い方ができるのもゲーミフィケーションの必須条件だ。自分の好きな運動にミッションやチャレンジを設けて多彩な遊び方をすることができる。

このサイトのおかげで100ポンド（45キロ）の減量に成功したエピソードなど、タレンズとワンのもとにさまざまな報告が集まっているが、成功例の大半は過去何年も運動を習慣にできずにいた人たちだという。

確かに人間は誘惑に負けやすい。大人でもそうなのだから、子どもが正しい習慣を意識的に選ぶのはなおのこと難しい。大人なら先の未来を考えられるので、少なくとも数回に1回は賢明な判断ができるだろう。しかし子どもは、その瞬間の自分にとって筋が通る決断をする。長期的な視点をもたないので、目の前にチョコレートケーキがあれば、それを食べることで自分に何らかのデメリットがあるとは考えもしない。

だが、子どもも大人と同じくゲームが大好きなのだから、ゲーミフィケーションで自制心をもたせることが可能だ。たとえば子どもは歯磨きをしたがらない。寝る前でも他にしたいことがたくさんあるからだ。電動歯ブラシのフィリップス・ソニッケアーから2015年8月に発売された新商品は、ゲーミフィケーションでこの問題に対処している。子どもにしっかり2分間の歯磨きをさせることを狙ってデザインされた歯ブラシ「ソニッケアー・キッズ」は、スマホアプリと連動するのが特徴だ。アプリにスパーキーという名前のキャラクターが登場し、歯磨きをするとポイントがたまって、スパーキーにエサをやることができる。スパーキーと遊ぶのが楽しくて、子どもは歯磨きをしたくてたまらなくなる。

フィリップス社員の説明によると、「子どもが気に入って遊びすぎてしまい、なかなか寝ようとしない」という問題があったため、アプリを修正し、歯磨きが終わったらスパーキーが疲れて寝るようにしたという。

健康促進のために、わざとゲーム性を落としたアプリ

ニューヨーク大学ゲーム研究所の所長フランク・ランツが語っていたように、ゲームデザインは簡単な作業ではない。大ヒットしたゲームの陰に、まったく注目されないゲームが無数に存在している。ところがフィリップスのソニッケアーの場合は、人気になりすぎたせいで、アプリの依存性を弱める改変を行う必要があった。ゲーム性のあるプラットフォームを開発するときは、こうした修正を重ねていくことが多い。ゲームのどの要素がどんな行動を促すか、完璧には予想できないからだ。

「キアス」という健康管理アプリもそうだった。過去にグーグルの健康情報管理サービス「グーグル・ヘルス」［２００８年から２０１１年まで提供されていた］を統括していたアダム・ボズワースが、グー

グルを離れたあとに立ち上げた会社で開発したゲームアプリである。当初はデータの提供に主眼を置いていて、ゲームの要素はわずかだった。ユーザーが質問に答えて、ワークアウトのメニューと食事内容を入力すると、その生活が健康にどう影響しているかアプリが分析して説明する。

ボズワースの考えでは、自分の怠慢や暴飲暴食の現実をつきつけられたユーザーは、自然と運動を増やし、食事を減らすはずだった。ところがデータを提示するだけでは行動を変える力にはならない。そこでキアスはゲームアプリとして生まれ変わることになった。新しいバージョンでは、ポイント、レベルアップ、戦略といった要素を盛り込んで、ユーザー同士が健康増進の状況を競い合う。データを集めるためにさまざまな項目を盛り込んだので、アプリが提供する12日間プログラムで全項目を完遂するユーザーは少ないだろう——とボズワースは予期していたのだが、それは過小評価だった。多くのユーザーが熱心に取り組み、基本プログラムを1週間でこなしていたのである。

キアスが成功している一因は、そのシンプルさだ。基準になるのは4つの質問で、これをプログラム開始時点と終了時点で確認する。

1　非喫煙者ですか。
2　1日5皿以上、野菜や果物を食べていますか。
3　体重は適正範囲ですか（BMI25未満）。
4　定期的に運動していますか（45分以上、週に5回以上）。

各質問の答えが「はい」なら1ポイントだ。合計スコアが0か1なら、不健康なライフスタイルを送っている。3か4なら健康的な生活をしている。ボズワースはこのアプリを法人用に提供しており、社内でチーム対抗戦にすることを推奨している。世界最大の製薬企業ファイザーも、数年前に社内に導入した。導入時点では全社員の35％が0か1だったが、12日間のプログラム終了後、0か1の社員は17％に減少していた。反対に、スコアが3か4の健康的な社員は40％から68％に増えている。

導入した企業はアプリ使用料を払わなければならないが、社員の健康が増進すれば、労働生産性が高まり、病欠が減り、会社として負担する医療費の削減につながる。一方で、低所得地域に住む子どもの健康増進を狙いとする「ヘルスラボ」のように、非営利で運用されているアプリもある。アメリカ政府も、全国的に児童の健康習慣を促進するために、ゲームの活用を検討している。

勉強をミッションに変える ——学校こそ、ゲーミフィケーションを取り入れよう

2009年秋に、ニューヨークで新しい学校が誕生した。校名は「クエスト・トゥ・ラーン〈冒険で学ぼう、の意〉」（Q2L）。初年度には6年生の生徒76人を迎え入れ、その後は毎年度はじめに新しいクラスを1つずつ増やしている。[*5]

Q2Lは、教育の新しいモデルをデザインするという目的で、複数の組織が合同で立ち上げた学校だ。その根底には、旧来の教育モデルは完璧と呼ぶには程遠い、という考えがあった。学校は昔から、

集中できない生徒、やる気のない生徒、不満を抱える生徒の存在に手を焼きつづけている。そもそも機械的な丸暗記と強引な指導という組み合わせ自体が、最初から学校を居心地悪くデザインしているかのようだ。勉強に楽しさを伴うことが想定されていないし、仮に楽しいとしても、それは結果論にすぎない。そのためほとんどの生徒は、勉強を単なる義務と感じている。

Q2Lは違う。DDBが作ったフォルクスワーゲンのキャンペーンと同じく、この学校は楽しむことありきで作られた。学校が楽しければ、当然、生徒は喜んで熱心に取り組む。勉強に楽しさを持ち込む最善の方法は、学習体験を1つの大きなゲームにすることだ――創設者たちはそう判断した。

蓋を開けてみれば、勉強はゲーミフィケーションに最適だった。1つの学習単位に知識ゼロから挑み、学ぶべき知識をコンプリートして、次の学習単位へとレベルアップしていくのだから、まさにゲームだ。Q2Lでは大きな学習モジュール全体をゲームの構造で構成している。学習モジュールをミッションと呼び、生徒はミッション期間（10週間など）に小さなクエストをいくつもこなして、最終的にラスボス決戦レベルに到達し、学んできたことの応用に挑戦する。最後に強敵が出てくるあたりは典型的なゲームの発想だ。プレイヤーは簡単な敵を次々と倒すことでスキルを磨き、それから恐るべき敵を倒しに行く。ラスボスは、いわば門のてっぺんを飾る冠石だ。これを倒せば、門の向こうに広がる次のレベルに進むことができる。

たとえば「ドクター・スモールズ」という名称のミッションでは、6年生と7年生が人体について学ぶ。主人公の医者ドクター・スモールズは小さくなって患者の身体に入り、内側から治療しようとするのだが、困ったことに体内で記憶喪失になってしまう。生徒は13週間で7つのクエストをこなしながら、ドクター・スモールズを助けるのだ。患者の体内で今どこにいるか明らかにして、臓器や器官の名前を教え、病気という謎を解く手伝いをする。最後に、人体の構造について学んだ知識をもとに、ドクター・スモールズを患者の体内から首尾よく脱出させる。習得する知識はふつうの学校で習うものと同じだが、Q2Lの生徒はこれをゲームとして体験するわけだ。細胞の構造も、パズルのピースをつないで細胞を組み立てるゲームを通じて勉強する。免疫系について学習するときは、「ウイルスアタック」という名前の盤ゲームで学ぶ。この盤ゲームは、教育玩具開発会社インスティテュート・オブ・プレイがデザインしたもので、白血球と免疫体とT細胞という仲間を集めてウイルスをやっつけるという設定だ。一般的なゲームと同じく、報酬を獲得し進捗を確認しながら進めていくことになる。

7年生がアメリカ独立革命を学ぶときは、自然史博物館にいる数人の幽霊たちに会って、意見の不一致を仲裁するというミッションに挑戦する。幽霊は、王党派、愛国者、地主、商人、奴隷など、革命にかかわったさまざまな立場の人々を表している。革命で起きたことについて彼らが口論を始めるので、喧嘩して博物館の収蔵品を破壊するのを防ぐため、生徒はできるだけ情報を集めて仲裁しなくてはならない。こうして歴史について学びながら、真実というのが複雑であることも知っていく。同じ出来事でも立場によって見方が変わることを理解し、衝突や紛争の解決方法を学んでいく。

Q2Lのアプローチは奏功しているようだ。ニューヨーク市で開催される算数オリンピックでは、この学校の算数チームが3年連続で優勝した。同じくニューヨーク市が実施する学力試験でも、Q2Lの生徒の成績は平均より約50％も高い。ある試算によると、Q2Lの生徒の8年生から10年生にかけての知的成長は、平均的な大学生が4年かけて実現する成長とほぼ同じだという。生徒も教師も非常に熱心に学んでいる。平均的な生徒の出席率はなんと94％で、教師の定着率も90％だ。

ゲーム化した教育と聞くと、幼い子だけに訴求するアプローチだと思えるかもしれないが、これは青年層にも効果がある。2011年に、ニューヨーク州にあるロチェスター工科大学スクール・オブ・インタラクティブゲーム＆メディアが、「ジャスト・プレス・プレイ」というプログラムを導入した。自主的に参加するクエストで学生の意欲を高めることを狙ったプログラムだ。各教授が3つのクエストを提示するので、学生はそれを受けて立つか、それとも無視するか、自分で選択する。クエストの多くは、学生が1人か2人で取り組むものではなく、学年全体で追求する仕様だ。

たとえば難しいことで有名な1年目の入門講座で、新入生の90％以上が無事に単位を取得できたら、全員に褒美が出る。それまで単位取得率は90％に届かなかったが、このクエストを導入すると、新入生のコンピューターラボに上級生が足を運んで指導するようになった。上級生はクエスト達成による褒美の対象ではないのに、興味をもって協力していたのだ。この年の単位取得率は例年よりも明らかに高かった。進級した新入生も、翌年の下級生をサポートするようになった。ゲームがうまくいくときの特徴はまさにこれだ。たとえ外発的な報酬を獲得できなくても、内発的動機で加わりたい気持ちになるのである。

私が特に気に入ったのは、このプログラムの立ち上げに携わったアンディ・フェルプス教授のクエストだ。フェルプス教授は、J・R・R・トールキンの小説『指輪物語』に出てくる暗く危険な土地の名前をとって、「モルドールの通り道」という名前のクエストを作った。

「黒門が開くとき、モルドールの奥でわが研究室を探し出せ。そして札《ふだ》を手に入れろ。研究室の主と口をきくことも認められている……」

教授と面談するときの学生は、自分が今学んでいるということを意識しない。クエストを1つ遂行していると思っているからだ。

コールセンターのモチベーションを高めるには？――カギは内発的動機

教授が学生に指示するクエストでも、Q2Lのミッションでも、人がつい怠けがちな場面で生産性を高めるためのデザインとして、ゲーミフィケーションは効果を発揮する。どんな状況であれ、人はたいてい怠け者であることがデフォルトだ。

社会心理学者のスーザン・フィスクとシェリー・テイラーの研究は、人間は認知的にケチであることを明らかにしている。守銭奴がお金を使いたがらないのと同様に、頭を使いたがらない。それどころか、「それだけわかれば充分」という程度までしか、頭を働かせない傾向がある。これは進化の観点から見れば筋が通っている。思考するというのは一種のコストになるからだ。考えているあいだは行動できないので、敵に対して脆弱になったり、貴重なチャンスを逃したりするかもしれない。だから精神的なショートカットに頼り、ステレオタイプで理解し、経験則で判断する。そうすればいちいち考えこまず、複雑な世界を迅速に把握できる。

本質的に怠け者の人間を働かせるために、一般的な企業もゲームのような形態をとる。仕事をして給料を獲得し（ポイント）、年功序列で昇進し（バッジ）、新しい肩書きがつく（リーダーボード）。多くの職場が真のゲームと異なっているのは、内発的動機を重視していない点だ。お金や特典や褒賞といった外発的報酬で働く者をつなぎとめている。

しかし、ゲーミフィケーションという言葉を考案したニック・ペリングが考えていたように、ゲーミフィケーションの定義は体験そのものが報酬となることだ。外発的報酬だけでは裏目に出やすい。運動依存症になった人は、運動のゲーム性ばかりを重視して、連続記録や歩数や距離にこだわってしまう。運動自体が健康になるためにデザインされた活動であることを忘れて、ひたすら目標の数値を追求し、疲労に伴うケガを負ったりする。

重要なのは内発的報酬のほうだ。ゲーム化を通じてこれを実現している例もある。

２０００年にＩＴ系企業家４人が立ち上げたコールセンター委託請負サービス「ライブオプス」も、その1つだ。2万人以上のスタッフで顧客企業の電話業務を請け負っているほか、最近ではピザハットや、ビデオゲーム開発会社エレクトロニック・アーツといった大手企業に対し、専用のソーシャルメディア・プラットフォーム運営も手掛けるようになった。厳しい審査を経て採用されたスタッフは、30分単位の好きな時間で在宅で働く。必要なものは固定電話回線と、コンピューターと、高速インターネット接続環境、そしてヘッドセットだ。顧客企業のほうは分単位で支払いをするか（電話1分あたり25セントなど）、もしくは電話の本数や売り上げに応じて支払いをする。このライブオプスで働く人にとっての魅力は、勤務時間が固定されないことだ。パートタイムとして、自宅で子どもの面倒を見ながら、または本業の合間に働くことができる。

融通性の高さは会社としての強みだが、在宅で自由な時間に働ける仕組みではスタッフのモチベーション維持が難しい。その対策として、ライブオプスではゲーム化したダッシュボード（管理画面）を導入した。スタッフ1人1人の専用ページに進捗状況を示すグラフがあり、売り上げにつながった割合、特定の売り上げ目標に達成したことを示すトロフィーやバッジ、そして個々人の課題などを表示している。売り上げトップのスタッフを紹介するリーダーボードもある。ライブオプスの説明によると、こうしたゲーム要素を導入してからサービスの評価が10％向上し、電話の待ち時間が15％短縮した。売り上げへのコンバージョン率も、スタッフの満足度と意欲も高くなった。

ゲーミフィケーションで新しいビジネスを成立させた例もある。

アラバマ州ハンツヴィルに住むロドニー・スミス・ジュニアという男性は、93歳の女性が自宅の庭の芝刈りに苦戦していることに気づいたのがきっかけで、「レイジング・メン・ローンケア」という事業を立ち上げた。[*6] 働き手として主に貧困層の青年を雇用し、無料の芝刈りを提供している（資金はクラウドファンディングで集めている）。青年たちは善行をすることへの意欲も抱くが、それに加えて彼らのモチベーションを高めるバッジ制度がある。レイジング・メンのフェイスブック・ページに書かれている説明によると、「柔道などで使われているのに近い」色分けのシステムだ。

「最初は白いTシャツからスタートし、芝刈りを10回やったら橙色のTシャツに昇級する。20回で緑、30回で青、40回で赤、50回を超えれば黒Tシャツになれる」

レイジング・メン・ローンケアはアラバマ州での成功を足がかりに、すでに全国に支部を広げている。オンラインでのフォロワーも増え、何万ドルもの寄付が集まっている。

研修をゲーム化すると、仕事のパフォーマンスも定着率も向上する

体験が最初から楽しいものである場合は、ゲーミフィケーションはさほど影響力をもたない。体験がもともとは退屈だった場合が一番効果が高いのだ。企業が新入社員に課すＯＪＴ研修も、本来それ自体に面白みはない。だが社員がきちんと訓練されていないと生産性も安全性も低下するのだから、研修は絶対的に重要だ。そのため最近では多くの企業が研修にゲーム性を持ち込むようになった。

たとえばホテルチェーンのヒルトン・ガーデンインは、ゲーム開発会社バーチャルヒーローズに依頼して、ホテル従業員のバーチャル研修プログラムを開発させた。３Ｄのバーチャル映像で表現されたホテルで、制限時間内に宿泊客の世話をするという内容だ。スピードや適切さに応じて評価がつき、これが「顧客満足度・ロイヤルティ追跡（Satisfaction and Loyalty Tracking）」スコア、通称ＳＡＬＴという指標に転換される。実際のホテル業務でも従業員はＳＡＬＴで評価されるので、同じものをバーチャルで練習するというわけだ。

このプログラムがヒルトン・ガーデンインで成果を出しているので、開発したバーチャルヒーローズ社はさらに大手の顧客を獲得し、テレビ局のディスカバリーチャンネル、エネルギー会社のＢＰ、バイオベンチャーのジェネンテック、それからアメリカ陸軍や国土安全保障省にも同プログラムを提

供するようになった。

こうしたゲームはただ楽しいだけでなく、積極的にかかわりたい気にさせる。それが仕事のパフォーマンスや定着率の向上につながる。

コロラド大学経営学教授のトレイシー・シッツマンは、ＯＪＴ研修におけるゲームの役割を研究している。先行研究65本を分析し、一般的なオフラインの研修と、ゲーム性のある研修を広範囲に比較したところ、合計で７０００人近い調査対象者において、ゲーム性のある研修のほうがはるかに高い効果を示していることが確認された。ビデオゲームを使った研修を受けた社員の定着率は９％高く、専門知識の記憶率も11％高く、実技に関するペーパーテストの成績も14％高かった。また、ゲーム性のある研修を受けた社員は、仕事に対する自信と意欲が20％も高かった。ただ受け身で指導されるのではなく、自分で能動的に、しかも実践的な体験を通して学んでいたことで、働く内発的動機に大きな差が出ていたのである。

ＶＲで「痛み」を軽減する ――医療への応用

教育や企業研修だけではない。ゲームを医療に役立てることも可能だ。[*7] １９９６年に、シアトルにあるワシントン大学の研究チームが政府からの助成金を受けて、疼痛耐性に対するバーチャルリアリティ・ゲームの効果を研究している。火傷を負った患者は、患部の消毒や着替えの際に、日常的に強い痛みに耐えなければならない。ある調査では熱傷患者の86％が、痛み止めのモルヒネを投与されたあとでさえ、自分の痛みを「激痛」と表現した。

患者の一部に催眠療法がよく効いていたことに着目し、研究チームは専用のバーチャルリアリティ・ゲームを開発した。「スノーワールド」という名前のゲームだ。患者の苦痛の大半は痛みを予期することによって生じるので、ゲームで気をまぎらわせる効果は大きい。この研究を報告するウェブサイトでは、次のように説明されている。

バーチャルリアリティが痛みを軽減すると考える根拠は、次のとおりです。痛みの認知には精神的な要素が大きく関与しています。同じ痛みの信号でも、その患者の思考の状況によって、痛みと解釈されたりそうでなかったりするのです。痛みを感じるとき、人はそこに意識的な注意を向けています。一方、バーチャルリアリティとは、コンピューターで生成された環境に入り込むというイリュージョンの体験です。別の世界に気を引かれていると、そこに注意のリソースを多大に消費し、痛みの信号を処理するために使う注意が少なくなります。意識的な注意はスポットライトのようなもので、通常は痛みや傷を照らしています。そのスポットライトの向きを仮想世界へと誘導するのです。バーチャルリアリティを体験しているときの患者にとって、痛みは注意を集中する対象ではなく、むしろ意識すべきでない対象になりました。仮想世界を探検するという最優先の目的から気が散ってしまうからです。

スノーワールドは一人称視点のバーチャル冒険ゲームだ。プレイヤーは、ポール・サイモンの陽気な曲が流れる中で、ペンギンやマンモスや雪に雪玉を投げる。火傷に包帯を巻く処置に「すさまじくつらい」と答えていた患者たちが、この没入型のゲームをしているときの気持ちを「楽しい」と答えた。脳のスキャン画像を撮ると、スノーワールドをプレイしている患者は、モルヒネだけに頼っていたときよりも、痛みを感じる脳の領域が不活発になっていることが確認された。火傷以外の痛みにも効果があり、歯痛にも、そして大人の痛みにも子どもの痛みにも、また2001年9月11日の同時多発テロに巻き込まれた人の心的外傷（トラウマ）の軽減にもつながっていた。

トラウマの消し方——認知のバキューム効果

死、大けが、その他の脅威にさらされたせいで持続的なトラウマに苦しむ人の脳裏では、接してしまった場面が繰り返しループ再生されていて、場合によってはそれが生涯続いている。PTSDの医学的な治療手法はさまざまに考案されているが、出来事の直後にはさほど効果がない。一般的な治療アプローチが効かない数週間のあいだ、患者はただ待つことを余儀なくされる。オックスフォード大学の精神科医エミリー・ホームズは、これをおかしいと考えた。なぜ治療を始める前に、むざむざつらい記憶を定着させてしまうのか。

第7章で論じたテトリスは、楽しいながらも人をのめりこませる危険なゲームだが、テトリスのもつ依存性と、先ほど紹介したスノーワールドの治療効果は、ある意味で似通っている。ホームズの率いる研究チームはこの点に着目し、２００９年に、ＰＴＳＤに対する斬新な介入方法を実験した。成人被験者に12分間のビデオを見せるのだが、そのビデオには「人体の外科手術、命を失う交通事故、水難事故などのリアルで露骨な映像を含む、11件のトラウマ的コンテンツ」が収められている。意図的に心的外傷を与えるシミュレーションというわけだ。

ビデオを観た被験者は、実際に心に傷を負った。ビデオを観る前に気分を尋ねたときは、おだやかで落ち着いていると答えていたが、観た後は気持ちが乱れて神経を高ぶらせていた。本物の被害者が救急外来に運ばれるまでのタイムラグを疑似体験する狙いで、被験者はそこから30分間、ただじっと待機させられる。その後、被験者の半分はテトリスを10分間プレイした。残りの半分は、そのままじっと座って待ちつづけた。

被験者は帰宅し、その後の数日間、自分の考えを日記に記録する。自分の脳裏を離れない映像についても毎日記録しておく。横転する車の映像が思い浮かぶ被験者もいれば、外科手術の光景が思い出されてならない被験者もいたが、フラッシュバックの影響は被験者によって差があった。ビデオを観た後に座っていただけの被験者は、１週間で平均６回のフラッシュバックを体験していたが、テトリスをした被験者は平均3回未満だった。カラフルな色、音楽、そして回転するブロックを眺めるゲームのおかげで、最初のトラウマ的な記憶が固着していなかったのだ。記憶を長期的な記憶に固定するために必要な意識の力が、ゲームに吸い取られていた。そのため記憶は断片のみ、もしくはほとんど残らなかったのである。

週の終わりにふたたび被験者を研究室に集めて調べると、テトリスをしていた被験者のほうはほとんど心的外傷の症状が見られなかった。ゲームが「認知のバキューム」のはたらきをした、と研究チームは表現している。恐ろしいビデオは被験者に短期的なトラウマを与えたが、テトリスが、それが長期的なトラウマになることを防いでいた。

ゲームは本当に脳を活性化するのか？——ゲーム化への批判①

ゲーミフィケーションは広く支持されているが、これを批判する声もある。

2013年、世界でもっとも権威ある科学雑誌の1つ『ネイチャー』に、ゲームが脳にもたらす効果を論じる共著論文が掲載された。この論文が絶賛していたのが「ニューロレーサー」というビデオゲームだ。画面の指示に従ってボタンを押し、車を走らせるゲームである。論文によると、こうしたマルチタスクは高齢者の脳に非常によい効果がある。週3回、1回1時間、ニューロレーサーに取り組んだ高齢者の脳では、認知機能の衰えが進行していなかった。認知機能の衰えを防ぐ方法としては極めて手軽だ。200人近い被験者に1か月ゲームを体験させ、その後6か月にわたって認知機能の測定を行ったところ、ゲームをまったくしなかった高齢者や、ニューロレーサーの簡易版で遊んだ高齢者と比べて、マルチタスクを要するニューロレーサーで遊んだ高齢者は認知テストの幅広い分野でよい成績を出していたという。

この論文の発表後、いわゆる脳トレ関連のソフトウェアを開発する企業が続々と増えた。マルチタスクのゲームは幅広い認知機能を向上させるという触れ込みで、莫大な儲けをあげていった。

しかしその主張は、実のところエビデンスが充分に確認されていなかったのだ。『ネイチャー』論文の発見を再現できた研究者もいたが、ただ単純なゲームが上手になるだけだと指摘する研究者もいた。より長く、たとえば数年や数十年といった長期的期間の生活向上には寄与しない、という指摘もあった。

2014年には、「(脳を鍛えるゲームが認知機能の衰えを防ぐという)説得力ある科学的エビデンスは今のところ存在しない」という結論が出て、75人の科学者がこれに署名した。連邦取引委員会(FTC)も同意見だったようで、2016年1月に、脳トレ分野のリーディングカンパニーだったルモス・ラボ社を「虚偽広告」の疑いで告発した。科学的根拠が薄弱であるにもかかわらず、ゲームで認知機能の低下を防ぐと誇張して宣伝している、と。ルモス・ラボは和解金として200万ドルを支払っている。

何でもゲームにすればいいのか?　――ゲーム化への批判②

たとえゲーミフィケーションに効果があるとしても、物事をゲーム化すること自体を強く批判する意見もある。ジョージア工科大学教授でゲームデザイナーでもあるイアン・ボゴストがその陣営の先鋒だ。

ボゴストは、2011年にペンシルベニア大学ウォートン・スクールのゲーミフィケーション・シンポジウムに登壇した際、講演タイトルを「ゲーミフィケーションは欺瞞《ぎまん》だ」とつけた。そして「(ゲーミフィケーションというコンセプトは)ゲームという人気の野生動物をつかまえて家畜にする方法として、コンサルタントがひねり出したもの」と語っている。追求せざるを得ない課題を強制的に押し付けておきながら、ユーザーの健康や幸せに役立つなどと主張するのは本末転倒だ、と彼は言う。ゲーミフィケーションは、まさにゲームデザインの負の威力——行動嗜癖に火をつける——を発揮するものに他ならないというわけだ。

ボゴストは、彼自身が開発した「カウクリッカー」というソーシャルメディアゲームを例に、ゲーミフィケーションがたやすく依存症を作り出すことを説明した。[*8] フェイスブックで一時期大人気になった農場経営ゲーム「ファームヴィル」に似たゲームで、目的は単純。一定時間内にひたすら牛をクリックすると、マネーならぬ「モーニー」という仮想通貨が貯まる。ゲーミフィケーションを揶揄するために開発したゲームだったのに、カウクリッカーはたちまち人気を集めた。数万人がダウンロードして、1回か2回で飽きるどころか、何日も遊びつづけた。こんな子どもだましのゲームに、ある大学のコンピューター科学の教授ともあろう人物がのめりこみ、数百万モーニーを稼いでリーダーボードのトップに表示されたこともあった。ボゴストはその後にゲームを修正して新しい機能を加え、特定の基準を達成すると褒美が出るようにして(100万クリックすると「金のカウベル」がもらえるなど)、エネルギー会社BPの石油流出事件を風刺した油まみれの牛を登場させた。

カウクリッカーの成功には驚いたとボゴストは言うが、実際のところ、このゲームは依存性の高いゲームの特徴を多く含んでいる。ワーバックとハンターが定義したゲーミフィケーションの3条件であるポイント、バッジ、リーダーボードもそろっている。

カウクリッカーのような楽しいだけのゲームに、さほど罪はない。しかし、何でもゲームにすればいいわけではない、というボゴストの主張は重要な点をついている。たとえば、ちゃんと食事をしない子どもがいるなら、食事をゲームにするというのも対策の1つだ。スプーンを飛行機に見立てて口へ運んでもいいかもしれない。だが、その場では適切な対応に見えるが、長期的に子どもは食事を遊びと見るようになる。ゲーム性に頼ってしまうようになり、楽しくて引き込まれる面白いものでなければ、する価値はないという理屈になる。体力と栄養のために食べるという動機は育たず、食事はゲームだからするものと学んでしまう。

現実的には、幼児が食事をゲームと思うかどうかは重大なことではないだろう。もう少し大きくなれば食事の目的は理解できるものだからだ。しかし、食事の動機を遊びにしてしまうのと同じ要領で、ゲーミフィケーションは他の体験を「つまらないもの」に矮小化する。オランダのオーデンプラン駅に現れたピアノの階段は楽しい趣向だが、それで長期的に健康的な行動を促せているわけではない。むしろ、運動は心身の健康のためというよりも、ただただ楽しくあるべきものだと示唆することによって、健康的な行動の大切さを軽んじたとも言えるのではないか。階段をピアノに見立てるゲーム化は面白いが、それで翌日、翌週、翌年の運動習慣を変えられる可能性は低い。

楽しいからよいのだというお墨付きが、動機をゆがめる――ゲーム化への批判③

ゲーミフィケーションがもたらす楽しさは、体験全体に対する認識を変えることで、大事な動機を排除してしまう可能性がある。

1990年代後半に経済学者のウリ・ニーズィーとアルド・ルスティキニが、イスラエルの保育園10か所を対象に、迎えに来るのが遅い保護者の習慣を改めさせるという実験を行った。不適切な行為には経済的な罰を与えるのが合理性のあるアプローチなので、一部の保育園では迎えが遅れた保護者に罰金を払わせることにした。月末の請求に罰金を盛り込み、翌月は遅れないよう気をつけてもらうという狙いだ。

ところが罰金は正反対の効果をもたらした。罰金を払った保護者は、罰金のない保育園の保護者よりも、迎えが遅れることが多くなったのだ。ニーズィーとルスティキニの説明によると、原因は、正しいことをしようという動機を、罰金が取り除いてしまったからだった。保護者は迎えが遅れるのは悪いと思っていたのに、それが金銭の問題になると、罪悪感を抱かなくなった。悪いかどうかの問題ではなく、あくまで経済的な判断として考えるようになったのだ。よい行動――時間どおりに迎えに行くこと――をしようという内発的動機が、決まった値段を払えば遅くまで預けられるという外発的動機に押し出されてしまったのである。

ゲーミフィケーションにもこれと同じ理屈が当てはまる。楽しいからよいのだというお墨付きがつくと、体験に対する認識が変わる。運動のテーマは健康ではなく、楽しむこと。楽しくなくなれば運動もやめるというわけだ。

諸刃の剣だからこそ、ゲーミフィケーションの力を正しく使おう

ゲーミフィケーションはパワフルなツールだ。パワフルなツールは何でもそうであるように、これは諸刃の剣である。

よい面としては、たとえば義務的な作業や不快な体験に喜びをもたらす。患者を痛みから救い、児童に退屈を忘れさせ、ゲームファンに寄付をさせる。世界各地で見られるさまざまな成果を見るだけでも、ゲーミフィケーションに価値があることは確かだ。医療、教育、寄付における従来のアプローチは人間の動機に対してあまりにも無知だったのだから、ゲーミフィケーションでそれらの活動を大きく変えていくことができる。

だが、イアン・ボゴストが指摘したとおり、ゲーミフィケーションには危険な側面もある。ファームヴィルや、キム・カーダシアン：ハリウッドのようなソーシャルゲームは、儲けのために人間の動機につけこむことを意図してデザインされている。最初からゲーマーを陥れることを念頭に置いて、ゲーミフィケーションの効果を駆使しているのだから、ゲーマーは抗うことのできない網にからめとられてしまう。

とはいえ本書の最初のほうで指摘したように、テクノロジーは本質的に善でも悪でもない。ゲーミフィケーションも同様だ。熱に浮かされたような人気と、話題性ばかり先行しやすいネーミングを除外して考えるならば、ゲーミフィケーションの本質とは、体験を効果的にデザインすることに他ならない。ゲームで人を依存症にすることもできるし、患者の痛みを取り除き、退屈を楽しさに変え、遊び心と寄付活動を合体させることもできるのである。

エピローグ

まだ見ぬ「未来の依存症」から身を守るために

世界の先進国に住む人口の半分は何かに依存している。ほとんどの場合、その「何か」は行動だ。物質として体内に摂取することのない携帯電話やメール、テレビ、仕事、買い物、運動、そして急速なテクノロジーの進化と巧みなプロダクトデザインに支えられたさまざまな体験に、私たちはのめりこんでいる。

こうした体験の多くは2000年以降に生み出されたものだ。おそらく2030年頃には、現状の依存対象とはまったく違う新たな対象に縛られていることだろう。没入型で依存性の高い体験の数は加速度的に増える一方だ。

だからこそ、そもそも人はなぜ、どのように、いつ行動嗜癖になるのか、そしてどうすればそこから抜け出せるのか、自分自身が理解しなければならない。高尚なレベルで言うならば、私たちが健康で幸せにいられるかどうかは、その理解しだいだ。日常的なレベルで言うならば、人の目を見て心を通わせる力をもてるかどうかも、行動嗜癖に対する理解しだいなのである。

大人は、過去を振り返って、今は昔とはだいぶ変わったと感じる傾向がある。現代では物事が昔より急速に進むようになった、昔はもっとお互いに話をしていたし、時代は今よりずっと単純だった……というように。ところが、過去とは多くのことが違うと感じる一方で、これからの自分はずっと変わらずにいられると信じ込む傾向もある。自分も、今の自分が送っている人生も、これ以降はもう変わらないだろう、と。

この心境は「歴史の終わり幻想」と呼ばれる。[*1] そんなふうに考えてしまう一因は、10年前と現在の違いは具体的に把握しやすいのに対し、10年先の変化を想像するのは難しいからだ。ある意味で、この幻想は本人にとって心地がいい。自分というものを完成させる作業はここまでに終わっていて、あとは維持するだけだという気持ちになる。まだ見ぬ変化に備える必要も感じないでいられる。

これは行動嗜癖の理解にも当てはまる。現在までの広がりを振り返ると、すでに行動嗜癖という現象はピークに達したように感じられる。フェイスブックに15億人ものユーザーが集まり、その大半がフェイスブックを使う時間を少し減らしたがっている状況など、10年前には誰が想像しただろうか。インスタグラムに毎日6000万枚の写真が投稿され、数百万のユーザーがそのアップロードや「いいね！」に毎日数時間を費やすなど、誰が予想できただろうか。2000万人以上が手首に小さなデバイスを装着して毎日の歩数を必死に計測するようになるなどと思い描いた人がいただろうか。

こうした数字は衝撃的に感じるが、しかし、これらは長い登山ルートのふもとに出てきた指標にすぎない。行動嗜癖の広がりは始まったばかりだ。登山で言えば私たちはまだベースキャンプにいて、山頂には程遠い位置にいる可能性が高い。バーチャルリアリティの装置など、真の没入感をもたらすデバイスや体験は、まだメインストリームに浸透していない。

仮に10年後には誰もが当たり前のようにVRゴーグルを装着しているのだとしたら、そのときは何が私たちを現実世界につなぎとめているのだろう。スマートフォンとタブレットだけでも人間同士の関係が希薄になるのだとしたら、没入型のVR体験が主流になったとき、どうやって人との関係を維持すればいいのだろう。フェイスブックは誕生から10年を少し過ぎたばかり。インスタグラムはその半分だ。10年後には新しいプラットフォームが登場し、フェイスブックとインスタグラムを古代の希少生物にしているはずだ。今現在は先に登場した強みで大規模なユーザー基盤を抱えているが、もっと新しい選択肢と比べれば、フェイスブックやインスタグラムの依存性など微小なものだと言われるようになる。

もちろん10年後の世界を正確に予測するのは不可能だが、ここまでの10年を振り返って歴史がすでに終わったという幻想を抱くことはできない。フェイスブック、インスタグラム、フィットビット、ワールド・オブ・ウォークラフトなどの存在によって、行動嗜癖がすでにピークに達したと結論づけるわけにはいかない。

では、どうすればいいのか。テクノロジーを捨てることはできないし、捨てるべきでもない。テクノロジーが行動嗜癖をあおっていることも事実だが、テクノロジーが人生に奇跡や充実をもたらしていることも事実だ。だとすれば、依存を促さない思慮深いデザインをしてくこともできるはずではないか。持ち主にとって必須の、しかし病的なのめりこみを生まないプロダクトや体験を作ればいい。

たとえば職場のコンピューターを午後6時にシャットダウンし、深夜から早朝に来るメールは自動的に削除される設定する。ゲームには、章で構成される書籍のように、プレイを切り上げやすいポイントを設ける。ソーシャルメディア・プラットフォームには数字を非表示にする機能を搭載し、他人との比較や際限のない目標追求をあおる数字のフィードバックを避けられるようにする。子どもを生まれたときからスクリーン漬けにするのではなく、徐々に、保護者の監督のもとで、テクノロジーに接していけるようにする……。

依存性のある体験に対する私たちの態度は、基本的には文化によって形成されているのだから、仕事やゲームやスクリーンから切り離された時間を尊重する文化になれば、私たちも、その先の世代も、きっと行動嗜癖の誘惑に抵抗していくことができるだろう。デバイスごしではなく、お互い直接にコミュニケーションしていけるだろう。

そうした絆の輝きは、スクリーンの輝きよりも、私たちをゆたかで幸せにしてくれるに違いない。

謝辞

ペンギンプレス、インクウェル・マネジメント、ブロードサイドＰＲの皆さんに、深くお礼申し上げる。特にペンギンプレスの頭脳明晰かつ忍耐強い編集者アン・ゴドフのおかげで、本書は私１人の力で執筆するよりもはるかにしっかりと締まった本になった。ペンギンプレスのウィル・ヘイワード、ジュリアナ・キヤン、サラ・ハットソン、マット・ボイド、ケイトリン・オショーネシー、ケイシー・ラウシュにも感謝している。インクウェルでは、心優しく洞察力に満ちたエージェントのリチャード・パインに、格別の謝意を伝えたい。彼はエージェントとして必要な資質をすべて備えている。アイデアマンで、心理学者で、広報の神様で、私の友人だ。インクウェルのエリザ・ローゼンスタインとアレクシス・ハーリーにも大変世話になった。そしてブロードサイドのホイットニー・ピーリングをはじめとする皆さんにも助けていただいた。

本書の草稿を読み、アドバイスや意見を惜しみなく提供し、私の疑問に答えてくれた方々に、心からの感謝を伝えたい。ニコール・アーレイ、ディーン・オルター、ジェニー・オルター、イアン・オルター、サラ・オルター、クロエ・アンギャル、ゲイリー・アシュトン・ジョーンズ、ニコール・アヴェナ、ジェシカ・バーソン、ケント・ベリッジ、マイケル・ブラフ、オリヴァー・バークマン、ヒラリー・キャッシュ、ベン・カント、ラミート・チャウラ、ジョン・ディスターホフト、アンディ・ドアン、ナターシャ・ダウ・シュール、デイヴィッド・イプスタイン、ベネット・フォディ、アレン・

フランシス、クレア・ギレン、マルコム・グラッドウェル、デイヴィッド・ゴールドヒル、アダム・グラント、メラニー・グリーン、マーク・グリフィス、ハル・ハーシュフィールド、ジェイソン・ハーシェル、ケヴィン・ホーレシュ、マーゴット・レイシー、フランク・ランツ、アンドリュー・ローレンス、トム・メイヴィス、スタントン・ピール、ジェフ・ペレツ、ライアン・ペトリー、サム・ポーク、コゼット・レイ、アリエ・ルーテンバーグ、アダム・ソルツマン、キャサリン・シュレイバー、マニーシュ・セティ、イーシャ・シャルマ、レスリー・シム、アニー・スターニスコ、アビー・サスマン、マイア・サラヴィッツ、アイザック・ヴァイスバーグ、キャリー・ウィルケンズ、ボブ・ワーツ、キンバリー・ヤング。

私は2014年後半に、ニューヨーク大学スターン・スクール・オブ・ビジネスで教えていたマーケティングの講義で、本書のテーマを紹介した。依存性のあるテクノロジーについてさまざまなエピソードや例を寄せてくれた学生の皆さんに感謝している。特にグリフィン・カールバーグ、カタリーナ・セスタレッリ、ギゼム・セイラン、アリアナ・チャン、ジェイン・チュン、サンヒター・ダッタ・グプタ、エリナ・フー、アレガ・インゲルソン、ニシャント・ジェイン、シャクスー・マドホック、ダニエル・ニール、ミシェル・シー、ヤシュ・セクサリア、ユ・シエン、ジェンナ・ステッケル、ソーニャ・シャー、リンゼー・ステックレイン、アン・ソフィー・スヴォボダ、マドゥミタ・ベンカタラマン、エイミー・チュー、ありがとう。

そしていつものとおり、妻のサラ、息子のサム、両親のイアンとジェニー、スージーとマイク、そして弟のディーンに心からの感謝を送る。

＊本書の注記は、以下のURLよりPDFファイルをダウンロードできます。
https://www.diamond.co.jp/go/pb/irresistible_notes.pdf

［著者］

アダム・オルター（Adam Alter）

ニューヨーク大学スターン・スクール・オブ・ビジネスのマーケティング学科准教授。専門は行動経済学、マーケティング、判断と意思決定の心理学。『ニューヨークタイムズ』『ニューヨーカー』『WIRED』『ハフポスト』など、多数の出版物やウェブサイトで精力的に寄稿するほか、カンヌ国際広告祭やTEDにも登壇。2013年の著書『Drunk Tank Pink: And Other Unexpected Forces That Shape How We Think, Feel, and Behave』（邦訳『心理学が教える人生のヒント』林田陽子訳、日経BP社、2013年）は、ニューヨークタイムズのベストセラーとなり、マルコム・グラッドウェルやダン・アリエリーから絶賛されている。

［訳者］

上原裕美子（うえはら・ゆみこ）

翻訳者。訳書は『世界の一流企業は「ゲーム理論」で決めている』『すべては「先送り」でうまくいく』（ともにダイヤモンド社）、『＃HOOKED』（TAC出版）、『壊れた世界で"グッドライフ"を探して』（NHK出版）、『日本経済のマーケットデザイン』（日本経済新聞出版社）など。

僕らはそれに抵抗できない

――「依存症ビジネス」のつくられかた

2019年7月10日　第1刷発行
2021年1月7日　第5刷発行

著　者――アダム・オルター
訳　者――上原裕美子
発行所――ダイヤモンド社
〒150-8409　東京都渋谷区神宮前6-12-17
https://www.diamond.co.jp/
電話／03･5778･7233（編集）　03･5778･7240（販売）

装丁･本文レイアウト――松昭教（bookwall）
校正――――鷗来堂
製作進行――ダイヤモンド・グラフィック社
印刷――――勇進印刷（本文）・加藤文明社（カバー）
製本――――ブックアート
編集担当――廣畑達也

©2019 Yumiko Uehara

ISBN 978-4-478-06730-7

落丁・乱丁本はお手数ですが小社営業局宛にお送りください。送料小社負担にてお取替えいたします。但し、古書店で購入されたものについてはお取替えできません。
無断転載・複製を禁ず
Printed in Japan

◆ダイヤモンド社の本◆

もはや病気ではない。
最強最悪のビジネスモデルである。

iPhone、危険ドラッグ、フェイスブック、フラペチーノ、ゲーム、オンラインポルノ……私たちは、なぜこうも簡単に「病みつき」になるのか？　人間の意志の弱さにつけ込むテクノロジーとビジネスの「共犯関係」に、元アルコール依存症の敏腕ライターが迫る！

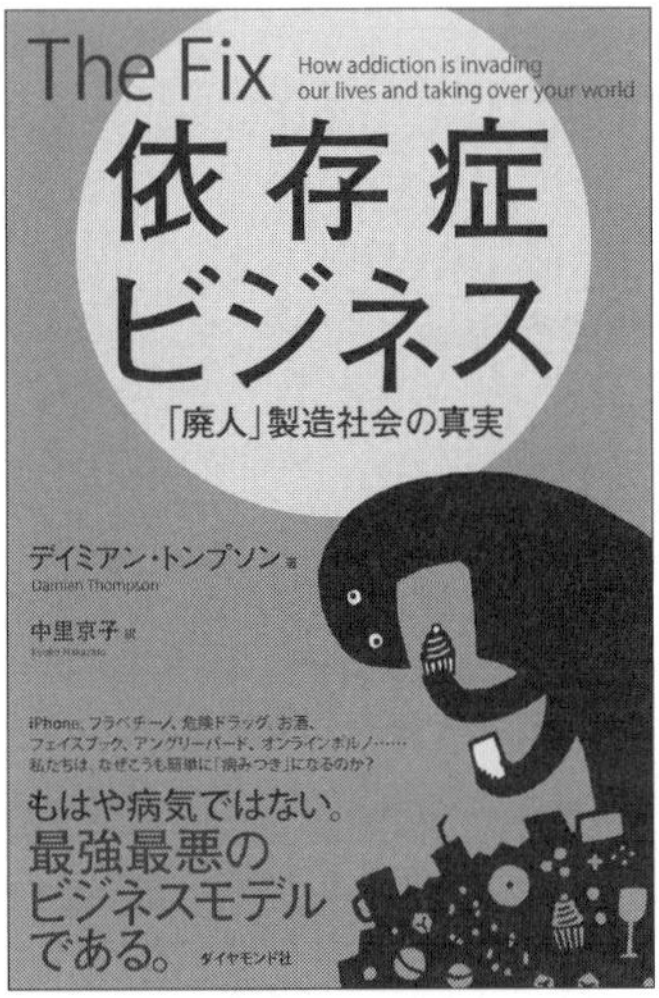

依存症ビジネス
「廃人」製造社会の真実
デイミアン・トンプソン［著］中里京子［訳］

●四六判並製●定価（本体1700円＋税）

http://www.diamond.co.jp/